HYGIÈNE

VÉTÉRINAIRE MILITAIRE

HYGIÈNE

VÉTÉRINAIRE MILITAIRE

PAR SÉON J. B. ROCHAS

CHEVALIER DE LA LÉGION D'HONNEUR, VÉTÉRINAIRE PRINCIPAL,
AUTEUR DE L'HISTOIRE D'UN CHEVAL DE TROUPE,
MEMBRE DE PLUSIEURS SOCIÉTÉS
SAVANTES.

ouvrage

QUI A VALU A SON AUTEUR LE TITRE DE MEMBRE CORRESPONDANT DE LA SOCIÉTÉ ROYALE
ET CENTRALE D'AGRICULTURE.

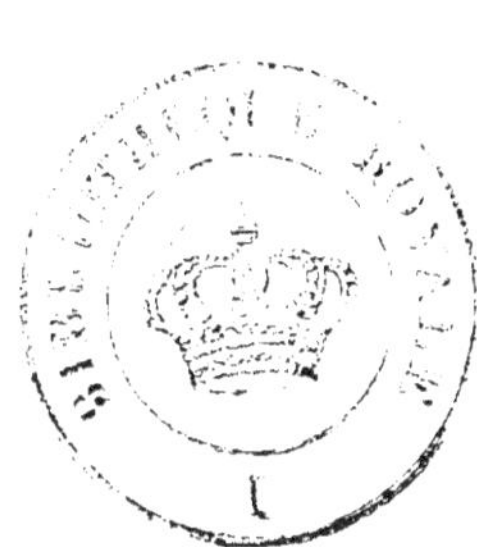

PARIS

LIBRAIRIE ET IMPRIMERIE DE Mme Ve BOUCHARD-HUZARD
rue de l'Éperon, 7.

1844

À la Mémoire

de

Marie Thérèse Jouanne Sion

22 novembre 1846

SOCIÉTÉ ROYALE ET CENTRALE D'AGRICULTURE DE LA
SEINE.

EXTRAIT

DU

RAPPORT SUR LES CONCOURS POUR LES MÉMOIRES ET OBSERVATIONS DE MÉDECINE VÉTÉRINAIRE PRATIQUE. 1840.

M. GIRARD, rapporteur.

. . . .

M. Séon, chevalier de la Légion d'honneur, vétérinaire en 1er au 2e régiment de dragons (1), et qui a obtenu, au dernier concours, une médaille d'or, a envoyé, cette année, un volumineux manuscrit intitulé, *Éléments d'hygiène vétérinaire militaire*. Dans ce travail, remarquable par le fond aussi bien que par le style, l'auteur a passé en revue tout ce qui concerne l'hygiène du cheval de guerre. Une introduction mise en tête renferme l'énumération de toutes les qualités que doivent avoir le cheval et le mulet, pour remplir convenablement les différents services auxquels on les destine.

____

(1. **A** l'époque où fut fait ce rapport, l'auteur était attaché à ce régiment.

Le corps de l'ouvrage comporte quatre livres, divisés eux-mêmes en chapitres. Le premier livre est consacré à l'étude des agents qui doivent servir à la conservation des animaux : on examine successivement l'air, sa composition chimique, ses diverses altérations; les météores, les saisons, les aliments, les boissons, les écuries, le pansage et la ferrure sont successivement passés en revue.

Le deuxième livre traite des modifications apportées chez les chevaux de guerre par les différences de rapports dans leurs organes; dans ce livre figurent les considérations qu'embrassent 1° l'acclimatation, les tempéraments, les âges, les robes et les aplombs; 2° les races indigènes, que l'on distingue en celles du Nord et celles du Midi.

L'étude des agents hygiéniques qui accompagnent l'emploi du cheval de troupe forme la matière du troisième livre, à la fin duquel se trouvent des considérations sur la station des chevaux, soit à l'écurie, soit en dehors des habitations; il est aussi fait mention des promenades journalières, des marches en route, de la mise en campagne et des bivouacs.

Dans le quatrième et dernier livre, l'auteur émet des réflexions sur le sens moral du cheval. « Toutes les espèces d'animaux, dit M. Séon, « possèdent des qualités instinctives qui les dis-

« tinguent; sous ce rapport, le cheval est heu-
« reusement partagé pour les besoins de l'homme.
« La douceur et le courage sont ses premiers
« attributs moraux, et c'est sur cette base large
« et favorable que le vrai cavalier peut opérer
« un développement limité de cette intelligence
« innée chez lui. »

Après avoir déclaré que tous les chevaux ne sont pas aptes à profiter des bienfaits d'une éducation, l'auteur cherche à démontrer que les différentes dispositions aux impressions de l'éducation dépendent principalement des tempéraments et des idiosyncrasies, et il présente à ce sujet de beaux développements.

. . . .

Nous regrettons de ne pouvoir donner une analyse plus étendue du mémoire de M. Séon : ce beau travail forme la partie théorique de l'hygiène vétérinaire militaire; tandis que l'histoire du cheval de troupe, que la Société a couronnée l'année dernière, et qui a été livrée depuis à l'impression, en constitue la partie pratique. Ces deux productions prouvent que leur auteur possède bien sa matière, qu'il a le rare talent de rendre ses idées d'une manière claire et précise, et qu'il sait écrire pour tous les militaires, aussi bien pour le simple soldat que pour les officiers des différents grades.

« Après mûre délibération, vos commissaires ont l'honneur de vous proposer. . . . . enfin d'accorder le titre de correspondant à M. Séon. Nous rappelons que ce titre a été considéré, à chaque concours, comme étant la première, la plus honorable des récompenses.

ERRATA

Page 30, ligne 23, supprimez le mot *grande*.

Page 32, ligne 10, après *lymphatique*, ajoutez une virgule.

Page 33, ligne 14, au lieu de *résultent*, lisez *résulte*.

Page 52, ligne 16, après *brins*, ajoutez *de fourrage*.

Page 54, ligne 1, au lieu *des*, lisez *de*.

Page 61, ligne 9, supprimez la virgule après *nuisible*.

Page 65, ligne 12, après *fonctions*, virgule au lieu de point et virgule ; et, après *chlorurée*, ajoutez *etc.*

Page 69, ligne 4, après *saines*, virgule.

Page 80, ligne 1, après *obtenir*, virgule.

Page 80, avant-dernière ligne, après *qui*, virgule ; et, au lieu de *s'échappent*, lisez *s'échapppant*.

Page 87, ligne 21, au lieu de *la route, la promenade*, lisez *les routes, les promenades*.

Page 88, ligne 12, au lieu de *les a fait*, lisez *l'a fait*.

— ligne 21, après *humides*, virgule.

Page 90, ligne 4, au lieu de *la direction*, lisez *sa direction*.

Page 106, ligne 15, supprimez la virgule après *villes*.

Page 111, ligne 11, après *fibreux*, ajoutez une virgule, et lisez *tels sont le foin et la paille qui* peuvent.

Page 115, ligne 9, après *thérapeutique*, point et virgule.

Page 123, ligne 9, lisez *les principes*, au lieu de *le principe*.

Page 127, ligne 22, après *alibiles*, virgule.

Page 135, ligne 20, au lieu d'*action*, lisez d'*ustion*.

Page 142, ligne 12, au lieu de *celle-ci*, lisez *celles-ci*.

Page 155, lignes 13 et 14, après *légèreté* et après *aliment*, virgule.

Page 186, lignes 23-24, au lieu de *à la qualité*, lisez *à la moindre qualité*.

Page 194, ligne 17, au lieu de *végétaux*, lisez *de végétaux*.

Page 197, ligne 2, supprimez *y*.

Page 219, ligne 24, au lieu de *lorsque abonde*, lisez *lorsqu'abonde*.

Page 284, ligne 17, après *fournies*, supprimez le point et virgule.

Page 293, ligne 7, au lieu de *sanguins*, lisez *sanguin*.

Page 332, ligne dernière, au lieu de *développées*, lisez *développés*.

Page 381, ligne 12, au lieu de *paroi de gauche*, lisez *parotide gauche*.

Page 396, ligne 3, après *trouve*, deux points.

Page 425, ligne 14, au lieu de *leur affût*, lisez *leurs affûts*.

Page 433, ligne 3, après *c'est-à-dire*, ajoutez *avec*.

Page 437, ligne 12, au lieu de *poidse xagéré*, lisez *poids exagéré*.

Page 450, ligne 22, au lieu de *saccades*, lisez *saccade*.

HYGIÈNE

VÉTÉRINAIRE MILITAIRE

INTRODUCTION.

L'*hygiène* est la science de la conservation de la santé ; appliquée aux animaux domestiques, cette science s'appelle *hygiène vétérinaire ;* restreinte à ce qui concerne le cheval de guerre, elle prend la qualification d'*hygiène vétérinaire militaire.*

Mais la définition du mot *hygiène*, qui semblerait ne s'appliquer qu'à l'exposé de quelques règles dont l'emploi suffirait plus ou moins pour écarter les causes de maladies, est loin de donner une idée exacte de tout ce qu'embrasse la science que ce mot indique, c'est-à-dire de toutes les choses qui, s'appliquant aux chevaux de guerre, ne trouvent pas leur place dans les différentes branches de la médecine vétérinaire, ou bien font corps avec quelque science de laquelle il convient de les détacher pour leur donner ici une application spéciale. Prenant donc le mot *hygiène* dans une acception plus étendue et généralement reçue, la science qu'il désigne et qui doit être traitée dans cet ouvrage sera définie : *Examen de toutes les choses qui ont quelque influence sur les chevaux de guerre en santé, qu'elles dépendent ou non de leur organisation; des moyens à employer pour neutraliser cette influence lorsqu'elle doit être nuisible ; et de l'application la plus convenable de celles qui peuvent être favorables.*

Cet examen nécessite la connaissance préliminaire de l'organisation animale, des phénomènes de la vie et des propriétés particulières des corps ; c'est-à-dire de toutes les sciences naturelles dont l'étude, sous le rapport de la médecine, trouve son application dans la thérapeutique pour la guérison des maladies, et dans l'hygiène pour la conservation de la santé.

Si la connaissance de l'hygiène est nécessaire à ceux qui s'occupent des animaux domestiques en général, si la judicieuse application de ses préceptes procure le bien-être de ces animaux et contribue à la fortune de leurs propriétaires, et que son utilité soit ainsi restreinte à des avantages particuliers, elle devient d'un intérêt plus étendu, et par conséquent elle mérite une plus sérieuse attention lorsqu'on la dirige spécialement sur les chevaux de guerre. Soumis, en raison de la nature des services que l'on en exige et d'autres motifs, à de grandes causes de maladies; portion importante de la fortune publique; agents passifs et énergiques de la force de l'État; jouant un grand rôle dans les guerres au dehors, et dans le maintien de la tranquillité au dedans, ces animaux ont une valeur telle que leur conservation est d'un intérêt de premier ordre.

Sous le rapport de l'utilité directe, la guérison des maladies des chevaux de troupe est un objet secondaire : le but principal de tous ceux qui s'en occupent doit être de les maintenir le plus possible disponibles et prêts à servir à chaque instant.

Tous les corps extérieurs qui doivent servir à la conservation des chevaux de troupe, ou à l'action desquels ils peuvent être exposés; leur organisation particulière, soit par elle-même, soit par son rapport avec le genre de service auquel on les emploie; ce service lui-même et ses accessoires peuvent être des causes de maladies, et ces causes sont d'autant plus graves qu'elles agissent ordinairement sur un grand nombre de chevaux. Il importe donc d'examiner et d'étudier la nature de ces divers agents, en quoi leur influence peut être nuisible, et quels sont les moyens propres à détruire, à neutraliser ou à éviter les effets de tout ce qui peut altérer la santé.

Cette étude sera applicable à tous les chevaux destinés au service de la guerre, mais surtout à ceux qui, par rapport à leur réunion en corps plus ou moins nombreux, et qui, désignés sous le nom de *chevaux de troupe*, méritent davantage l'attention, parce que, n'étant pas propriété particulière, le devoir, l'honneur et le patriotisme sont les seuls mobiles des soins qui leur sont donnés, et que ces nobles sentiments sont insuffisants lorsqu'on n'y joint pas un zèle judicieux et des connaissances spéciales.

D'autres ouvrages traitent de cette partie essentielle de l'instruction d'un vrai cavalier, et ce n'est pas avec la prétention d'avoir mieux fait que leurs auteurs que celui-ci a été écrit ; c'est seulement dans l'espoir que sa spécialité pourra le faire consulter, que le zèle qui a présidé à sa rédaction pourra y faire trouver quelque chose d'utile que l'on ne saurait trop redire, et qu'il produira ainsi le bien-être de quelques chevaux, résultat auquel doivent tendre une grande partie des actes d'un bon cavalier et d'un bon citoyen.

Avant de parler de l'hygiène des chevaux de troupe,

il est sans doute convenable de dire ce qu'on entend par
là, de faire connaître les conditions qui rendent un
cheval propre à faire la guerre, et dans quelles différentes catégories il peut être placé d'après ses formes et
sa taille.

DU CHEVAL DE GUERRE.

Sous cette dénomination générique, on comprend tous les chevaux appartenant ou servant à des cavaliers militaires, quels que soient leur grade ou leur emploi, soit que ces chevaux, achetés par l'État, rentrent dans la catégorie des chevaux dits *de troupe*, soit que, propriété particulière, on les nomme *chevaux d'officiers*. Vivant à peu près de la même manière, souvent soumis aux mêmes influences, ils sont compris dans la même étude générale.

Les chevaux de guerre se divisent 1° en chevaux d'officiers généraux et supérieurs; 2° en chevaux d'officiers; 3° en chevaux de cavaliers ou de troupe : ces derniers peuvent être de selle, de trait ou de bât.

Suivant l'arme à laquelle ils conviennent, convenance dont les conditions seront dites plus loin, les chevaux d'officiers et de troupe sont placés dans les régiments de *carabiniers*, de *cuirassiers*, de *dragons*, de *lanciers*, de *chasseurs*, de *hussards*, d'*artillerie* ou des *trains*.

QUALITÉS GÉNÉRALES.

Si tous ne doivent pas avoir le même volume, la même taille, la même conformation, il est d'autres qualités que tous doivent posséder et sans lesquelles ils sont impropres au service.

Ces qualités sont,

1° *Au moment de la réception ou de l'achat de ces chevaux :*

Une bonne santé, dont les signes apparents sont la vigueur, la gaieté, le poli du poil selon la saison, la teinte rose vif des muqueuses apparentes, l'appétit et le facile accomplissement de toutes les fonctions ;

Une bonne vue ;

Les barres bien faites ;

De bons pieds ;

Cinq ans au moins (parce qu'auparavant ils sont *trop jeunes* pour être dressés et occasionnent des dépenses en pure perte jusqu'à ce qu'ils aient atteint cet âge), et huit ans au plus, parce que les années au-dessus de cet âge rapprochent trop les chevaux de l'époque à laquelle ils ne peuvent plus servir ;

Un embonpoint médiocre (ceux dont l'embonpoint est excessif ont probablement été soumis, avant la mise en vente, à une nourriture très-abondante et échauffante dont les suites sont à craindre, tandis qu'un état de maigreur annonce le plus souvent quelque altération organique qui a rendu inutiles les efforts tentés pour amener l'embonpoint) ;

De justes proportions, sans lesquelles les forces,

inégalement distribuées, manquent dans quelque partie, ce qui rend les chevaux indociles, rétifs, difficiles à dresser, et amène une ruine prématurée ;

De beaux aplombs, gages presque certains de solidité ;

L'absence complète de tares, qui peuvent nuire aux libres mouvements des membres, et surtout d'altération de la corne, qui pourrait faire craindre pour la solidité de la ferrure ;

Enfin de la douceur dans le caractère, qui indiquera que le cheval se laissera panser, ferrer, harnacher, obéira aux leçons qu'on lui donnera, et ne sera dangereux ni pour les hommes ni pour les autres chevaux.

2° Quand leur éducation sera terminée :

L'intégrité de tous les organes, qui annonce que les leçons qui ont été données aux chevaux, selon les principes, n'étaient pas au-dessus de leurs forces ;

L'obéissance à tout ce qu'un cavalier habile peut exiger d'eux, ce qui indique qu'ils ont la bouche bonne, les reins fermes et souples, et les membres sains et forts ;

Du calme dans le caractère, ce qui les empêche d'être effrayés des divers objets qu'ils peuvent voir et des différents bruits qu'ils peuvent entendre, quels que soient la nature et le mouvement de ces objets, ou l'intensité et la qualité de ces bruits.

Telles sont les conditions générales que doivent présenter les chevaux de guerre vers le commencement de
leur carrière, et celle-ci sera d'autant plus longue et
profitable que ces conditions auront été remplies plus
complétement à son début.

QUALITÉS PARTICULIÈRES.

A. CHEVAUX D'OFFICIERS GÉNÉRAUX ET SUPÉRIEURS.
Les chevaux destinés à monter les chefs de l'armée ou
des régiments doivent avoir, en outre, des qualités bril-
lantes, nécessaires autant pour aider à indiquer le haut
rang de leurs maîtres que pour faciliter la nature de
leurs fonctions. On devra donc trouver chez eux une
grande rapidité d'allures qui permette à leurs cavaliers
de se porter avec promptitude sur tous les points de
l'étendue de leur commandement; une souplesse et une
énergie qui leur fassent franchir avec aisance tous les
obstacles; une sûreté dans la marche, une docilité et
une intelligence qui laissent, à ceux qui les montent,
toute la liberté d'esprit qui leur est nécessaire; une robe
distinguée, dans laquelle on évitera les teintes trop
claires, ainsi que les grandes marques blanches qui
mettraient ces chevaux trop en vue de l'ennemi; une
taille élevée et une grande perfection de formes.

B. CHEVAUX D'OFFICIERS. Sous un extérieur moins

remarquable, avec une vitesse moins grande et qui est inutile, puisqu'ils ne doivent jamais s'écarter de ceux de la troupe, ces chevaux doivent cependant avoir un genre de beauté qui les élève en valeur et en distinction au-dessus des chevaux des cavaliers : leurs formes gracieuses s'allieront avec la solidité et la force, qui sont les conditions de rigueur pour leur service; ils seront d'environ 54 à 81 millimètres (2 à 3 pouces) plus grands que ceux de troupe : modérément sensibles aux aides, ils doivent y obéir franchement dès que la volonté de leur cavalier leur est transmise, et cette volonté étant ordinairement basée sur leurs moyens, ils ne connaîtront aucun obstacle ni aucun motif qui les empêchent de l'exécuter. Depuis quelques années, ces chevaux sont en grande partie fournis par l'État aux officiers, et sont achetés pour la plupart dans les dépôts de remonte, à un prix un peu plus élevé que ceux de la même arme.

C. CHEVAUX DE TROUPE. Le genre de service auquel on doit soumettre ces chevaux exige des formes et un volume différents. Les uns sont destinés au trait, tels sont ceux qui, dans les régiments d'artillerie, traînent les pièces, les caissons et les divers chariots, et ceux qui, dans les escadrons du train, conduisent les chariots, les fourgons, ou les bouches à feu de gros calibre; les autres ne font jamais d'autre service que de porter leurs cavaliers : quelques-uns , par exception , portent un bât et des espèces de caisses que l'on nomme *cantines.*

1. *Chevaux de trait.* Le service de la plupart de ces chevaux n'exclut pas les allures vives ; c'est le plus souvent au galop ou au grand trot que l'artillerie se met en position : ainsi donc , la force musculaire qu'il faut rechercher en eux doit être accompagnée d'une certaine légèreté. Leur taille est fixée de $1^m,488$ à $1^m,542$ (4 pieds 7 pouces à 4 pieds 9 pouces). La tête et l'encolure seront un peu fortes , le corps court et près de terre ; leur poitrail très - ouvert et leurs côtes bien arrondies indiqueront une vaste poitrine et une respiration facile pendant les exercices pénibles auxquels ces chevaux doivent être soumis; leurs épaules, un peu chargées , devront être très-libres ; leurs membres seront gros par le volume des os et des muscles , par l'écartement et par la force des tendons.

Les chevaux destinés au train des parcs d'artillerie, des équipages militaires et du génie , n'étant pas ordinairement obligés de se transporter avec la même rapidité d'un point sur un autre, pourront être plus gros , moins légers et moins vifs que ceux des régiments d'artillerie.

2. *Chevaux de cavalerie.* Les régiments de cavalerie

sont divisés 1° en cavalerie de réserve, qui comprend les carabiniers et les cuirassiers ; 2° en cavalerie de ligne, où se trouvent les dragons et les lanciers ; et 3° en cavalerie légère, formée par les chasseurs et les hussards.

Mais, si ces trois divisions établissent la différence de volume et de taille des chevaux qui font partie de chacune d'elles, elles n'indiquent rien sous le rapport du service de ces chevaux, ou du moins de celui auquel ils paraissent destinés par le genre d'instruction qu'on leur donne. En effet, à quelque arme que les chevaux appartiennent, quelle que soit leur conformation, ils sont tous soumis, soit pendant leur instruction, soit dans les manœuvres, aux mêmes allures ; et l'on voit détacher en éclaireurs et tirailleurs, ou faire charger en fourrageurs, indifféremment, cuirassiers, dragons et hussards.

a. Cavalerie de réserve. Les chevaux de cette arme doivent avoir une taille de 1^m,542 à 1^m,597 (4 pieds 9 à 11 pouces) ; les formes plus sveltes que celles des chevaux de trait, plus élancées, mais non pas grêles : il doit y avoir dans toutes leurs parties et dans leur ensemble une certaine masse qui indique la force sans être accompagnée de pesanteur ; les mouvements doivent être plus libres que légers, plus sûrs qu'étendus.

C'est parmi les plus grands que l'on choisit les chevaux de carabiniers.

b. Cavalerie de ligne. La taille prescrite pour les chevaux des dragons et des lanciers est de 1^m,515 à 1^m,542 (4 pieds 8 à 9 pouces). Le volume de leur corps, comparativement aux chevaux de la cavalerie de réserve, doit diminuer en proportion de l'abaissement de leur taille. Les chevaux de dragons doivent avoir, outre les conditions d'aplomb et de force, beaucoup de docilité et de douceur, par rapport aux circonstances où l'on fait combattre à pied, et dans lesquelles le dragon qui reste à cheval conduit trois chevaux en main.

C'est parmi les plus légers que l'on choisit ceux des lanciers.

Les chevaux montés dans les régiments d'artillerie doivent réunir les mêmes qualités et les mêmes conditions de conformation et de caractère que ceux des dragons.

c. Cavalerie légère. Comme en cas de guerre ce sont ces chevaux qui sont exposés à exécuter les mouvements les plus brusques, comme ils rentrent alors dans leur spécialité qui est d'éclairer l'armée, de harceler et de surprendre l'ennemi, et, comme ces divers services les retiennent plus longtemps en action, on les choisira adroits, légers et vigoureux; ils devront, encore plus que les autres, avoir de bons pieds qui conservent bien la ferrure, être sobres, et en même temps se nourrir facilement.

La taille prescrite pour ces chevaux est de 1m,475 à 1m,515 (4 pieds 6 pouces 6 lignes à 4 pieds 8 pouces).

On place indistinctement ces chevaux dans les régiments de chasseurs et de hussards.

3. *Chevaux de bât.* Dans chaque régiment de cavalerie, il y a en tout temps un cheval de bât qui, en route et quelquefois dans les grandes manœuvres, porte la forge de campagne. Les différents outils qui composent cette forge sont renfermés dans deux caisses que l'on accroche au bât.

Lorsqu'on doit entrer en campagne, on désigne, en outre, quatre autres chevaux destinés à porter, aussi à bât, les caisses ou cantines, espèces de paniers dans lesquels sont renfermés les médicaments et appareils nécessaires aux hommes, et la comptabilité du corps. On choisit ordinairement pour ce service les chevaux les moins agréables à monter, dont les réactions sont dures, et dont le rein droit et les côtes peu arrondies conviennent mieux au bât qu'à la selle.

d. *Mulets.* En temps de guerre, le gouvernement achète quelquefois un certain nombre de mulets qui sont revendus à la paix. Ils sont embrigadés et conduits par des mercenaires, commandés par des individus qui n'ont qu'une autorité temporaire. Ces mulets sont destinés à transporter les vivres. Leur fréquente dispersion.

la difficulté de la surveillance de la part des autorités compétentes, et le peu de soin qu'en ont leurs conducteurs, en font périr un grand nombre et réduisent les autres à une faible valeur.

Au moment de leur achat, les mulets doivent offrir les mêmes conditions d'âge, de santé, et, en ce qui leur est particulier, d'aplombs et de proportions qui ont été reconnues nécessaires aux chevaux : leur taille est de 1^m,88 à 1^m,515.

CONSIDÉRATIONS SUR LA TAILLE.

Il n'est pas indifférent de porter une attention scrupuleuse sur la taille prescrite pour chaque arme : en la fixant comme il a été indiqué ci-dessus, les premiers auteurs des règlements à ce sujet ont calculé qu'une élévation donnée faisait supposer un certain développement du corps et des membres en proportion avec elle, et que ces dimensions étaient l'indice d'une certaine force musculaire, d'une certaine puissance d'impulsion qui s'accordaient avec le harnachement que ces chevaux auraient à porter, avec l'espèce d'hommes qui devaient les monter, et avec le service auquel on les destinait à la guerre et dans les batailles.

Ceci posé, on calcula qu'une certaine quantité de nourriture serait nécessaire aux chevaux de certaine taille, et l'on fixa les rations, différentes selon les armes et proportionnées au volume des chevaux.

Ainsi donc, en s'écartant des règles établies, on court le risque, 1° en prenant des chevaux d'une taille trop élevée pour l'arme, de les voir dépérir, parce qu'ils n'auront pas une nourriture assez abondante ; 2° en les choisissant trop petits, de les obliger à des fatigues au-dessus de leurs forces.

De ce qui précède il faut encore tirer cette conséquence, qu'il est très-important, pour suivre l'esprit du
règlement, de s'attacher, outre la taille ou distance du
sommet du garrot à terre, à la proportion qui doit
exister entre cette hauteur du cheval et toutes les dimensions de ses diverses parties ; par conséquent, rejeter
de tous les services de la guerre les chevaux minces,
fluets, à épaules serrées, à poitrail étroit, à côtes plates,
à ventre levretté, à croupe pointue, à membres grêles,
qui, quels que soient d'ailleurs leur élégance, leur vivacité et leur brillant, ne font jamais qu'un service de
peu de durée, et encore souvent interrompu par les
maladies.

Il est néanmoins à ceci, comme à toutes les règles,
des exceptions dépendantes des races, et dont il sera
question plus loin.

On devra refuser également, et avec autant de soin,
d'admettre dans les rangs de la cavalerie proprement
dite les chevaux qui pécheraient par le défaut opposé
de rapport entre la taille et le volume du corps ; en
conséquence, renvoyer sans hésiter ceux dont la tête est
lourde et empâtée, l'encolure volumineuse, le garrot
épais, les épaules chargées, le ventre avalé, la croupe
courte et double et les membres engorgés. L'impossibilité, ou tout au moins la difficulté qu'éprouvent ces
chevaux à entamer et à soutenir les allures vives, leur

prédisposition à de nombreuses maladies, les rendent absolument impropres au service de la cavalerie.

On peut en admettre quelques-uns, mais cependant avec discernement, soit pour l'artillerie, soit pour le train.

CONSIDÉRATIONS SUR L'AGE AUQUEL ON REÇOIT LES CHEVAUX DE GUERRE.

Les dépenses qu'occasionnent les chevaux qui ne peuvent avoir d'autre destination que les remontes engagent les éleveurs à utiliser leurs poulains dès l'âge de dix-huit mois ou deux ans; si ces mêmes éleveurs n'étaient pas à peu près sûrs de pouvoir les vendre à une époque rapprochée le plus possible, ils les feraient travailler au-dessus de leurs forces et les ruineraient de bonne heure, puis finiraient par renoncer à cette élève; de manière que dans la grande quantité de chevaux qui existent en France on aurait de la peine à en trouver assez de convenables pour remplir les vides que la mort et les réformes font tous les ans parmi les chevaux de guerre, et il faudrait aller les chercher à l'étranger. Pour obvier en partie à cet inconvénient fâcheux qui ne se présente que trop souvent, le gouvernement a décidé que les chevaux seraient achetés à quatre ans. Peut-être aurait-on atteint le même but avec plus d'avantage en élevant les prix fixés pour les remontes et en achetant les chevaux à cinq ans; cette question étant hors du cadre de cet ouvrage ne sera pas examinée ici : ce qu'il importe, c'est que l'on ne soit pas dupe des manœuvres frauduleuses souvent mises en usage pour avancer d'un an la marque de l'âge des chevaux , et que l'on mette avec le plus grand soin en pratique ses connaissances dans cette partie , afin de ne pas courir la chance de voir s'augmenter, sinon le nombre , du moins la gravité des maladies auxquelles les chevaux sont sujets à cette époque de leur vie , sous l'influence des changements qu'ils éprouvent en entrant dans les régiments.

Il est également important de ne pas se laisser prendre aux supercheries qui ont pour but de rajeunir les chevaux : le travail auquel on les livre diminue toujours un peu leur valeur, surtout lorsque ces chevaux, ayant passé huit ans , sont censés travailler depuis au moins six années. Ils peuvent aussi, à cet âge, et en raison de leurs travaux antérieurs, avoir éprouvé dans leur constitution une altération que l'on aura dissimulée à force de soins, mais qui, reparaissant à la première fatigue, les mettra pour toujours hors de service.

HYGIÈNE

VÉTÉRINAIRE MILITAIRE.

—

LIVRE Ier.

LIVRE Ier.

ÉTUDE DES AGENTS QUI DOIVENT SERVIR A LA CONSERVATION DES CHEVAUX DE TROUPE ; DE LEURS DIFFÉRENTES MANIÈRES D'ÊTRE ; DE LEUR COMPOSITION ET DE LEURS ALTÉRATIONS.

A l'état de nature, les animaux n'ont absolument besoin, pour la conservation de leur vie, que d'air et de nourriture.

Le premier de ces besoins est amplement et convenablement satisfait : jamais des émanations nuisibles ne viennent altérer, d'une manière durable, l'aliment de leur respiration ; et il est bien rare qu'ils trouvent dans l'air la source de maladies qui abrégent une existence dont une partie se serait passée dans les souffrances. Si les intempéries atmosphériques viennent les menacer momentanément, ils savent trouver un abri temporaire qui les y soustrait et qu'ils quittent bientôt pour venir respirer un air qu'elles ont purifié ; ils ne restent ni par force ni par volonté au milieu de celui que leur haleine a altéré. Quand les rigueurs de l'hiver amènent le besoin de s'en garantir, la fourrure qui recouvre leur peau, et qui s'épaissit alors, leur suffit ; et le froid ne crée pas pour eux la nécessité de vivre dans une atmosphère circonscrite et miasmatique.

Lorsque la faim les presse, leur instinct leur indique les aliments qui leur conviennent ; et la nature les leur a départis avec une telle libéralité qu'ils ne sont pas obligés de choisir entre une abstinence douloureuse et des aliments avariés par l'ignorance, la cupidité ou la négligence. Sûrs de pouvoir satisfaire leur appétit à mesure qu'il se fait sentir, de ne pas passer, sous les exigences d'un maître, d'une privation nuisible à une profusion dangereuse, et de rencontrer en temps opportun la nourriture qu'ils désirent, ils n'en prennent jamais au delà du besoin du moment.

Aussi, à l'état sauvage, les animaux n'ont-ils qu'une seule maladie, celle qui atteint tout être vivant : la vieillesse qui conduit à la mort.

En réduisant les animaux à la domesticité, l'homme s'est substitué pour eux à la nature, leur pourvoyeuse et leur conservatrice ; et alors, l'air et les aliments n'ont plus suffi comme agents de leur conservation : il a fallu en adjoindre d'autres, dont l'habitude a fait un besoin et la domesticité une nécessité.

Pour les chevaux de troupe, ce sont les écuries, les soins de la peau et la ferrure.

C'est l'étude de tous ces divers agents de conservation dans leurs différentes manières d'être, de leur influence bonne ou mauvaise, et des moyens de favoriser la première ou de neutraliser la dernière, qui fait l'objet de ce premier livre.

CHAPITRE Ier.

DE L'AIR.

Quoique l'étude de ce fluide appartienne plus spécialement à la chimie et à la physique, il a paru nécessaire de rappeler ici, d'une manière sommaire, ses diverses propriétés, avant de parler de l'influence qu'il exerce selon ses différents états et ses diverses altérations.

On nomme *air atmosphérique* le fluide composé, transparent, incolore, invisible, inodore, insipide, pesant, élastique, compressible et dilatable qui, pressant notre globe de toutes parts, s'élève autour de lui à environ 64 à 80,000 mètres, selon l'opinion de la majeure partie des physiciens.

A l'état de pureté absolue, l'air atmosphérique est composé de 21 parties d'oxygène et de 79 parties d'azote environ. Il se mêle presque toujours, dans celui que respirent les animaux, une certaine proportion de gaz acide carbonique et de vapeur aqueuse qui proviennent des émanations du sol, de la décomposition incessante des corps organisés, de leurs produits ou de leurs débris, de la vaporisation de l'eau amassée sur la terre ou en suspension dans l'air.

La transparence de l'air, propriété qui permet à la lumière de le traverser, est d'autant plus grande qu'il est plus pur et plus raréfié; elle est altérée par les vapeurs aqueuses et autres émanations moins diaphanes que lui.

L'air n'est incolore et invisible que lorsqu'il est en masses circonscrites : dans l'atmosphère il réfléchit une teinte bleuâtre d'autant plus foncée qu'il s'y rencontre moins de vapeurs aqueuses.

L'air atmosphérique est pour les animaux l'aliment de la respiration : et, comme tel, il ne jouit de cette propriété que jusqu'à la hauteur moyenne de 4 à 5,000 mètres au-dessus du niveau de la mer; limite approximative au delà de laquelle la diminution graduée et proportionnelle qu'il a éprouvée dans sa pesanteur et dans sa densité le rend impropre à l'entretien de la vie.

Dans l'état de pureté, la pesanteur de l'air est, relativement à celle de l'eau distillée, comme 1 à 176; et sa densité, comparée aussi à celle de l'eau distillée, comme 0,001280 à 1. Comparée à la vapeur d'eau, la pesanteur de l'air est comme 1,2901 à 0,8100, et sa densité comme 1 à 0,6235.

Sa pesanteur spécifique est telle que, la température étant à 0°, sous une pression de 0,76 au baromètre, un décimètre cube d'air pèse 1 gramme 2,991 milligrammes. Enfin, dans les mêmes conditions thermométriques et barométriques, le poids d'une colonne d'air est égal à celui d'une colonne de mercure de $0^m,76$ de hauteur, ou d'une colonne d'eau de $10^m,40$; ou bien cette colonne, ayant une base équivalente à 1 mètre carré, pèsera environ 3,325 kilogrammes : d'où il résulte qu'un cheval de taille moyenne, et dont la superficie peut offrir un développement de 40 à 50 mètres carrés, vit et se meut sous le poids d'une colonne d'air d'environ 140 à 160,000 kilogrammes, poids énorme auquel le cheval est cependant insensible, en ce qu'il est également réparti sur toute la surface extérieure et contre-balancé de l'intérieur par l'incompressibilité des liquides, leur tendance à se dilater sous l'influence de la chaleur et l'élasticité des gaz renfermés dans le corps.

Bien loin donc que ce poids puisse nuire aux divers phénomènes dont se compose la vie, ceux-ci éprouvent une perturbation d'autant plus grande que celui-là diminue davantage, ainsi qu'il arrive dans des circonstances dont il sera parlé dans le cours de ce livre.

Cette pesanteur et cette densité de l'air et de leurs effets ne sont telles qu'il vient d'être indiqué qu'au niveau de la mer ou à peu près : à mesure que l'on s'élève, ces propriétés diminuent de valeur, de même qu'elles augmentent au-dessous de ce niveau ; elles varient aussi lorsque des vapeurs et des gaz étrangers à sa composition se trouvent mélangés dans l'air, et elles deviennent ainsi un moyen de constater sa pureté.

L'air par son élasticité transmet les sons, comme par sa transparence il livre passage à la lumière ; il sert de véhicule aux particules odorantes, se mélange facilement avec le gaz, peut par l'écartement de ses molécules admettre jusqu'à un vingtième de son volume de vapeur aqueuse, et il se laisse pénétrer en toutes proportions par les fluides impondérables. Ces différents mélanges altèrent sa qualité, dénaturent ses propriétés, et alors son influence sur les chevaux est en raison de l'espèce et de la quantité des fluides qui s'y rencontrent.

DES DIFFÉRENTS CHANGEMENTS QUI PEUVENT SURVENIR DANS L'AIR.

A. *Du calorique.*

Le calorique est un fluide excessivement ténu, élastique, invisible, impondérable, et cause de la *chaleur*, ainsi que se nomme l'impression qu'il produit sur les corps. Il est à propos de rappeler ici quelques-unes de ses propriétés dont l'application en hygiène est la plus fréquente.

Ainsi, tous les corps n'admettent pas le calorique avec la même facilité ni en même quantité, et d'après cela ils sont divisés en bons et en mauvais conducteurs. Les solides sont meilleurs conducteurs que les fluides. Le calorique dilate les corps qu'il pénètre, et ceux-ci diminuent de volume à mesure qu'ils se refroidissent. Ces changements de volume sont plus sensibles et plus étendus sur les liquides que sur les solides. C'est, du reste, le principal agent de la vie, et celui sans lequel les autres, ou n'existeraient pas, ou ne pourraient servir à la conservation des individus et des espèces.

Les deux principales manières d'être du calorique sont 1° à l'état combiné ou latent : alors, peu ou point appréciable, il fait partie constituante des corps auxquels il donne la forme en retenant ou écartant leurs molécules dans certaines dimensions ; 2° à l'état libre : dans ce cas, pouvant être mesuré, tendant toujours à pénétrer les corps en les dilatant proportionnellement à leur densité, et à se mettre en équilibre ; il s'échappe, en rayonnant, des foyers qui le produisent, tels sont les corps en combustion, mais surtout du soleil qui paraît être sa principale source.

C'est seulement sous ce dernier état et comme provenant du soleil qu'il en sera question ici ; la chaleur produite par cet astre étant la seule qui échauffe l'atmosphère et probablement la terre, et serve à l'entretien de la vie.

1. *De la température.* On nomme *température* les divers degrés de chaleur que le calorique libre communique aux corps, suivant la quantité dans laquelle il les pénètre. On donne le nom de *température atmosphérique* aux degrés de chaleur qu'il communique à l'air.

Ces degrés se mesurent au moyen de l'instrument nommé *thermomètre*, dont l'action est basée sur la propriété qu'a le calorique d'augmenter le volume des corps en diminuant leur densité, c'est-à-dire, de les dilater.

Suivant la grande quantité de calorique répandue dans l'air, la température atmosphérique est dite moyenne, chaude ou froide.

2. *Température atmosphérique moyenne.* La température atmosphérique moyenne dans nos pays est celle qui fait élever le mercure dans le thermomètre centigrade de 12° à 22° et avec la condition de densité de l'air qui fait élever le mercure dans le baromètre de 76 à 78 centimètres.

Sous l'influence de cette température, arrivée graduellement à ce point, toutes les fonctions s'exécutent avec une facilité, une régularité et une énergie qui dépendent de l'activité qu'elle imprime à la circulation et à la respiration. La vigueur, la gaieté, l'appétit, le poli du poil indiquent le bien-être que les chevaux éprouvent de cette douce température.

Cependant, en raison même de cette activité qu'elle détermine dans tous les phénomènes de la vie, sa trop longue prolongation, sa durée trop uniforme deviendraient nuisibles, finiraient par occasionner la pléthore ou des congestions dans les parties dont là puissance de réaction serait la plus faible, ou bien l'épuisement ne tarderait pas à succéder à l'état d'excitation qui se développe sous son influence, et l'excès de vitalité qu'elle amène abrégerait infailliblement l'existence.

Mais il est excessivement rare que la durée de cette température soit assez grande pour amener un pareil résultat sur une grande quantité de chevaux ; et, si quelquefois l'on a à combattre ses effets, ce n'est que sur le petit nombre de ceux qui sont doués d'une énergie extraordinaire ou chez lesquels le tempérament sanguin est fortement prononcé ; et, dans ce cas, le régime rafraîchissant et relâchant ou la saignée suffisent pour ramener l'appareil circulatoire à son rhythme normal.

Par rapport à son influence excitante, cette température convient aux vieux chevaux comme à ceux dont le développement n'est pas encore achevé et chez lesquels les fluides blancs prédominent, à ceux du tempérament lymphatique qui sont atteints d'affections chroniques, ou aux convalescents de maladies longues et qui ont amené un grand dépérissement.

3. *Température chaude.* Lorsque le thermomètre centigrade marque $25° + 0$, la température est chaude, et son action sur les chevaux produit des phénomènes dont l'exaltation est d'autant plus grande que la température est plus élevée.

L'effet de la chaleur étant de raréfier l'air, de le rendre moins dense et moins pesant, sa pression devient moindre ; les éléments qui le composent sont en moins grande quantité dans un volume donné.

A cette raréfaction et à cette diminution relative des principes de l'air se joint l'influence du stimulant qu'exerce le calorique sur les corps, de son action dessiccative, et, lorsque la chaleur s'élève encore, de l'équilibre qui s'éiablit entre la température extérieure et la chaleur animale, équilibre qui empêche le corps de se débarrasser d'un excès de calorique qui le surcharge.

De la diminution de la pression habituelle résultent l'expansion des fluides et le relâchement des solides ; de là, augmentation de la transpiration cutanée, développement de la sueur, activité de l'absorption intérieure, sécheresse des excréments solides, rareté des urines, aiblesse et alanguissement des organes musculeux, et, par conséquent, soif plus vive et plus fréquente, digestion moins active, appétit moins grand, locomotion pénible, propension au sommeil.

De la diminution relative des principes constituants de l'air résultent l'accélération de la respiration par rapport à la moins grande quantité d'oxygène qui pénètre à chaque inspiration, et, par conséquent, une activité plus grande dans la circulation.

Sous l'influence d'une pareille température, on voit se développer les affections cutanées, les congestions cérébrales, les inflammations du tube digestif, de l'encéphale et de ses enveloppes.

Elle peut être favorable aux chevaux faibles, languissants, d'un tempérament lymphatique, à ceux qui sont atteints d'affections chroniques, surtout des organes respiratoires, et, en général, à ceux chez lesquels la circulation est ralentie.

Outre l'action que la température chaude exerce directement sur les chevaux, elle facilite la décomposition des corps que la vie a abandonnés, favorise les exhalaisons miasmatiques, qui altèrent la pureté de l'air, et surtout la transmission des affections contagieuses, et elle augmente ainsi le nombre et la gravité des maladies qui peuvent se déclarer sous son influence.

Pendant la durée de la chaleur, l'humidité de la terre est absorbée, les routes et les terrains de manœuvre sont couverts d'une poussière que les chevaux soulèvent, qui vient irriter leurs yeux et pénètre dans le conduit aérien, jusque dans les bronches, avec l'air qu'ils respirent, et auquel ses parties les plus ténues sont mêlées : aussi est-il nécessaire, en rentrant aux écuries, de laver les yeux, les naseaux, les lèvres et toutes les parties dénuées de poils auxquelles cette poussière adhère, afin de diminuer d'autant ses mauvais effets.

On n'a pas pour les chevaux de troupe des moyens aussi étendus que pour l'homme de les soustraire à l'influence de la chaleur, lorsqu'elle peut être nuisible ; ils en ressentent les effets aussi bien dans leurs écuries que pendant leurs travaux, et l'on n'a d'autre ressource pour en diminuer l'action que dans l'emploi d'un régime rafraîchissant. Il sera à propos alors de supprimer de temps en temps l'avoine et de la remplacer par de bon son mélangé d'assez de farine d'orge pour le rendre plus nourrissant et assez mouillé pour que son usage tempère la soif presque continuelle qu'éprouvent les chevaux. Il sera bon aussi de remplacer en même temps le foin par de la paille, afin de soustraire momentanément les chevaux à l'action excitante de l'usage trop continu du premier de ces aliments.

Il ne faut cependant pas favoriser une abstinence à laquelle les chevaux paraissent disposés et que le manque d'appétit ou la qualité inférieure des fourrages pourrait faire naître ; c'est, au contraire, le moment de combattre la faiblesse produite par l'influence de la température en faisant usage d'aliments plutôt nourrissants qu'excitants et d'une facile digestion. Il sera à propos d'asperger le foin et la paille avec de l'eau salée, qui, leur donnant plus de saveur, engagera les chevaux à les manger en même temps qu'elle en facilitera la digestion.

Si les écuries ne pèchent pas par trop d'humidité et qu'elles soient convenablement aérées, deux conditions que l'on ne rencontre pas dans toutes les écuries militaires, on lavera de temps en temps le sol avec de l'eau fraîche, dont la vaporisation abaissera la température de l'écurie, et l'on tiendra fermées les portes et les fenêtres qui donnent accès aux rayons du soleil, dont la présence active les attaques des mouches.

C'est pendant les chaleurs qu'il convient de faire baigner les chevaux dans l'eau courante ; ces bains seront d'autant plus fréquents et plus prolongés que la température sera plus élevée : leur usage aura alors le double avantage de débarrasser la peau des impuretés dont elle se souille au milieu de l'air chargé des émanations nuisibles des écuries, ou de la poussière du dehors, et de remplacer par l'eau que la peau absorbera la quantité considérable de ce liquide dont le sang se dépouille par la sueur et les transpirations cutanée et pulmonaire.

On profitera de l'abaissement de la température qui se fait sentir au coucher du soleil pour faire respirer aux chevaux un air plus frais et surtout plus pur que celui de leurs écuries, en les attachant dehors jusqu'au moment du repas du soir ; ces bains d'air leur procurent un bien-être qu'ils témoignent par leur gaieté, leurs jeux et leurs combats.

En raison de l'état de faiblesse que l'élévation de la température imprime aux organes locomoteurs, il sera nécessaire de modérer les travaux ; il sera surtout très-important de profiter, soit pour les manœuvres, soit pour les routes, des heures de la journée où la chaleur est le moins forte.

C'est l'opinion de quelques cavaliers que les chevaux souffrent plus de la chaleur dans les écuries que dehors ; ils donnent pour raisons : l'humidité qui, dans ces logements, se joignant à l'élévation de la température, rend la respiration plus pénible ; le peu de place qu'ont les chevaux et la gêne qu'ils éprouvent de cet entassement ; les attaques des mouches, qui ne leur laissent point de repos ; et, partant de là, ils n'évitent pas, soit pour le travail, soit pour les routes, d'exposer les chevaux à la plus forte chaleur de la journée.

Il est à croire qu'en cela ils commettent une grave erreur d'hygiène. Les vices inhérents aux écuries militaires deviennent bien plus grands pour les chevaux que l'on y expose lorsqu'ils sortent d'éprouver dans toute son intensité l'action d'une forte chaleur ; la fatigue qui résulte de l'exercice pris sous son influence rend plus sensible la gêne provenant de l'entassement ; l'air de l'écurie devient encore plus humide par l'évaporation de la sueur qui couvre les chevaux ; et la moiteur de la peau, en appelant davantage les attaques des insectes, les rend plus insupportables : de manière que les inconvénients que l'on voulait éviter sont au contraire aggravés et que l'on y a joint tous ceux du travail à l'ardeur du soleil.

La sueur abondante que provoque l'exercice, et qui quelquefois se développe même pendant le repos, devient une cause fréquente de maladies. La moindre négligence peut amener sa suppression, qui, plus ou moins brusque et plus ou moins complète, est presque toujours suivie soit d'affections aiguës promptement apercevables , soit d'affections chroniques qui ne décèlent leur existence que lorsqu'il est trop tard pour y opposer un traitement efficace , et se montrent les unes et les autres principalement sur l'appareil respiratoire.

On évitera ces graves inconvénients en ayant soin de ne pas exposer les chevaux en sueur à des courants d'air, en ne les dessellant que lorsque le travail extraordinaire de la peau a cessé , en les enveloppant, s'il est possible, de couvertures amples et légères, mais surtout en les débarrassant, au moyen d'un fort et rapide bouchonnement, de la sueur qui mouille leurs poils et refroidit leur peau quand on la laisse s'évaporer sans précaution.

L'abondance de la transpiration insensible et de la sueur, et celle des sels qui, par suite, se déposent sur la peau, rendent nécessaire le pansement de la main ou pansage. Cette opération de propreté contribuera à empêcher l'invasion des affections cutanées, et son action sera d'autant plus salutaire qu'on la rapprochera davantage de l'heure à laquelle les chevaux en sentent le besoin , c'est-à-dire de celle à laquelle le travail aura cessé.

4. *Température froide.* Lorsque le calorique de l'air étant moins abondant, le thermomètre marque 5 à 6° +0 et moins, le froid se fait sentir. Cette impression n'es!

pas le résultat positif de l'action d'un corps que l'on aurait nommé *frigorique*, elle dépend de l'action négative du calorique qui seul, par son abondance ou sa diminution relatives , produit le chaud ou le froid ; de manière que cette sensation de froid n'est aussi que relative. Elle dépend de la grande différence qui existe entre la température du corps et celle de l'air environnant , et de la soustraction du calorique animal , soustraction qui résulte de la tendance de ce fluide à se mettre en équilibre.

Sous l'influence de la température froide, les molécules de l'air se rapprochant, la densité et la pesanteur de ce fluide augmentent : ses éléments sont en plus grande proportion dans un volume donné. Alors la peau se resserre ; son tissu recevant moins de sang, la transpiration cutanée diminue et cesse quelquefois ; la respiration est plus lente ; chaque inspiration absorbant une grande quantité d'oxygène, l'hématose se fait largement ; les contractions du cœur, moins rapides et plus fortes , envoient au poumon une grande quantité de sang qui s'empare abondamment du principe réparateur et va stimuler ensuite l'énergie des organes assimilateurs et locomoteurs.

Si cependant le froid devient plus intense, l'air trop concentré et privé d'humidité est trop irritant : son impression sur le poumon, la quantité de calorique qu'il absorbe, déterminent de graves phlegmasies. Cette soustraction du calorique sur tout le corps ralentit les fonctions organiques, amène un engourdissement partiel ou général, et occasionne la mort ou la destruction des organes, en commençant par les parties dans lesquelles la circulation est le moins active.

Malgré l'activité que le froid modéré apporte, en général, dans les fonctions les plus importantes, il ne faut pas y exposer les chevaux dans l'inaction ; son effet alors devient nuisible, et l'impression pénible qu'il occasionne et que dénotent les frissons et l'abattement n'est que l'indice de la perturbation que la privation trop forte du calorique amène dans toute l'économie.

Il est donc dangereux de panser les chevaux dehors lorsque la température extérieure est beaucoup plus basse que celle de leurs écuries. Ce contraste augmente les effets nuisibles du froid, non-seulement par la suppression brusque de la transpiration cutanée qui s'était établie dans une atmosphère chaude, mais encore par l'état de constriction générale, qui, pendant leur séjour au dehors, fait affluer le sang sur les viscères et détermine des phlegmasies sur les plus sensibles ou sur ceux qui, par quelque autre motif, y sont prédisposés. Il faut même avoir le soin de couvrir les chevaux lorsque, après le pansage, on est obligé de les faire sortir pour les conduire à l'abreuvoir.

Pendant les temps froids, l'heure la plus convenable pour le travail n'est pas celle généralement adoptée dans les régiments ; il vaudrait mieux choisir le moment de la journée où le soleil, quoique souvent non apparent, a dissipé une partie du froid de la nuit : c'est de onze heures à trois heures qu'il serait plus opportun de sortir les chevaux. On trouverait plusieurs avantages hygiéniques à substituer cette partie du jour à celle plus matinale que l'usage a réservée jusqu'à présent pour les manœuvres et les promenades. Il en sera question aux chapitres qui traiteront du pansage et de l'exercice.

Le régime alimentaire des chevaux de troupe est trop borné pour que l'on puisse varier les aliments selon les températures ; cependant, en raison de l'état inflammatoire auquel le froid prédispose, et que concourt à augmenter la trop longue inaction dans laquelle on laisse les chevaux, il sera à propos de supprimer quelquefois l'avoine et d'y substituer des aliments farineux très-légèrement humectés, seulement assez pour leur donner un peu de cohésion. L'activité de la digestion indiquerait qu'un supplément de nourriture devient nécessaire ; mais, comme dans les temps froids les chevaux travaillent ordinairement moins que pendant la chaleur, ce repos rétablit l'équilibre sous ce rapport.

Le froid ne devra pas être un motif pour clore hermétiquement les écuries : la chaleur qui s'y développerait rendrait dangereuse, au lieu de salutaire qu'elle est, l'impression du froid extérieur quand il faudrait y exposer les chevaux. Il suffira de ménager les ouvertures de manière à y maintenir une température douce qui ne puisse pas faire souffrir les chevaux qui sont dans l'inaction, ni exciter chez eux les fonctions de la peau. Si l'on est dans l'impossibilité d'obtenir ce milieu tempéré, le froid y sera moins à craindre que la chaleur étouffante que l'on y remarque trop souvent, surtout pendant la nuit, où les gardes d'écurie ont soin de calfeutrer toutes les ouvertures, et qui, lorsqu'on les ouvre le matin, se décèle par l'énorme quantité de vapeur que vomissent les portes et les fenêtres. C'est alors que les chevaux que l'on sort pour le travail, pour l'abreuvoir et quelquefois pour le pansage éprouvent ces arrêts de transpiration dont les suites sont si funestes, dont les effets sont aggravés par l'air fétide respiré pendant la nuit, et d'où proviennent ces maladies mortelles qui ne sont dues qu'à des erreurs d'hygiène.

Sous l'influence éminemment excitante de la température froide, on voit se développer les maladies inflammatoires, suites de l'abondance d'un sang trop riche, et surtout celles qui résultent du passage brusque de la température plus élevée des écuries à celle qui règne au dehors. On observe principalement les phlegmasies pulmonaires dépendantes de la quantité de sang qui afflue au poumon, et de l'irritation que produit sur cet organe l'impression d'un air froid riche en oxygène.

La température froide, qui est très-convenable pour l'entretien de la santé chez les chevaux bien portants, lorsque d'ailleurs elle est modérée et que l'on ne commet aucune faute qui puisse la rendre nuisible, convient aussi aux jeunes chevaux d'un tempérament lymphatique; l'énergie qu'elle donne aux fonctions respiratoires et circulatoires produit chez eux une réaction favorable.

Elle n'est avantageuse dans aucune espèce de maladie, et peut souvent être funeste aux chevaux faibles, vieux et languissants, chez qui la puissance vitale n'est pas en proportion avec l'excitation qu'ils en reçoivent.

Pendant le froid, le besoin d'exercice se fait sentir, et les élans de gaieté auxquels se livrent alors les chevaux indiquent combien le mouvement leur est nécessaire. L'appétit pour les aliments solides est prononcé; la soif est presque nulle, la digestion se fait avec activité; les excréments sont compactes et rares; les urines remplacent par leur abondance les exhalations de la peau et de la muqueuse respiratoire; le poil s'allonge et devient plus terne et plus touffu; c'est surtout à la poitrine et sous le ventre, dans les parties où les viscères sont le moins garantis par l'épaisseur des muscles, que

l'on peut remarquer que la nature prodigue cet obstacle
à l'abord du froid ; et l'on peut considérer comme habitude nuisible celle de détruire ces longs poils pour
donner aux chevaux une apparence plus gracieuse.

B. *Vapeurs aqueuses.*

Jusqu'à présent l'air n'a été considéré que dans ses rapports avec le calorique, et, par conséquent, il était inutile d'ajouter qu'il ne contenait pas d'autres corps, ou du moins en assez grande quantité pour apporter une modification importante dans sa manière d'agir : c'était donc de l'air chaud et sec, ou de l'air froid et sec qu'il était question.

Mais, en frappant continuellement la surface de l'eau répandue sur la terre, l'air admet entre ses molécules les vapeurs que le calorique en dégage avec d'autant plus d'abondance que la température est plus élevée ; et plus aussi, dans ce dernier cas, l'air peut en admettre en raison de sa dilatation, surtout s'il est agité, et que, par conséquent, ses rapports avec les surfaces aqueuses soient plus étendus.

Il semblerait résulter de cela que l'air chaud est toujours humide, et que cette dernière propriété serait d'autant plus développée que la première le serait davantage. Mais, quelle que soit l'abondance des vapeurs aqueuses suspendues dans l'air, leur présence ne constitue l'air humide que lorsqu'elles sont telles que l'hygromètre de Saussure marque au delà de 40°, ou qu'elles sont visibles ; de manière que l'air peut être chaud et sec, comme il peut être froid et humide.

Les vapeurs aqueuses étant moins denses et plus légères que l'air, l'effet de leur mélange ou de leur suspension dans ce fluide est de le faire participer à leurs qualités ; mais bien rarement, dans les conditions où se trouvent ordinairement les chevaux de troupe, à un point assez élevé pour que l'augmentation ou la diminution de pesanteur et de densité ait une influence, autre que celle dont il sera parlé, sur des animaux qui se meuvent sous une colonne d'air dont le poids peut être évalué, terme moyen, à environ 150 kilogrammes, et qui soit sensiblement différente de celle qui a été indiquée en parlant de la dilatation de l'air par la présence du calorique.

Il ne reste donc à examiner que l'influence absolue des vapeurs aqueuses.

1. *Air chaud et humide.* Cette température, trop souvent factice, est celle qui règne dans la plupart des écuries de cavalerie.

En quelque circonstance qu'elle se rencontre, elle est la plus débilitante de toutes. L'air, devenu plus léger par la combinaison de la chaleur et des vapeurs aqueuses, n'exerce plus suffisamment sur le corps la pression nécessaire pour contre-balancer convenablement l'expansion à laquelle tendent les fluides intérieurs

sous l'influence des 32° + 0 de la chaleur animale ;
saturé d'humidité, il ne s'empare pas de celle qu'une
transpiration copieuse amène à la surface gonflée du
corps et qui s'y change en sueur abondante ; proportionnellement dépourvu d'une partie de son oxygène,
il ne communique au sang, avec lequel il se met en contact, pendant une respiration lente et pénible, que des
éléments aqueux, peu réparateurs, nullement stimu-
lants, qui produisent la lenteur et la faiblesse de la circulation.

De là résultent l'atonie des organes, la mollesse de
leurs fonctions et une débilité générale. La lenteur de
la digestion amène la perte de l'appétit ; le peu d'énergie de l'absorption intestinale fait que les excréments
sont peu consistants ; la grande quantité de vapeurs
aqueuses absorbées par la respiration annihile la soif ;
l'exercice devient pénible et la fatigue le suit promptement.

Sous l'influence de cette température, on voit naître
les hydropisies de toute nature. C'est à cette disposition
maladive qu'il faut attribuer l'espèce d'embonpoint qui
se développe chez certains chevaux et qui n'est autre
qu'une hydropisie du tissu adipeux, lequel partage
l'atonie qui frappe tous les organes et jouit moins qu'eux
de la puissance de réaction.

En raison de l'abondance de la transpiration et du

peu de réaction que peuvent opposer des organes affaiblis, on doit craindre qu'une cause qui serait légère en toute autre circonstance n'amène ici la suppression brusque de cette fonction ; mais il n'en résultera pas les inflammations franches qui la suivent ordinairement, on verra plutôt se déclarer des inflammations chroniques, lentes, souvent inaperçues, qui se terminent en hydrothorax, en phthisie pulmonaire, et surtout en morve et en farcin.

La rapidité avec laquelle les corps morts, les matières organiques privées de la vie se décomposent sous cette température ; la facilité avec laquelle leurs éléments se meuvent dans cette atmosphère ténue ; la disposition qu'ont les pores de la peau à s'en laisser pénétrer, sont autant de causes qui favorisent la contagion et viennent aggraver sa funeste influence.

Les chevaux qui éprouvent les effets de cette température de la manière la plus active sont ceux du tempérament lymphatique généralement ; ceux qui sont fournis par les dépôts de remonte de la Normandie ; qui viennent de cantons dont les pâturages sont bas, humides, marécageux, des départements du Nord ; ceux qui, en certaines circonstances, proviennent des provinces transrhénanes : ensuite, ceux qui, quelle que soit leur origine, sont faibles, mous, maladifs, empâtés, lourds, impropres au service ou à l'arme. Les chevaux du Midi, à tempérament sec, nerveux, sanguin, en seront moins promptement affectés, mais finiront par succomber à la durée de sa puissante et destructive influence.

La faiblesse musculaire qui, pendant la température chaude et humide, accompagne le ralentissement des fonctions viscérales, indique que tout travail pénible doit être interrompu pendant la durée de cette température, sous peine de voir se déclarer les maladies provenant des efforts extraordinaires que nécessitent les mouvements rapides et prolongés, et de l'abattement qui suit ces efforts. Il faudra se borner à des promenades au pas.

Cependant, dans le cas où, comme cela ne se rencontre que trop fréquemment, cette température serait locale et circonscrite dans les écuries, il faudrait chercher à augmenter l'énergie des organes par un exercice soutenu et modéré, et par l'exposition la plus prolongée possible à un air pur et bienfaisant.

Le régime alimentaire des chevaux de troupe offre trop peu de ressources pour que l'on puisse compter d'une manière certaine sur son efficacité lorsqu'il faut l'employer comme remède hygiénique ; mais on évitera, pendant tout le temps que les chevaux resteront exposés à la température chaude et humide, toute espèce d'aliments débilitants. S'il est possible de faire un choix, on donnera alors les meilleures denrées ; et, dans le cas où cette température se prolongerait, on demanderait une substitution qui aurait pour but d'augmenter la quantité d'avoine au détriment des aliments fibreux moins savoureux, moins appétissants et moins nutritifs, à moins que l'on ne pût, comme cela se pratique dans quelques garnisons, remplacer ces derniers, en tout ou en partie, par des fourrages de prairies artificielles.

L'emploi du sel de cuisine, à la dose de 60 grammes par cheval par jour, soit mélangé avec l'avoine, soit dissous dans de l'eau avec laquelle on aspergerait le foin et la paille, est un excellent moyen pour réveiller l'appétit et exciter convenablement l'action des organes digestifs.

Le pansement de la main sera fait avec encore plus d'exactitude et aura une durée encore plus longue que de coutume, afin de porter à la peau l'excitation qui lui devient nécessaire et de la débarrasser de l'humidité qui affaiblit ses fonctions. C'est surtout lorsqu'on attache les chevaux hors des écuries pour les soustraire à la température chaude et humide qui y règne, qu'il convient de les bouchonner fortement, autant pour enlever de dessus leur peau la vapeur impure qui s'y est condensée, que pour éviter les dangers d'un refroidissement subit. L'oubli de cette précaution empêche souvent d'atteindre le but que l'on s'était proposé en sortant les chevaux que l'on soumet alors à une autre cause grave de maladie.

2. *Air froid et humide.* Dans quelques circonstances, l'air chaud et humide peut avoir une influence avanta-geuse; mais il faut qu'il soit dans toute sa pureté et qu'il ne s'y rencontre, sauf les éléments constituants de l'air, que le calorique et les vapeurs aqueuses. Son action débilitante peut agir favorablement sur certains tempéraments et surtout sur certaines maladies inflammatoires ; c'est elle que l'on appelle à son aide, en thérapeutique, dans l'administration des fumigations émollientes : mais l'air froid et humide est toujours nuisible.

L'impression du froid, plus vive par rapport à l'addition de l'humidité qui s'applique plus exactement sur le corps et s'empare avidement du calorique, fait resserrer la peau, détermine l'afflux du sang à l'intérieur, empêche la perspiration de l'enveloppe cutanée, et cependant produit une action débilitante en raison des vapeurs aqueuses mêlées dans l'air. Ces vapeurs, mises en contact avec le sang dans l'acte de la respiration, et empêchant par leur présence l'introduction d'une quantité suffisante d'oxygène, altèrent la qualité du liquide nourricier, amènent, comme dans la température précédente, de la langueur dans l'action des viscères et de la faiblesse dans le jeu des organes locomoteurs.

Les chevaux exposés pendant quelque temps à cette température annoncent dans toute leur habitude com-

bien son influence est fâcheuse et pénible pour eux
Leur poil est terne et piqué, ou hérissé et humide; ils
portent la tête basse et rapprochent leurs extrémités, se
contractant, pour ainsi dire, afin d'échapper à la sensation douloureuse qu'ils éprouvent. Quand on veut les
mettre en mouvement, ils témoignent leur répugnance
pour le changement de position en tendant l'encolure,
en allongeant la tête avant de faire mouvoir leurs membres; et, quand ils se décident, leur démarche est lente
et mal assurée : si on les monte, ils sont peu sensibles
aux aides et obéissent mal à leur cavalier.

La même indolence se fait remarquer dans les fonctions de la nutrition : l'état de gêne et de malaise, le
défaut de l'excitation habituellement produite par un air
convenable, empêchent l'appétit de se développer. Les
chevaux arrachent d'un air nonchalant quelques brins
de leur râtelier et les mâchent avec lenteur. Ces aliments, mal élaborés dans le conduit digestif, qui participe à l'état général de langueur, se reconnaissent dans
les excréments : ceux-ci sont peu consistants; les urines
sont abondantes, en comparaison de la petite quantité
de boisson que prennent les chevaux, et sont évidem-
ment fournies par les vapeurs atmosphériques absorbées
à chaque inspiration : les battements du cœur sont faibles et irréguliers; la respiration est accélérée.

Toutes les maladies chroniques naissent sous l'in-

fluence d'une pareille température : la morve, le farcin,
les engorgements lymphatiques, les hydropisies, sont
le résultat de sa durée un peu prolongée. En raison de
la lenteur de la circulation , de la fréquence des actes
de la respiration et de l'impression du froid, on voit
aussi se développer quelques affections inflammatoires
de la muqueuse respiratoire ou des plèvres ; mais elles
passent promptement à l'état chronique, et ne sont le
plus souvent que les préludes de la morve, de la phthisie
pulmonaire et de l'hydropisie de poitrine.

Il est aisé de comprendre qu'une pareille température,
avec ses effets si éminemment débilitants, doit être
funeste, en général, à tous les chevaux , mais surtout à
ceux que quelques circonstances rendent plus aptes à
en subir l'influence. Ainsi elle exercera d'abord ses ravages sur les chevaux chez lesquels prédomine le tempérament lymphatique, soit qu'ils le tiennent de leur
constitution native, soit qu'il dépende du jeune âge et
d'un développement inachevé ; sur ceux dont des maladies graves et répétées ou un âge avancé et de longues
fatigues auront affaibli l'organisation ; sur ceux qui,
par leur conformation vicieuse, générale ou partielle,
éprouvent un long martyre du service militaire; puis
elle frappera tous les autres successivement, selon que
la vigueur de leur constitution, leur aptitude au service
et les soins particuliers dont ils seront l'objet de la part

des cavaliers affectueux et intelligents, les feront échapper à son action ou s'y habituer graduellement.

Mais, à moins d'habiter des contrées où cette température règne pendant une grande partie de l'année, on la voit rarement durer assez longtemps pour que les chevaux éprouvent dans leur organisation les changements qui constituent l'habitude. Aussi, chaque fois qu'elle se présente, elle produit l'effet d'un agent nouveau, inusité ; elle fait de nouvelles victimes et laisse, à un certain nombre de chevaux qui n'y succombent pas, des traces de son passage et une prédisposition à la ressentir plus fortement à sa prochaine apparition.

Tous les excitants que comporte le régime des chevaux de troupe doivent être mis en usage pour s'opposer aux fâcheux effets de cette température. Au moyen de longs et vigoureux pansages, on attaquera son influence sur la peau. L'action délétère qu'elle exerce sur la circulation et sur la respiration sera diminuée par un exercice modéré et soutenu, pendant lequel les chevaux auront leurs couvertures. On disposera les chevaux à cet exercice en provoquant leur appétit par la plus grande augmentation possible de l'avoine et en faisant usage du sel de cuisine dans les aliments. Il est très-important de faire suivre chacun de ces exercices d'un fort *bouchonnement*, afin de sécher exactement la peau et d'y activer la circulation.

On évitera de répandre de l'eau dans les écuries, et l'on tiendra la litière dehors, aussi longtemps qu'on ne courra pas le risque de la voir détériorée par la pluie. Il sera à propos de laisser couverts les chevaux qui se trouvent auprès des portes et des fenêtres.

C. Des gaz et des vapeurs autres que celles de l'eau.

L'air pur, d'après ce qui a été dit, est formé d'un mélange de 21 parties de gaz oxygène et de 79 parties de gaz azote, mélange ou combinaison où se rencontre presque toujours une petite quantité de gaz acide carbonique et où s'ajoute un plus ou moins grand volume de vapeurs aqueuses.

Pour que, sous le rapport de sa composition intime, l'air ne pût jamais avoir une fâcheuse influence sur la santé des chevaux, il faudrait qu'il se maintînt toujours dans ces proportions ou qu'il s'en écartât très-peu. Mais, en raison de diverses circonstances, non-seulement les proportions de ces principes constituants de l'air peuvent être changées, mais encore ce fluide peut contenir d'autres gaz ou des vapeurs de diverses natures, qui, outre qu'elles altèrent ses propriétés, diminuent relativement le volume d'air absorbé à chaque inspiration et rendent pernicieuse son influence sur les chevaux qui y sont exposés.

On peut rapporter à trois causes les altérations de ce genre qui rendent l'air nuisible :

1° Diminution notable du gaz oxygène et augmentation proportionnelle du gaz azote (la grande augmentation du gaz oxygène serait également funeste, mais elle n'a jamais lieu que par des moyens artificiels);

2° Mélange de gaz étrangers à la formation de l'air;

3° Suspension dans l'air de vapeurs délétères.

1. *Altération de l'air, dépendante du changement de rapports entre les éléments qui le constituent dans son état de pureté.* Chaque inspiration fait pénétrer dans les poumons d'un cheval adulte de taille moyenne, en repos, bien portant et sous l'influence d'une température moyenne, soit trois décimètres cubes d'air qui, à l'expiration, a perdu environ un vingtième de son volume et dans lequel le gaz acide carbonique et la vapeur pulmonaire ont remplacé le gaz oxygène pour un tiers à peu près.

Le cheval, dans les conditions ci-dessus indiquées, faisant dix inspirations par minute, en fera six cents par heure, et quatorze mille quatre cents par jour., Il fait donc pénétrer dans ses poumons 43,200 décimètres cubes d'air qui, pour pouvoir être dit air pur, aurait dû contenir environ 7,240 décimètres cubes de gaz oxygène également réparti, de manière à ce que chaque inspiration en fît pénétrer dans les poumons à peu près le cinquième du volume de l'air inspiré.

Cela se passe ainsi sans doute pour les chevaux qui

vivent à l'air libre, et à peu de chose près pour ceux qui habitent des écuries bien aérées ; mais non pas pour ceux qui sont renfermés dans des endroits où l'air se renouvelle difficilement, et où, par conséquent, celui qui a déjà été respiré doit encore pénétrer dans les poumons avant que le mouvement atmosphérique ait dispersé les parties hétérogènes et rétabli l'équilibre entre les parties constituantes.

Cependant, comme il n'est pas absolument indispensable, pour qu'un cheval vive (et l'on en a beaucoup d'exemples), que l'air qu'il respire contienne toujours vingt et un centièmes d'oxygène ; comme la proportion décroissante de cet élément peut même aller jusqu'à sept centièmes avant qu'il ne puisse plus entretenir la vie, il suffira d'un cube de 10 mètres d'air pur pour fournir à la respiration d'un cheval pendant vingt-quatre heures, cette quantité d'air étant supposée renfermée dans un lieu où elle ne pourrait se renouveler.

Mais ce n'est jamais qu'au détriment de la richesse du sang en principes réparateurs, et conséquemment de l'énergie des organes, de leur force de réaction contre les agents maladifs, que les chevaux sont soumis à vivre dans un air dont la quantité de gaz oxygène va ainsi en décroissant, et qui s'altère par l'addition d'autres corps gazeux ou vaporeux.

C'est au moyen de l'instrument nommé *eudiomètre*

que l'on s'assure de la quantité de gaz oxygène que contient l'air.)

Gaz azote. Ce qui rend surtout cet air impropre à une respiration fertile en bons résultats sanitaires, c'est que le gaz azote ne diminue nullement, et que, ne pouvant remplir le but de la respiration, son abondance proportionnelle dans un air qui ne se renouvelle pas du dehors est cause que le sang veineux ne se transforme pas en sang artériel ; d'où il résulte un affaiblissement gradué, et, si cette diminution de l'oxygène continue, la suffocation, l'asphyxie et la mort.

L'action du gaz azote est ainsi purement négative.

Mais quelle que soit la fâcheuse influence de la diminution du principe vivifiant de l'air et de l'augmentation proportionnelle et progressive de l'azote, ce n'est pas à elle qu'il faut attribuer les effets funestes d'un air vicié, à moins qu'il n'en résulte promptement la mort par suffocation. Une cause plus active d'altération de la santé se rencontre avec celle-ci dans les occasions fréquentes qu'ont les chevaux de troupe, de respirer un air impur par le mélange des vapeurs animales et végétales facilement putrescibles, et des gaz de diverses natures que cette putréfaction fait naître.

Le seul moyen qui existe pour soustraire les chevaux aux fâcheux effets de cette altération de l'air consiste à aérer convenablement leurs écuries, seuls endroits où ils soient exposés à les ressentir.

Les grandes améliorations apportées dans ces habitations depuis quelque temps rendent l'emploi de ce moyen plus facile qu'autrefois. Il ne s'agit donc que de tenir judicieusement ouvertes les portes et les fenêtres qu'on y a multipliées, et de donner ainsi accès à l'air extérieur, tout en favorisant la sortie de l'air altéré par la respiration, et dont la chaleur qu'il a acquise facilite l'expansion au dehors.

Si quelques parties des écuries n'avaient pu être aérées, ce seraient les dernières qu'il faudrait faire occuper. Dans le cas où il serait indispensable d'y placer des chevaux, on évitera le plus possible d'y laisser de la litière pendant le jour ; on emploiera plusieurs fois, dans le cours de la journée, les gardes d'écurie à en renouveler l'air, en y agitant fortement des sacs ou des couvertures à cheval, et on y entretiendra, plus qu'ailleurs encore, la plus minutieuse propreté, malgré la difficulté qu'apportera à ce soin l'obscurité qui s'y rencontre ; enfin l'emploi des fumigations et des arrosements chlorurés aura, à défaut d'autres moyens reconnus inefficaces, un résultat certain pour purifier l'air des écuries ou des parties d'écuries non convenablement aérées.

2. *Mélange de gaz étrangers à la composition de l'air.* L'air admet tous les gaz que les diverses industries de l'homme, les émanations des différents sols et toutes les opérations de la chimie naturelle peuvent produire. Il ne sera question ici que de ceux qui se développent autour des chevaux de guerre.

Outre l'action nuisible, positive de la plupart, ils en ont tous une négative qui est leur substitution à une portion de l'oxygène.

a. Gaz acide carbonique. L'action du gaz acide carbonique, qui remplace une partie du gaz oxygène dans l'air expiré, est pareille à celle du gaz azote ; également impropre à l'entretien de la vie, c'est par sa présence seule, au détriment de l'oxygène, qu'il altère la santé, sans qu'il ait sur les organes une influence délétère positive.

Pesant à peu près une fois et demie comme l'air atmosphérique, et près du double plus que l'azote, il occupe la partie la plus basse des écuries, où sa densité relative le retient.

b. Gaz ammoniacal. Ce gaz, qui se dégage principalement des excréments des chevaux, est plus léger que l'air à peu près de moitié ; il irrite les membranes muqueuses avec lesquelles il se met en contact, ce qui arrive surtout à celle des voies aériennes. Son abondance dans l'air, proportionnée à la facilité avec laquelle le sol s'imprègne des urines, et au séjour que ce liquide excrémentitiel fait dans les interstices des pavés, détermine toutes les maladies qui reconnaissent pour cause l'application prolongée de substances irritantes.

c. Gaz hydrogène sulfuré. Dans beaucoup de quartiers de cavalerie, les latrines se trouvent assez rapprochées des écuries pour que le gaz hydrogène sulfuré qui s'en dégage, surtout quand on les nettoie, vienne infecter l'air que respirent les chevaux.

Il est peu d'exemples, sans doute, qu'il ait été en assez grande quantité pour déterminer la mort, mais il est certain que ce n'est pas impunément pour la santé que ce gaz meurtrier est introduit dans l'économie animale, en telle petite quantité que ce puisse être.

Pour faire échapper les chevaux à l'influence funeste de ces gaz mélangés à l'air, l'*aérement* suffit lorsqu'ils se développent dans les écuries, comme c'est le cas le plus fréquent. On a recours à l'emploi du chlore en fumigations ou en lavage, lorsque le premier moyen ne

peut être convenablement appliqué, ou qu'il est insuffi-
sant, ou encore lorsque les gaz nuisibles pénètrent du
dehors.

3. *Vapeurs animales et végétales putrescibles.* Outre
que l'air expiré a perdu une certaine quantité de son
oxygène, qui a été remplacée par du gaz acide carbonique, il contient une grande quantité de vapeur pulmonaire qui non-seulement contribue à rendre l'air humide et tient la place de ses éléments constitutifs, mais
qui encore lui imprime une odeur particulière provenant de la matière animale qu'elle renferme. Cette matière animale est d'autant plus putrescible qu'elle se
trouve dans des conditions favorables pour subir cette
altération, et elle donne alors à l'air avec lequel elle
est mélangée des propriétés délétères extrêmement actives.

Il en est de même de celles de nature à peu près semblable qui s'exhalent de la litière et des excréments.

Les émanations du corps, produit de la transpiration
insensible, contribuent aussi à vicier l'air auquel elles
se mêlent. C'est surtout quand elles s'échappent de chevaux malades ou des exutoires qui leur ont été placés,
de plaies en suppuration ou des produits des affections
catarrhales, qu'elles ont une action plus dangereuse et
que fait soupçonner l'odeur plus ou moins infecte qui

les accompagne. Ces miasmes ont la funeste propriété de faire développer des maladies semblables à celles des animaux desquels ils s'échappent lorsqu'elles ont un caractère contagieux. Dans d'autres cas, les affections auxquelles ils donnent naissance ont souvent un caractère de putridité.

Dans le voisinage des eaux stagnantes, des marais, des marécages, permanents ou résultant d'inondations, des courants d'eau peu rapides et peu profonds, des égouts et autres réceptacles de matières animales et végétales en décomposition, et surtout en été, lorsque l'ardeur du soleil favorise l'évaporation, l'air est infecté par les effluves qui s'en échappent.

C'est souvent à cette cause que sont dues les maladies épizootiques ou enzootiques dont les ravages sont d'autant plus grands que l'on tarde à reconnaître ce qui les occasionne, et qu'il est plus difficile de soustraire les chevaux aux influences sous lesquelles elles se développent.

Lorsque les émanations putrescibles ou putrides proviennent des chevaux et se développent dans les écuries, il est, le plus ordinairement, très-facile d'éviter leur funeste influence. L'aérement, soit au moyen des portes et des fenêtres, soit par l'agitation fréquente de l'air, le lavage des écuries, l'emploi du chlore, le soin de sortir les chevaux tant que la température extérieure ne s'y oppose pas, l'isolement de ceux qui, par suite de maladies, d'exutoires ou de blessures, deviennent des foyers de contagion ou d'infection, préservent de toute suite fâcheuse.

Mais il est plus difficile de se soustraire à cette grande cause de maladies lorsque ces vapeurs miasmatiques, dépendantes des localités, vicient l'air qui pénètre dans les écuries et exercent leur influence aussi bien au dehors qu'en dedans. Souvent alors les soins de propreté, le régime fortifiant, les bains de rivière, un exercice convenable, qui, sans aller jusqu'à la fatigue, donne de l'activité à toutes les fonctions; les fumigations chlorurées, ne suffisent pas toujours pour faire échapper les chevaux aux dangers de cette infection de l'air, et il devient nécessaire d'abandonner la localité dans laquelle ils se présentent.

Observations générales. Les influences attribuées, dans les chapitres précédents, aux différentes propriétés que l'air peut acquérir, varient selon l'intensité de leur développement, selon la durée du temps pendant lequel elles exercent leur action, et, dans ces deux cas encore, selon les dispositions natives ou acquises, constantes ou accidentelles, des chevaux qui y sont exposés.

Ainsi l'air, modifié par l'une ou plusieurs des causes ci-dessus signalées, peut l'être d'une manière fort lé-

gère, tant sous le rapport de la qualité que sous celui
de la durée, et dès lors ne faire aucune impression nuisible sur les organes ; à moins , de la part de ceux-ci ,
d'une prédisposition qui les rende sensibles à l'action
des plus petites causes d'altération. Ces modifications
légères sont, au contraire , avantageuses en général , en
ce qu'elles rompent l'uniformité de la température et de
la qualité de l'air auxquelles elles succèdent , et s'opposent ainsi aux effets trop marqués, et pouvant devenir
nuisibles , de la condition atmosphérique même la plus
favorable trop prolongée.

Mais si les changements survenus dans l'air amènent
une grande différence dans l'état thermométrique et hygrométrique, et que cet état de choses soit d'une certaine
durée , leurs effets seront fortement marqués , et l'on
pourra , selon leur nature , observer les phénomènes
indiqués dans les précédents articles. Cette influence
prolongée, finissant par déterminer l'habitude chez les
chevaux pour lesquels elle ne sera pas fatale , modifiera
leur organisation , changera leur tempérament, et de-
viendra ainsi cause d'un nouveau et pénible travail à la
prochaine modification importante.

La gradation ou la brusquerie avec laquelle se font
les changements de température et de composition de
l'air est encore à considérer. Faits d'une manière lente,
ils peuvent devenir très-différents de ce qu'ils étaient au

point de départ, avant que la santé des chevaux s'en ressente ; amenés sans transition , ils exercent leur influence avec toute son intensité, souvent funeste, lors même qu'ils ont lieu dans un sens réputé favorable. Ces effets de la lenteur ou de la rapidité des changements de condition atmosphérique peuvent se remarquer tous les jours dans des circonstances particulières qui amènent des résultats pareils à ceux produits par les changements généraux : c'est ainsi que des chevaux habitués à un air pur éprouveront, plus ou moins promptement , selon leur force de constitution , la funeste influence de l'atmosphère épaisse et fétide des écuries dans lesquelles on les renferme brusquement, et que de graves maladies frapperont ceux qui, ayant fort chaud, seront exposés à un courant d'air froid ; tandis qu'on évitera la plus grande partie des chances défavorables en mettant de la gradation dans ces changements.

On voit quelquefois la température offrir des conditions fort différentes en peu de temps; on dit alors qu'elle est inconstante. Ces variations atmosphériques, qui se rencontrent souvent dans la même journée, ne peuvent pas manquer de se faire rapidement et d'être ainsi funestes aux chevaux ; elles sont considérées comme une des principales causes de maladies par rapport à la difficulté que leur brusquerie apporte dans les soins à donner pour empêcher leurs effets.

Contre un pareil état de choses, on ne peut donner d'autre règle que de ne pas s'en laisser imposer par la douceur de la température pendant qu'elle affecte ce caractère, et de traiter les chevaux comme s'ils étaient toujours sous l'influence de la condition la plus défavorable de celles qui se présentent ainsi successivement.

Quelles que soient la fixité de la température et la régularité de sa durée, il est une circonstance qui ne peut manquer d'y apporter une modification, quelquefois très-considérable ; c'est l'alternative de jour et de nuit qui partage plus ou moins inégalement, selon les saisons, la révolution diurne de notre globe. Depuis le moment où le soleil disparaît de l'horizon, jusqu'à celui où il y remonte, la température est nécessairement plus basse, les vapeurs aqueuses et autres, privées d'une grande partie du calorique sous l'influence duquel elles gagnaient les régions supérieures, restent stagnantes. De là les brouillards, les rosées abondantes, et, quand il fait plus froid, les gelées blanches, qui ne sont que la rosée condensée. L'absence de la lumière convie les chevaux au repos et au sommeil que ne troublent plus les insectes parasites que fait naître la chaleur.

Quelles que soient les conditions d'intensité, de durée ou de rapidité des différents états de l'air, leur action sera souvent nulle chez les chevaux jeunes, vigoureux, bien portants, soumis à un service auquel leur force, leur taille, leur volume, les rendent propres, dont la nourriture est suffisante et de bonne qualité, dont les habitations sont ordinairement saines et qui reçoivent tous les soins nécessaires ; tandis qu'elle sera toujours nuisible à ceux qui se trouveront dans des circonstances différentes ; et qu'elle finira par déterminer plus ou moins rapidement la perte de ceux dont l'âge trop peu avancé n'a pas amené le développement complet ; chez qui la vieillesse a produit l'usure ou la fatigue des organes : ou qui, quel que soit leur âge, sont d'une constitution délicate, molle, maladive ; qui sont trop faibles pour l'arme, trop lourds pour le genre de service ; qui sont nourris d'aliments avariés ou en quantité insuffisante ; et, ce qui arrive trop fréquemment, qui habitent des écuries malsaines.

Il est à présumer que l'air peut éprouver quelques altérations qui échappent à l'analyse chimique, dont les causes aussi bien que la nature sont inconnues, et auxquelles on attribuerait la production de certaines maladies épizootiques que l'absence de toute autre cause ne peut faire dépendre que de son influence, quoique dans ces cas, rares à la vérité, ce fluide n'offre pas de conditions physiques, du moins appréciables, différentes de celles qu'il présente dans d'autres circonstances où son action n'a rien de particulier. C'est du moins une

des opinions émises lors du règne du choléra de 1832,
pendant lequel aucun moyen désinfectant n'avait un
effet bien certain.

L'analyse la plus exacte de l'air n'y fait pas toujours
rencontrer non plus la présence des miasmes virulents
par lesquels se transmettent souvent certaines maladies
contagieuses ; le passage de ces émanations morbides
ne laisse non plus aucune trace sur les sens ; et pourtant leur existence est incontestable ; elle se décèle par
ses effets, et l'on peut leur assigner un point de départ.
Mais, dans ce cas, on peut presque toujours mettre les
chevaux à l'abri du fléau, en employant les moyens pré-
servateurs indiqués au troisième paragraphe de cet
article.

D. Des fluides impondérables contenus dans l'air, ou auxquels l'air sert de véhicule ou de conducteur.

1. *Du calorique.* Le calorique fait partie des agents de cette catégorie; il ne sera rien ajouté à ce qui en a déjà été dit sous le rapport de son influence hygiénique, ses autres effets, son histoire et ses nombreuses propriétés appartenant à la physique, et, dans quelques circonstances, à la pathologie.

2. *De la lumière.* La lumière est un fluide impondérable, très-subtil, au moyen duquel on voit jusqu'à une certaine distance les objets qui en sont frappés. Elle provient naturellement du soleil, et c'est seulement comme émanant de cette source qu'il en sera parlé ici : celle que l'on produit artificiellement par l'incandescence et par la combustion avec flamme de certains corps n'ayant aucune influence favorable sur la santé des chevaux, et contribuant à altérer l'air en détruisant une partie de son oxygène, ne peut nullement entrer en comparaison avec la lumière naturelle.

La lumière ne se mêle pas à l'air dans l'acte de la respiration; mais son action est indispensable à la vie, qui cesse là où la lumière ne pénètre pas, et qui est d'autant moins active que ce fluide est moins abondant.

Les chevaux de troupe sont assez fréquemment exposés à la privation de son influence bienfaisante par leur
séjour prolongé dans des écuries obscures, et cette
cause vient ajouter à la puissance des autres agents
morbifiques, en aidant à amener l'atonie des organes.
C'est surtout aux yeux que l'on peut remarquer les effets de la faiblesse qui résulte de sa trop longue privation ; lorsque ensuite on expose les chevaux à son action,
ce fluide agit douloureusement sur des organes dont la
seule destination est de le percevoir, et auxquels on a
fait perdre l'habitude de son impression. L'affaiblissement gradué et la perte de la vue sont la suite des alternatives répétées d'obscurité prolongée et d'exposition
à la lumière. Pour être moins sensibles sur les autres
parties du corps, les résultats fâcheux de l'absence de
la lumière n'en sont pas moins très-réels, et sont probablement, sur les chevaux, analogues à ceux que l'on
peut remarquer sur les plantes, longtemps conservées
dans l'obscurité.

La manière dont la lumière aborde dans les écuries,
par rapport à la position qu'y occupent les chevaux,
n'est pas indifférente pour la conservation et la perfection de leur vue. La disposition la plus convenable, à
tous les égards, est quand le jour frappe la croupe des
chevaux, ce qui ne peut avoir lieu que dans les écuries
à un rang. L'action permanente, sur les yeux, de la lu

mière provenant de fenêtres placées au-dessus de la tête des chevaux, surtout quand elles sont percées au midi, fatigue et altère la vue ; d'où il résulte qu'au dehors les corps environnants étant de continuels objets de surprise et ne se présentant pas sous leur forme distincte, les chevaux deviennent peureux ou ombrageux.

Il faudrait, dans ce cas, pouvoir placer aux fenêtres des volets ou des espèces de rideaux qui, sans empêcher l'introduction de l'air, s'opposeraient à l'abord trop vif de la lumière.

L'influence bienfaisante et vivifiante de la lumière, ainsi que ses effets, sont très-remarquables chez les chevaux des différentes races. Tandis qu'au nord, où la lumière est moins intense, les chevaux ont des formes arrondies, empâtées, des mouvements lents ; que leur robe est fréquemment de couleur claire ou offre de grandes taches blanches, que leurs muqueuses apparentes sont d'un rose tendre, fort humides et légèrement boursouflées, on trouve chez les chevaux du Midi des formes sèches et saillantes, une grande sensibilité qui rend les mouvements vifs ; leur poil est presque toujours d'une teinte obscure, forte de ton, offrant rarement des marques blanches ; la conjonctive et la pituitaire reflètent un rose vif dont l'humidité paraît tenir plutôt à un enduit transparent qu'à une substance aqueuse.

Si une portion de ces différences, et de plusieurs autres omises ici, doit être attribuée à l'influence de la chaleur solaire, celle de la lumière qui l'accompagne ne peut être mise en doute, et ces effets sont produits, non-seulement par son action sur les chevaux eux-mêmes, mais encore par celle qu'elle exerce sur les végétaux dont ils se nourrissent, et qui, suivant son degré d'intensité, acquièrent des propriétés bien différentes.

Si une privation plus ou moins complète de la lumière a des inconvénients presque toujours certains dans l'état de santé, l'excès contraire peut en occasionner aussi de graves. La trop grande quantité de lumière, surtout lorsqu'elle est réfléchie par des corps blancs ou de couleur éclatante qui la renvoient en abondance, et lorsque les chevaux y sont longtemps exposés, produit des ophthalmies, peut occasionner la paralysie de la rétine et déterminer des congestions cérébrales.

La manière dont les corps sont quelquefois éclairés, la forme de ces corps, que la lumière seule rend distincte, sont souvent, pour les chevaux de troupe, un sujet de frayeur. On les voit, selon leur éducation et leur sensibilité, fuir ou refuser d'approcher des étendards qui flottent, des armes qui resplendissent au soleil, avoir en aversion certaines couleurs, certaines formes, etc. On a vu des chevaux refuser d'avancer dans les chemins où des flaques d'eau reflétaient la lumière

et la forme de la lune , où se trouvaient des ânes , des
voitures , etc. Mais la lueur éclatante que jettent les in-
cendies pendant la nuit est celle qui occasionne le plus
de frayeur aux chevaux, puisqu'ils se laissent brûler dans
leurs écuries incendiées , plutôt que de fuir même lorsqu'on les y excite. On n'a d'autre moyen alors, pour les
soustraire à la mort, que de leur envelopper la tête pour
anéantir momentanément chez eux la vue et l'ouïe.

Sous ces derniers rapports, la lumière peut être une
cause, sinon de maladies, du moins d'accidents graves
tant pour les cavaliers que pour les chevaux, accidents
dont on se mettra à l'abri par l'éducation.

C'est avec la plus grande douceur et la plus grande
persistance, et en employant les moyens les plus variés,
qu'il faut graduellement faire approcher les chevaux des
objets de leur frayeur , jusqu'à ce qu'ils aient compris
qu'ils ne peuvent leur produire aucun mal, ce qui est la
seule chose qui leur en fasse redouter le voisinage, témoin la crainte ou la haine que plusieurs manifestent à
l'approche de maréchaux ferrants brutaux , de vétéri-
naires, auteurs de quelques souffrances par suite d'opérations, etc.; et, quand on y est parvenu, les flatter du geste
et de la voix, et leur donner, au besoin, un morceau de
pain, de sucre, ou un peu d'avoine. Il est important de
revenir souvent sur les mêmes moyens pour que les chevaux arrivent à une indifférence absolue sur ces effets

de la lumière, ce que l'on ne peut obtenir sûrement qu'autant que les yeux sont bons, et que l'altération de la vue, dénaturant les objets environnants, ne soit pas le motif qui rende les chevaux ombrageux.

L'absence de la lumière favorise le sommeil et le repos en amenant un engourdissement général qui est un indice de l'action débilitante de l'obscurité quand elle est continuelle. Cet engourdissement s'étend jusque sur les mouches et autres insectes qui tourmentent les chevaux au grand jour, et qui cessent leurs attaques dans un endroit sombre ; il est encore un auxiliaire efficace dans le traitement d'affections très-aiguës.

3. *Du fluide électrique. Galvanisme.* Cet agent puissant, dont, sous le nom d'électricité, on ne connaît que les effets, est répandu à la surface de tous les corps de la nature, mais ne manifeste sa présence que dans certaines circonstances. Son étude appartient à la physique, et, de ses propriétés nombreuses et variées, on dira seulement ici : que l'on reconnaît un fluide électrique vitré et un fluide électrique résineux réunis à la fois sur tous les corps à l'état de combinaison et de neutralisation parfaites ; que l'on peut détruire cette combinaison et isoler les deux fluides par le frottement, le contact et la chaleur ; que les métaux, les liquides aqueux, les animaux et la plupart de leurs produits ne le conservent pas ou

en sont bons conducteurs ; tandis que les résines, le verre, les huiles, l'air sec, en sont mauvais conducteurs, c'est-à-dire l'admettent en grande quantité et le conservent ; que les fluides de même nom, dans différents corps, se repoussent, et que ceux de nom différent s'attirent ; enfin que la rapidité avec laquelle ce fluide se meut est incommensurable.

En raison de la faculté dont les animaux sont généralement doués d'être bons conducteurs de l'électricité, surtout dans l'état de santé, le fluide électrique doit avoir peu d'influence sur les chevaux de troupe, à moins que l'on ne regarde comme son résultat l'abattement que plusieurs éprouvent par un temps chaud et sec, circonstance dans laquelle l'air est mauvais conducteur du fluide électrique, et une partie de l'émotion que leur occasionnent les éclats de la foudre, qui n'est autre chose que de l'électricité.

4. *Du fluide magnétique.* Fluide qui, comme le fluide électrique, est inappréciable autrement que par ses effets ; agent probable des actions organiques ; transmissible de l'homme au cheval par le contact, le regard et la voix, surtout lorsque l'on s'exerce fréquemment à cette transmission.

La méthode dont le capitaine autrichien Balassa a trouvé le premier l'usage, au moyen de laquelle on parvient à ferrer sans peine les chevaux les plus difficiles, et dont il sera question plus loin, doit sans doute la plus grande partie de son efficacité à l'influence magnétique qu'exercent sur ces animaux ceux qui leur tiennent la tête. Les phénomènes que présentent les chevaux soumis à cette opération, le manuel prescrit pour la faire, donnent quelque poids à cette manière de voir, et elle est confirmée par les succès constants qu'obtiennent les personnes qui s'occupent beaucoup des chevaux.

On doit encore regarder comme le résultat de l'influence magnétique le calme que présentent les chevaux méchants ou irritables lorsqu'ils sont approchés par des cavaliers dont l'assurance, le maintien et le regard ferme, indiquent l'absence de la frayeur que ces chevaux inspirent au plus grand nombre.

Mais là s'arrête, du moins jusqu'à présent, ce que l'on peut dire du fluide magnétique relativement aux chevaux.

5. *Des sons.* L'air sert encore à transmettre les sons dont l'influence sur les chevaux de guerre est en raison de leur sensibilité et de leur éducation, et surtout en raison de la nature de ces sons.

Produits par l'ébranlement ou la vibration des corps élastiques, les sons se propagent par le mouvement qu'ils communiquent à l'air et sont d'autant plus forts, outre la cause qui les produit, que celui-ci est plus dense.

L'étude de la physique enseigne les nombreuses propriétés des sons, leurs différentes manières d'être, la variété de la rapidité avec laquelle ils se communiquent suivant les corps qui leur servent de conducteurs, etc.

Leur influence sur les chevaux de guerre se borne aux émotions qu'ils leur occasionnent suivant leur nature. Avant que l'éducation des chevaux soit faite, on les voit fuir au bruit du tambour, au son de la trompette, au fracas des armes à feu. La terreur que leur inspirent ces sons éclatants est telle, que, dans les mouvements désordonnés auxquels ils se livrent sous leur influence, ils courent et font courir aux personnes qui les conduisent des dangers plus réels que ceux qu'ils veulent éviter. Ici leur instinct les trompe souvent ; mais il leur indique un danger certain lorsque leur frayeur se développe sous l'influence du cri de quelque grand animal carnassier ou des éclats de la foudre, entendissent-ils ces sons pour la première fois.

Le son de la voix d'un cavalier soigneux, le bruit de l'avoine que l'on vanne, du fourrage que l'on prépare, produisent chez le cheval de guerre un sentiment de plaisir qu'il manifeste souvent par un léger hennissement fait sur un ton très-grave.

Ce dernier résultat est le fruit de l'habitude et de

l'éducation ; et autant il est convenable de l'obtenir puisqu'il est une preuve de soins que reçoivent les chevaux chez lesquels il se manifeste, autant on doit rechercher par les mêmes moyens à rendre les chevaux insensibles, en apparence, à l'émotion naturelle que leur produisent les bruits effrayants.

Le moyen prescrit par quelques auteurs pour habituer les chevaux aux bruits de guerre, et qui consiste à tirer des coups de fusil ou de pistolet, et à battre le tambour dans les écuries au moment où l'on va distribuer l'avoine, est plutôt nuisible qu'utile. Chacun a pu voir que le plus grand nombre des chevaux soumis à ce système d'éducation sont dans un état d'agitation et de frayeur qui les empêche de manger, ou qui, du moins, trouble leur repas d'une manière fâcheuse, même après un grand nombre d'exercices. Il est bien plus convenable de donner ces leçons en liberté, et de faire approcher graduellement les chevaux des producteurs de ces bruits, afin qu'ils puissent voir en même temps qu'ils entendent, et acquérir ainsi la conviction qu'il n'existe aucun danger pour eux. On se servira donc avantageusement des moyens indiqués dans le chapitre précédent.

6. *Des odeurs.* On nomme *odeurs* les émanations légères, invisibles, qui s'échappent de la surface de certains corps, nommés pour cela odorants, et dont

elles paraissent être des particules extrêmement ténues, gazéiformes, viennent affecter l'organe olfactif. L'air est le véhicule des odeurs ; seul il sert à les répandre et les transmet selon leurs différentes espèces et avec plus ou moins de facilité, selon qu'il est sec ou humide, chaud ou froid, et elles s'y soutiennent, soit par leur pesanteur spécifique, moindre que celle de l'air, soit par une agitation qui leur serait propre.

Il est peu d'odeurs, autres que celles de leurs aliments, qui aient quelque influence sur les chevaux de guerre, et il faudrait rapporter aux gaz qui accompagnent les particules odorantes, plutôt qu'aux odeurs elles-mêmes, les effets marqués de ce genre que l'on pourrait observer. L'action des odeurs ne se rattache donc qu'au système de conservation de l'espèce et de l'individu : c'est, en grande partie, sous leur influence que les juments, excitées par l'impression qu'elles reçoivent des effluves d'un mâle entier, surtout au printemps et en été, les aspirent avec force, entrent en chaleur, deviennent irritables, indociles et quelquefois dangereuses pour les autres chevaux et pour les hommes. D'autres fois, des chevaux hongres, ou dont un testicule seul, descendu dans le scrotum, a été enlevé, sentent naître des désirs sous l'influence de l'odeur, percevable pour eux seulement, que les juments en chaleur répandent, s'échappent dans les écuries, y portent le désordre, saillissent les juments, se fatiguent, s'énervent et sont causes de blessures plus ou moins nombreuses et plus ou moins graves.

Longtemps avant que la vue ou l'ouïe aient averti les chevaux de l'approche d'un grand animal féroce, leur odorat le leur a signalé. Dans nos pays on peut avoir été témoin de la frayeur qu'inspire à un cheval le voisinage d'un loup dont l'homme ignore l'approche.

On voit souvent les chevaux flairer avec un certain sentiment de plaisir leurs excréments ou ceux des autres chevaux.

L'habitude perfectionnant les sens et étendant ses sensations, il est probable, quoiqu'on ne puisse l'affirmer, que le cheval reconnaît, en le flairant, le cavalier soigneux, affectueux et intelligent qui a su aimer ce noble animal et s'en faire aimer.

Il faut ranger au nombre des exagérations poétiques l'animation prétendue que le cheval éprouverait à l'odeur de la poudre ; les mouvements auxquels il se livre lors de la fusillade et de la canonnade, l'impatience qu'il témoigne, les hennissements qu'il fait quelquefois entendre alors doivent plutôt être mis sur le compte de la frayeur produite par le bruit, la flamme, la fumée et le mouvement, que sur celui d'un sentiment de courage que rien ne justifie, qui est ici contraire aux lois de l'instinct auquel obéissent les animaux, et dont l'absence n'ôte rien au prix d'un bon cheval bien dressé.

Du reste, l'étude des odeurs et de leur influence sur les chevaux de troupe est fort obscure et d'une utilité secondaire ; l'action de ces émanations, ne pouvant offrir ni de grands avantages ni de grands inconvénients, n'implique aucune règle d'hygiène, excepté dans le cas où, les juments étant devenues en chaleur, on cherche à tempérer cet état d'exaltation par les bains froids, l'emploi d'aliments rafraîchissants et quelquefois la saignée

E. *Des accidents atmosphériques dépendants des variations de l'atmosphère, des rapports de la terre avec le
soleil, et des localités.*

1. *Des météores.* On nomme ainsi les phénomènes
accidentels qui se développent dans les diverses régions
de l'atmosphère par l'action combinée de l'électricité,
de la chaleur et des émanations gazeuses et vaporeuses
de la terre.

Une partie de l'influence qu'ils exercent sur les chevaux de guerre a été décrite aux différentes températures qu'ils constituent ou auxquelles ils se mêlent:
ainsi la pluie, le brouillard, la rosée, la neige, la
grêle, qui sont des météores aqueux, agissent sur les
chevaux selon que l'air est chaud ou froid, et lui
donnent la qualité d'humide à un degré plus ou moins
élevé selon leur abondance et leur durée.

Le vent, ou agitation de l'air, météore aérien dont
les causes sont variables, quelquefois incertaines, et
qu'il est hors de propos de discuter ici, apporte dans la
température des changements en vertu desquels elle
agit comme il a été dit, mais d'une manière plus intense en raison de la plus grande quantité d'air qui
alors se met en contact avec les corps.

Enfin, parmi les météores ignés, le tonnerre, par la

terreur qu'il inspire aux chevaux, par l'action de l'électricité et par les accidents qu'il occasionne quelquefois,
est le seul dont on puisse citer l'influence.

Mais, outre l'action générale attribuée dans divers
articles précédents à chacun de ces accidents atmosphériques, ils peuvent agir par eux-mêmes, soit directement, soit indirectement, et avoir alors une influence
particulière favorable ou funeste.

Lorsque la température est humide **par** la suspension
dans l'air de vapeurs aqueuses, quelle que soit leur abondance, elles n'empêchent pas certains actes de la vie
militaire, auxquels la santé des chevaux est intéressée.
Ainsi les chevaux peuvent aller à la promenade, les
manœuvres peuvent avoir lieu, on peut sortir la litière,
ne fût-ce que peu de temps, pour l'aérer, et, quelle que
soit la position des fenêtres et des portes des écuries,
on peut les tenir ouvertes selon que l'élévation de la
température l'exige,

Mais, lorsque ces vapeurs condensées retombent en
pluie sur la terre, que les routes sont inondées, que les
terrains de manœuvre sont détrempés, qu'un vent violent
chasse la pluie par les ouvertures des écuries et la fait
tomber sur les chevaux voisins de ces ouvertures, il y a
interruption de ces actes au détriment du bien-être des
chevaux ; et alors il faut chercher à éviter les inconvénients de l'inaction, du séjour prolongé de la litière

dans les écuries et du défaut d'aérement, en employant des moyens que les localités, l'emplacement et surtout l'intelligence peuvent seuls indiquer,

L'influence de la pluie est bien différente, lorsqu'au milieu des chaleurs de l'été elle vient, passagère et de peu de durée, fixer sur le sol la poussière qui incommodait les chevaux et répandre dans l'air une agréable fraîcheur ; quoique, cependant, alors les émanations de la terre puissent avoir une action nuisible, ce qui n'a lieu, du reste, qu'après une sécheresse très-longue et très-complète.

Les longues pluies, pendant l'été, altèrent les récoltes de fourrages, amènent des inondations suivies d'émanations nuisibles, et sont ainsi de nouvelles causes de maladies.

Les brouillards sont produits par un commencement de condensation de la vapeur aqueuse suspendue dans l'air, condensation résultant d'un certain abaissement de la température. Les chevaux exposés à leur action éprouvent tout le malaise que produit la température froide et humide.

Quelquefois les brouillards sont accompagnés d'une odeur fétide produite par les émanations des corps organisés en décomposition ; cette complication rend leur effet doublement nuisible.

Il est rare que les brouillards soient de longue durée :

mais, dans le voisinage des grands amas d'eau et à certaines époques de l'année, leur retour est fréquent.

Les brouillards ont une action indirecte sur la santé
des chevaux, par l'altération qu'ils apportent aux tiges
des plantes dont on nourrit ces animaux, et dont il sera
parlé au chapitre des aliments.

Les chevaux ne sont guère exposés à ressentir directement les fâcheux effets de la rosée, qui est encore due
à la condensation des vapeurs aqueuses émanées du sol,
que lorsque, en cas de guerre, ils passent les nuits dehors, ou lorsqu'on leur fait prendre le vert en liberté
et que, contre toutes les règles d'hygiène, on les laisse
constamment dans les prairies. Dans le premier cas, la
nécessité justifie ce manque de soin que l'erreur seule
peut encore admettre dans le second : ces effets sont
ceux du froid humide dans toute son intensité.

Par rapport à la saison pendant laquelle tombe la
neige, ce météore n'a aucune action spéciale directe ou
indirecte sur les chevaux, à moins de considérer comme
telle les amas de neige qui se font sous les sabots des
chevaux pendant la route ou même pendant la promenade, et qui, détruisant les aplombs, peuvent amener
des efforts dans les articulations inférieures des membres. L'application sur la sole d'un corps gras très-consistant, comme le suif ou l'onguent de pied, empêche
pendant assez longtemps la formation de ces amas, que.

du reste, un cavalier soigneux et intelligent ne laisse pas devenir des causes d'accidents.

Il est rare, à moins qu'on ne soit en campagne ou que l'on ne soit surpris par un orage en route, que les chevaux éprouvent les fortes contusions que produit quelquefois la grêle. Le plus grave inconvénient que puisse leur occasionner ce terrible météore, c'est la destruction des récoltes, et, par suite de la pénurie qui en résulte, l'usage d'aliments de qualité inférieure.

—————

Plusieurs causes modifient l'action du vent sur les chevaux : la principale est sa direction relativement aux points cardinaux qui les a fait distinguer en vent du nord, vent du sud ou du midi, vent d'est et vent d'ouest ; puis la subdivision par suite de la direction qu'il affecte entre deux de ces points principaux, subdivision qui, dans l'étude spéciale des vents, porte leur nombre total à trente-deux, mais qui, en hygiène, se borne à quatre principales, d'où les vents de nord-est, de nord-ouest, de sud-est et de sud-ouest.

Le passage du vent sur des lieux chauds ou froids, secs ou humides modifie son caractère relativement au pays où on l'observe, et peut lui donner une propriété différente de celle qu'il tient de sa direction cardinale : ôter au vent du nord son âpre froideur, rendre frais le vent chaud du sud, diminuer la *dessiccativité* du vent d'est et l'humidité du vent d'ouest.

L'influence des vents, quelle que soit leur qualité, sera d'autant plus grande qu'ils souffleront avec plus de violence, leur action sur les chevaux se renouvelant plus souvent ; et, dans ce cas, ils pourront à cette influence directe en joindre une indirecte, soit par l'ébranlement qu'ils donnent aux bâtiments, soit par les ravages qu'ils occasionnent dans les récoltes, soit par la masse de poussière qu'ils soulèvent.

La configuration du sol, son élévation relative et ses alentours sont encore d'autres causes de modification des vents et de leur action. Dans les vastes plaines, ils sont plus réguliers, leur marche et leur action sont plus uniformes ; tandis que, dans les pays montueux, ils soufflent par bouffées ou par rafales, dévient de leur marche primitive en raison des obstacles qu'ils rencontrent, et forment des courants où ils acquièrent plus de force.

Le vent souffle avec plus de violence et plus fréquemment sur les montagnes que dans les pays bas, ce qui tient sans doute à la moindre densité de l'air et au défaut d'obstacles à ses mouvements.

Une forêt épaisse et étendue, une haute montagne préservent une localité de l'action des vents qui soufflent dans leur direction ; le voisinage de la mer, de lacs, de grands étangs, de vastes marais fait que, pour la localité, le vent arrive imprégné de particules aqueuses et d'émanations nuisibles.

Lorsque le vent, rencontrant un obstacle, est réfléchi, il acquiert plus de force qu'il n'en avait dans la direction première, et cela en raison de la compression de l'air contre cet obstacle. Cette augmentation de force amène nécessairement celle de ses proprietés et de son influence, et l'on doit avoir égard à cette observation lorsqu'on attache les chevaux le long des murs des écuries et autres, pour le pansage ou pour tout autre motif.

D'après ces indications principales de la manière d'être et d'agir du vent, il est aisé d'établir les autres modifications dont il est susceptible et les propriétés diverses qui en résultent, sans entrer dans de plus grands détails à ce sujet.

Dans les chapitres précédents, on trouve quelles sont les précautions hygiéniques à opposer aux effets des vents lorsqu'ils sont nuisibles : les altérations de l'air produites par eux n'exigeant aucun autre moyen que ceux qui ont été indiqués, il est inutile de les répéter ici.

———

Lorsque, pendant les chaleurs de l'été, les vapeurs que fournit le sol ne sont pas dispersées par le vent, elles se condensent et paraissent former au-dessus de la terre et dans son voisinage un dôme qui circonscrit l'atmosphère. L'air, ainsi emprisonné, se raréfie, se charge, de plus en plus des émanations de la terre et de l'eau ; le fluide électrique le traverse en abondance et s'accumule dans les nuages où bientôt un choc fait jaillir une étincelle , et toutes les matières inflammables qui sont à sa portée s'embrasent avec fracas : c'est le tonnerre qui gronde , et alors son action est loin d'être funeste ; elle ne le devient qu'accidentellement. Une grande partie des exhalaisons nuisibles qui chargeaient l'atmosphère sont détruites par la combustion ; l'équilibre du fluide électrique se rétablit , et une agréable fraîcheur se répand dans l'air, à qui le déchirement de la nue qui le comprimait rend l'action de sa pesanteur sur les corps.

Si quelques ravages accompagnent ou suivent l'orage, ils sont dus principalement à la pluie ou à la grêle qui tombe alors en abondance, au vent qui souffle quelquefois avec impétuosité, ou à la direction fatale que suit , vers la terre, le fluide électrique embrasé. Rien alors ne peut résister à sa puissance destructive, soit que , frappant directement , il brise ou brûle tout ce qu'il rencontre, soit que, suivant sa marche à peu de distance des victimes qu'il doit faire, il décompose, avec une rapidité sans égale, leur fluide électrique et les frappe de mort : c'est ce que l'on nomme *choc en retour*.

Lorsque l'orage est imminent, il faut fermer, dans les écuries, les ouvertures au moyen desquelles il pourrait s'établir un courant d'air que suivrait la foudre, et, si l'on est en route, rester plutôt exposé à toute sa violence que d'accélérer l'allure, ce qui forme encore un courant d'air, et surtout éviter de chercher un abri sous les arbres, contre les meules de paille, etc., ou tout autre corps élevé et isolé dont la cime peut servir de conducteur au fluide électrique.

2. *Influences sidérales.* Les astres n'ont pas sur les chevaux de troupe, soit en santé, soit en maladie, plus d'influence qu'ils n'en exercent, sauf quelques exceptions, sur le reste de notre globe ; et, si cet article est indiqué ici, c'est uniquement pour protester contre les erreurs qui attribuent aux corps célestes une action particulière sur quelques affections ou sur quelques fonctions animales : car on ne peut pas regarder comme telle la différence de disposition qu'amène la présence du soleil sur notre hémisphère ou son absence, et l'on doit rejeter comme absurde tout ce qui a été dit de l'influence, soit directe, soit indirecte, de la lune et des comètes.

Il n'en est pas de même de l'effet des éclipses, mais seulement de celles du soleil, lorsqu'elles ont une certaine étendue. Dans ce cas, l'obscurité qui en résulte, à une époque inusitée de la révolution diurne du soleil, est probablement la seule cause de l'agitation où sont les chevaux lorsque l'éclipse commence et de l'inquiétude qu'ils témoignent pendant toute sa durée. C'est, du reste, à cela que se borne l'action de ce phénomène astral.

3. *Des saisons.* On nomme *saison* un certain laps de temps mesuré d'après les rapports de la terre avec le soleil pendant sa durée. De ces rapports résultent pour l'atmosphère des différences dans la longueur des jours, dans la température atmosphérique, dans les proportions d'électricité et d'humidité répandues dans l'air. Considérées sous le rapport des productions qui en dépendent, des travaux qui ont lieu pendant leur durée, les saisons ont sur les chevaux de troupe des influences qui seront indiquées à leur place. Sous ce point de vue, elles ne se rattachent à la branche d'hygiène qui est traitée ici que par la qualité que les fourrages peuvent acquérir sous l'empire des accidents atmosphériques qui se montrent pendant leur durée et par les différentes manœuvres prescrites pour chacune d'elles.

Tout le monde sait que l'on divise les saisons en printemps, qui commence le 20 mars ; en été, dont le premier jour est le 20 juin ; en automne, qui s'ouvre le 22 septembre ; et en hiver, dont le commencement se trouve le 21 décembre.

a. Printemps. La douceur de la température de cette

saison, l'influence bienfaisante de la lumière provenant de la longueur toujours croissante des jours, l'abondance de l'oxygène que les végétaux, dans leur accroissement, répandent dans l'air, l'émission du fluide électrique du sein de la terre, son grand réservoir, la rendent très-favorable aux chevaux. Sous son influence vivifiante, les fonctions de la peau sont excitées, elle se débarrasse du poil long et touffu qui la garantissait du froid de l'hiver et qui lui devient inutile ; le sang acquiert des propriétés plus stimulantes sous l'action d'une riche hématose ; la respiration et la circulation, que le séjour forcément prolongé dans les écuries pendant la saison précédente avait ralenties, deviennent plus actives ; toutes les fonctions prennent un surcroît d'énergie qui s'annonce par plus de gaieté et de vivacité dans les mouvements. Aussi, à cette époque, voit-on les chevaux bondir quand on les sort de leurs écuries, s'échapper des mains des cavaliers inhabiles, et dépenser en courses rapides, en mouvements désordonnés l'excès de vitalité qui se développe en eux. Les plus chétifs reprennent des forces ; les plus vigoureux sont dans un état d'excitation qui leur deviendrait funeste si les fréquentes variations de l'atmosphère, à cette époque de l'année, ne venaient arrêter les effets de la température qui lui est propre.

Dès que les beaux jours du printemps permettent de sortir régulièrement les chevaux, on commence le travail des classes à cheval, intermédiaire convenable entre l'oisiveté de l'hiver et les manœuvres plus fatigantes de la saison suivante.

C'est à peu près vers le milieu du printemps que l'on met au vert les chevaux pour lesquels cette nourriture est indiquée. L'époque de ce régime est, du reste, fixée par le degré d'activité de la végétation.

Les maladies que l'on voit se développer sous l'influence du printemps sont toutes celles que peut produire un sang abondant et fortement stimulant. Elles sont franchement inflammatoires ; et les affections chroniques, nées sous l'influence de l'hiver, éprouvent ordinairement une grande amélioration.

Enfin ce qui a été dit de la température moyenne peut en général être appliqué à cette saison.

b. Été. La chaleur occasionnée par l'action prolongée du soleil pendant la durée croissante des jours, dans la saison précédente et dans une partie de celle-ci, a échauffé la terre qui, à son tour, renvoie du calorique dans l'air ; la température est brûlante : chaude et sèche d'abord, elle détermine l'évaporation abondante des eaux, favorise la putréfaction des matières organiques privées de la vie, et, par son action dissolvante, les réduit en gaz ou en vapeurs. Le fluide électrique abonde dans l'air ; bientôt la température devient humide, et, dans ces diverses conditions, agit sur les chevaux comme il a été dit précédemment.

La raréfaction de l'air et son mélange avec des fluides hétérogènes diminuent proportionnellement ses principes ; l'oxygène arrive en moins grande quantité dans les poumons, dont le jeu est plus actif ; les fonctions des viscères de la digestion languissent. La mollesse que détermine cette température, quelles que soient d'ailleurs les conditions d'humidité ou de sécheresse qui l'accompagnent, rend l'exercice pénible ; les chevaux ne se livrent plus à ces élans de gaieté que l'influence du printemps leur inspirait. Le moindre travail provoque la sueur ; l'appétit, peu développé, n'est pas excité par des fourrages que leur conservation, depuis l'année précédente, a desséchés et privés d'une grande partie de leur arome et de leur saveur, et de quelques-unes de leurs propriétés nutritives.

C'est surtout pendant l'été que se font les grandes manœuvres, et sur sa fin, après la récolte, que l'on réunit les régiments de cavalerie pour les camps d'instruction. Ces travaux, qui par eux-mêmes n'ont rien d'exagéré, mais qui deviennent pénibles en comparaison du peu d'exercice que les chevaux prennent pendant la plus grande partie des autres saisons, contribuent à augmenter l'influence débilitante de la chaleur de l'été, tandis que les nuages de poussière que les chevaux font

jaillir de la terre desséchée, se mêlant à l'air qu'ils respirent, viennent irriter les voies aériennes et les prédis-
poser aux maladies qui les menacent.

La chaleur fait éclore des myriades d'insectes ailés qui
se nourrissent du sang des chevaux, troublent leur repos
par leurs piqûres, et les effrayent par leur bourdonne-
ment. Les mouvements auxquels les chevaux se livrent
continuellement pour se débarrasser de ces parasites incommodes sont encore une cause de fatigue qui ne
cesse qu'avec le jour.

Cette saison et la fin de la précédente ont une influence indirecte bien importante sur la santé des chevaux. De la régularité de leur cours, sauf les légères
variations qui, comme il a été dit, occasionnent une interruption favorable, dépend la bonne qualité des aliments qui croissent pendant leur durée et sont récoltés,
les uns vers le milieu de l'été, et les autres vers la fin.

Le vertige, les apoplexies, les affections des organes
digestifs et urinaires se déclarent ordinairement dans
cette saison, pendant laquelle on voit encore assez fréquemment des inflammations pulmonaires résultant de
l'exaltation de la transpiration cutanée et de la facilité
avec laquelle cette fonction peut être accidentellement
suspendue.

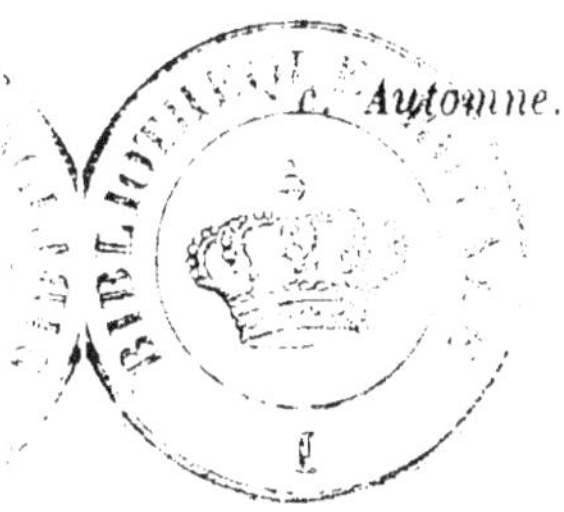

Automne. La chaleur dont la terre s'était impré-

gnée va en diminuant sous l'influence de la brièveté toujours croissante des jours ; les rayons du soleil, plus
obliques, échauffent moins longtemps et moins fortement l'atmosphère. La température douce du printemps
se fait sentir de nouveau, mais en s'abaissant graduellement et avec un caractère d'humidité de plus en plus
marqué. Le froid, en augmentant, fait condenser en
brouillards les vapeurs suspendues dans l'air ; les émanations animales et végétales en putréfaction se con-
centrent et décèlent leur présence par l'odeur infecte
qu'elles répandent.

Ces phénomènes déterminent un affaiblissement d'autant plus grand chez les chevaux qu'ils acquièrent plus
d'intensité et que, dès le commencement de leur apparition, il s'opère à la peau un travail dont le résultat est
l'accroissement du poil en longueur et en épaisseur. Les
effets successifs de la chaleur humide et du froid humide se font sentir, et, sous l'influence de ces températures nuisibles, se développent les maladies graves et
nombreuses qu'elles occasionnent et auxquelles les chaleurs et les manœuvres de l'été ont prédisposé les chevaux en les affaiblissant.

La morve, le farcin, les hydropisies de poitrine, la
phthisie pulmonaire, les engorgements chroniques des
membres, sont les affections les plus communes à
cette époque de l'année.

On distribue les fourrages de la dernière récolte, et leur action tonique et stimulante peut quelquefois devenir nuisible et amener le vertige abdominal, les gastrites, entérites, etc.

C'est ordinairement vers la fin de l'automne que se font les changements de garnisons.

d. Hiver. Les affections chroniques des organes respiratoires et du système lymphatique, ces fléaux des régiments de cavalerie, acquièrent encore plus de développement pendant le commencement de cette saison. Les pluies abondantes, la neige, le froid qui accompagne ces météores, élèvent au plus haut degré l'action de la température froide et humide ; les chevaux sont privés de l'exercice qui peut les combattre, et leurs aliments ont toujours les mêmes qualités et sont en même quantité.

Mais bientôt le froid sec, la gelée viennent purifier l'air et donner à ce fluide les propriétés excitantes au moyen desquelles le sang devient plus stimulant, plus nourricier. Les effets salutaires de cette température ne tardent pas à se faire sentir, et l'on reconnaît son influence à la gaieté, à la vivacité, au bon appétit des chevaux dont la peau, recouverte d'un poil long et touffu, est garantie de l'action trop vive du froid. Malgré cela, la tonicité générale de cette température détermine sur la peau un état de constriction dont la suite est l'afflux du sang vers le centre, et dès lors on a à redouter les phlegmasies pulmonaires.

Si le froid devenant plus rigoureux détruit toute l'humidité de l'air, il communique à ce fluide, dont il rapproche les éléments, des propriétés irritantes, lui fait absorber avec avidité le calorique animal, et il finit par devenir un agent de destruction, en amenant l'asphyxie, l'apoplexie pulmonaire, la congélation des membres et la gangrène.

Le travail, pendant l'hiver, se borne habituellement à des promenades.

Observations générales sur les saisons.

Presque tout ce qui vient d'être exposé au sujet des saisons se rapporte aux cas où elles suivent leur cours naturel, où leur influence n'est contrariée par aucun autre agent dont la puissance égale la leur, et où les chevaux en éprouvent entièrement les effets bons ou mauvais. Mais il en est rarement ainsi : on voit fréquemment, dans le courant des saisons, survenir de grandes variations ; toutes les combinaisons des éléments de la température atmosphérique peuvent altérer leur régularité, en se montrant hors de l'époque qui leur est ordinairement assignée par les rapports de la terre avec le soleil. Le printemps peut être froid, l'été constamment humide ; de fortes chaleurs peuvent signaler la durée de l'automne, et l'hiver peut ne pas offrir un jour de froid sec. Dès lors l'influence qu'exerce la température n'est plus celle qui a été signalée ici à chaque saison, mais bien celle qui lui est propre selon son état accidentel, avec un caractère de malignité plus frappant, en raison des fréquentes variations que ne peut manquer d'amener la lutte entre l'état normal et les accidents atmophériques, ou intempéries, dus à des causes peu connues. Aussi voit-on les maladies de tous genres être plus communes pendant les années marquées par ces perturbations de l'ordre naturel.

Le cours des saisons ne suit pas dans toute l'étendue de notre pays la régularité qui a été décrite précédemment; mais ceci se rattache aux climats, qui feront l'objet d'un article séparé.

Quelle que soit la régularité des saisons, les époques marquées pour leur commencement et pour leur terminaison ne renferment pas exactement entre elles les attributs atmosphériques par lesquels elles sont signalées ; elles s'entre-croisent, pour ainsi dire, de manière que le début de l'une participe de la fin de la précédente , et qu'à son déclin on commence à remarquer l'action de celle qui doit suivre. Ce n'est donc que sous le rapport astronomique qu'il est possible de les distinguer avec la précision des dates. Il résulte de cette espèce de fusion une température mixte qui ouvre et ferme chaque saison, et qui tient d'autant plus de la température de la saison précédente ou de celle de la suivante qu'elle en est plus rapprochée.

D'après la manière dont l'hygiène des chevaux de guerre est dirigée jusqu'à présent , ils n'éprouvent guère que les mauvais effets des saisons et l'influence funeste des températures nuisibles à la santé.

Avant qu'une prescription , datée seulement du mois de juillet 1839 , obligeât de promener les chevaux tous les jours où ils ne travaillaient pas , ils ne sortaient de leurs écuries que pendant deux heures tous les deux jours, pour l'instruction, la manœuvre ou la promenade, et, quand le temps le permettait, une heure le matin et une heure le soir pour les pansages. A l'article qui traitera des écuries militaires et à celui où il sera question du pansage, on verra quelles sont les influences de ces agents. Depuis la prescription citée ci-dessus , tous les chevaux doivent donc être promenés tous les jours, c'est-à-dire, sortir deux heures, ce qui , avec les deux heures de pansage, fait quatre heures par jour, ou le sixième du temps qui doit être réduit au moins au huitième, si l'on fait attention aux journées où, pour quelque cause que ce soit, les chevaux ne sortent pas de leurs écuries.

Ce n'est donc que bien faiblement que se font sentir sur eux l'influence salutaire et vivifiante du printemps , l'action de l'air chaud et sec de l'été , et l'impression de la température froide et sèche de l'hiver. L'atmosphère généralement humide, chaude ou froide, miasmatique et pesante des habitations dans lesquelles ils passent les sept huitièmes de leur vie, produit sur leur organisation des effets que ne peuvent détruire les accidents favorables des saisons , et qu'aggravent les transitions brusques et fréquentes qu'amène la différence de température du dedans et du dehors.

4. *Des climats et des localités*.

On nomme *climat* la persistance habituelle d'une certaine température dans une étendue de pays, en raison de sa position géographique, de sa configuration topographique, de son élévation relative avec le niveau de la mer, et de la nature de son sol.

Les climats sont généralement divisés en chauds, tempérés et froids. Pour cette grande division, on n'a eu égard qu'à la position géographique des pays auxquels on les attribue, c'est-à-dire à leur degré de rapprochement du pôle ou de l'équateur.

Dans cette division générale, la France, seul pays dont on ait à s'occuper ici, est considérée comme ayant un climat tempéré. Mais, par rapport à son étendue, aux accidents de terrain qui s'y rencontrent, aux masses et courants d'eau que l'on y trouve, au voisinage des villes, des forêts, etc., la température varie dans ses diverses parties, y acquiert des caractères hygrométriques différents, y est soumise à des altérations produites par les vents, et constitue alors, pour chacune des divisions du pays, un climat ou chaud, ou froid, ou humide, ou tempéré, etc., dont l'action est comparable, sur une moindre échelle, à celle que produisent les climats pris dans leur plus grande acception.

On y rencontre d'abord, sous le rapport géographique, les trois divisions de climats, chaud, tempéré et
froid. Le premier fait sentir son action dans les départements situés du 42e au 45e degré de latitude ; le climat
tempéré règne dans ceux qui s'étendent du 45e au 48e ;
et le climat froid, dans les départements qui se trouvent
du 48e au 51e.

Dans chacune de ces divisions, la température éprouve
quelques variations en plus ou en moins, selon la configuration topographique ou les localités : ainsi la chaleur, qui est très-forte dans les plaines, dans les landes,
s'abaisse sensiblement, sous la même latitude, au voisinage de la mer, des grandes forêts, des hautes montagnes, et disparaît tout à fait à une certaine hauteur
pour faire place au froid le plus intense ; d'où il résulte
que, dans certaines localités comprises sous le climat
tempéré et sous le climat froid, il fait habituellement
plus chaud que dans d'autres qui sont situées sous le
climat chaud.

Sur les bords de l'Océan, le long des grands courants
d'eau, dans les départements où se trouvent beaucoup
d'étangs, de marais, la température chaude ou froide se
complique d'un certain degré d'humidité, admet une
certaine quantité d'émanations plus ou moins nuisibles
qui changent ses propriétés et qui constituent alors le
climat humide, chaud ou froid.

La nature du climat éprouve encore des variations dans les départements situés sous la même latitude, par rapport aux vents généraux auxquels ces lieux sont exposés , et qui perdent de leur qualité première à mesure qu'ils avancent dans les terres ; et surtout par rapport aux courants d'air particuliers à certaines localités, en raison de leur position , relativement à de hautes montagnes, à la mer, à de vastes plaines.

Les diverses espèces de terrains, la puissance avec laquelle ils absorbent ou réfléchissent le calorique et la lumière, leur degré de pénétrabilité par l'eau, leur disposition en collines, gorges ou vallons, le genre de culture auquel ils sont propres, et la nature des engrais en usage, la qualité nutritive des végétaux, le voisinage des villes, avec leurs nombreuses émanations, la quantité des usines sur une petite étendue, etc., sont autant de circonstances qui apportent encore dans le climat des localités des différences relatives qui peuvent varier à l'infini.

De tous ces accidents résultent une infinité de climats dont l'influence se rapporte cependant généralement aux principales propriétés de la température dominante, modifiée plus ou moins par ces divers agents.

L'action permanente des climats, bien autrement puissante que l'action passagère et accidentelle des autres combinaisons atmosphériques , détermine dans l'organisation des êtres vivants des modifications qui les rendent plus aptes à vivre sous leur influence, et, pour ne pas s'écarter de la spécialité de cet ouvrage, donne aux chevaux le caractère de la race, les doue d'un tempérament particulier et d'un caractère moral distinctif, influe sur le genre de service auquel ils sont propres, décide la gradation de leur développement et fixe la durée de leur vie. Les considérations dont ces diverses circonstances sont susceptibles, tant par leurs rapports entre elles qu'avec les climats, seront exposées dans des articles spéciaux.

Les saisons éprouvent, de la part des climats, dans leur cours, dans leur durée et dans leur température, des modifications importantes et qui les font participer au caractère de ces divisions territoriales. Au nord, elles sont généralement plus humides, l'été est moins chaud, l'influence attribuée au printemps est plus tardive. Sous les climats chauds, un hiver peu rigoureux interrompt à peine l'impression de la chaleur, et se reconnaît souvent plus par la brièveté des jours que par la froidure de l'atmosphère ; le printemps est dans toute sa splendeur longtemps avant l'époque qui lui a été assignée, et les chaleurs de l'été sont quelquefois insupportables.

Ces diverses complications augmentent les influences attribuées aux uns et aux autres de ces agents hygiéniques, influences que l'habitude peut rendre presque nulles, et qui s'exercent seulement sur les chevaux pour lesquels elles sont nouvelles.

5. *Constitution atmosphérique médicale.*

L'existence de l'une des diverses conditions que peut acquérir l'air atmosphérique, jointe à l'action du climat, ou même isolée de cette dernière, la durée un peu prolongée de cette condition, ou bien encore le caractère très-variable de l'état de l'atmosphère pendant un certain temps, soit que cet état de choses dépende ou non de la saison, forme ce qu'on appelle la *constitution atmosphérique médicale.* Sous son influence, certaines maladies se développent de préférence à d'autres, et peuvent même prendre le caractère enzootique ou épizootique, si la durée de cette constitution se prolonge et surtout si son état est de ceux qui sont le plus nuisibles.

Les précautions hygiéniques à opposer aux diverses espèces de constitutions médicales ont été indiquées dans les différents articles de ce premier chapitre, il est inutile d'y revenir.

CHAPITRE II.

DES ALIMENTS.

Les aliments sont des substances dont une partie, lorsqu'elles ont été soumises à l'action des organes digestifs des animaux, devient propre à fournir les éléments nécessaires à la nutrition de leur corps, c'est-à-dire à la réparation de ses pertes et à son accroissement jusqu'au volume que leur espèce leur assigne.

Le travail des organes digestifs sur les aliments consiste à extraire de leur masse cette partie succulente qu'ils contiennent et que l'on nomme *alibile* (c'est-à-dire pouvant, après d'autres préparations, être assimilée aux organes) de leur partie inerte, laquelle, expulsée au dehors, prend le nom d'excréments solides.

Pour que ce résultat ait lieu sur la masse alimentaire introduite dans le tube digestif, il faut que les organes qui le composent soient parfaitement sains, et que chacun d'eux exécute complétement les fonctions qui lui sont propres. Si une trop grande précipitation dans la déglutition s'oppose à une mastication et à une insalivation convenables, si une irritation chronique de l'estomac ou des intestins accélère les mouvements au moyen desquels ils poussent au dehors la masse alimentaire, de manière à ne pas donner aux bouches inhalantes le temps d'absorber les sucs alibiles, ou que ces mêmes suçoirs se trouvent dans un état d'atonie, la digestion est imparfaite et les aliments traversent le tube digestif sans avoir tous atteint le but dans lequel ils y ont été admis.

C'est à ces causes que l'on doit attribuer la maigreur constante des chevaux qui mangent beaucoup, mais dont les excréments, fréquemment rendus, indices d'une mauvaise digestion, doivent leur fluidité à la présence des sucs alibiles ou du chyme, ou bien dans lesquels on rencontre une certaine quantité de matières alimentaires, et principalement de grains d'avoine qui, n'ayant pas été suffisamment attaqués par les dents, ont résisté à l'action des sucs gastriques et intestinaux. Ceci, dans aucun cas, ne peut rendre inexacte la définition des aliments dont l'essence ne peut être altérée par un défaut accidentel d'action.

Les aliments sont liquides ou solides. Dans le premier cas, ils prennent le nom de boisson. L'eau pure ou contenant une certaine quantité de farine est la seule boisson des chevaux de troupe.

Les aliments solides, tirés d'un petit nombre de familles du règne végétal, sont fournis par les grains, entiers ou écrasés par la meule, de quelques-uns de ces végétaux, le froment, l'orge et l'avoine, ou bien par leurs tiges garnies de leurs feuilles et de leurs sommités pendant ou après la fleuraison. Dans ce dernier cas, ils sont dits fibreux : le foin et la paille peuvent être donnés verts ou secs.

Les aliments, outre leur qualité essentiellement nutritive, ont, suivant leur espèce, grains ou tiges, selon que les premiers sont entiers ou écrasés par la meule, et selon l'espèce de plantes qui fournissent les secondes, d'autres propriétés qui les font ranger en différentes catégories. Ainsi ils peuvent être cordiaux, échauffants, toniques, analeptiques, ou bien rafraîchissants, débilitants.

Au nombre des aliments cordiaux et échauffants, il faut placer les grains, tels que l'avoine, l'orge, le seigle, que l'on mêle quelquefois avec l'avoine, et surtout le froment et les fèves et féveroles dont l'usage est beaucoup plus rare.

Les aliments toniques sont fournis par les récoltes

des prairies artificielles, dont on ne fait pas assez usage pour les chevaux de troupe, et par les foins de bonne qualité.

Les farines des graines désignées dans la première catégorie, données en grande quantité et peu mouillées, sont les aliments analeptiques auxquels il faut joindre, comme possédant cette propriété au plus haut point, mais étant fort rarement employés, les graines des légumineuses fourragères et les tourteaux de plantes oléagineuses dans lesquelles l'azote abonde.

Les farines délayées dans beaucoup d'eau, les plantes alimentaires consommées en vert, la paille donnée exclusivement pour aliment fibreux, forment la série des aliments rafraîchissants.

Enfin les denrées altérées ou données en trop petite quantité sont les aliments débilitants.

L'usage des aliments se nomme alimentation, et l'on joint à ce mot l'un des qualificatifs indiqués ci-dessus pour en exprimer l'espèce; ainsi l'on dit alimentation cordiale, alimentation tonique, etc.

Les effets de l'alimentation cordiale et échauffante sont d'exciter la circulation, de relever rapidement les forces, d'imprimer à toutes les fonctions un surcroît d'énergie. Cette alimentation, qui peut être convenable lorsqu'on l'emploie passagèrement après de grandes fatigues, ne peut consister pour les chevaux de troupe que dans la substitution de l'avoine à une forte portion de ses aliments fibreux, ce qui ne peut se faire qu'en diminuant le volume de la ration. Son usage prolongé amènerait la pléthore sanguine, et par suite le développement d'affections inflammatoires aiguës, ou au moins la prédisposition à leur invasion. Elle convient très-bien étant sagement réglée, lorsque les chevaux sont sous l'influence d'une température débilitante et lorsqu'ils habitent un climat froid et humide.

L'effet d'une bonne alimentation doit toujours être tonique, en ce sens que c'est de son emploi que proviennent l'entretien de la force musculaire, l'énergie des organes, la réparation convenable des pertes du corps, la santé en un mot. Mais cette alimentation aura d'autant plus ce caractère de tonicité que le principe amer dominera davantage dans les aliments, et c'est ce qui se rencontre dans les fourrages des prairies artificielles qu'il serait si avantageux de substituer au foin dans les contrées où celui-ci est généralement fort médiocre. L'alimentation tonique ne produit pas l'embonpoint, mais elle procure aux muscles tout leur développement, donne à leur fibre une grande fermeté, amène et conserve les chevaux dans cet état favorable que l'on désigne par l'expression, *être en chair*. C'est là l'alimentation normale en comparaison de laquelle les autres ne sont que des écarts prescrits par les circonstances ou indiqués par l'erreur.

L'alimentation analeptique a pour résultat l'accumulation de la graisse dans le tissu adipeux. Elle convient pour les chevaux épuisés par de grandes fatigues, réduits à la maigreur par une diète prolongée, provenant, soit de prescription pendant une maladie aiguë, soit de la difficulté que l'on éprouve quelquefois, en temps de guerre surtout, de se procurer des aliments. Lorsqu'à l'action de cette alimentation on peut joindre celle de la précédente, le but que l'on se propose est plus facilement et plus complétement atteint. C'est, comme il a été dit, au moyen des farineux peu mouillés, abondants et nécessairement joints à la ration habituelle, ce qui est fort difficile dans les régiments, que l'on établit cette alimentation.

Au printemps, pendant les fortes chaleurs de l'été, il est convenable de mettre en usage l'alimentation rafraîchissante pour tempérer l'effet de l'influence atmosphérique, chez quelques chevaux, tout en y apportant une sage réserve, surtout dans l'administration du vert, en raison de la prédominance du tempérament lymphatique, naturel ou acquis, parmi les chevaux de troupe.

Il faut attribuer les effets de cette alimentation plutôt à l'eau, que les denrées que l'on distribue contiennent en abondance, qu'aux aliments eux-mêmes, sauf la considération de la petite quantité de principes nutritifs qu'ils renferment par rapport à leur volume. soit par eux-mêmes comme pour la paille et le vert, soit par la proportion restreinte de leur masse dans la ration, comme pour les farines auxquelles on ajoute beaucoup d'eau.

Outre les agents directs dont il a été fait mention, l'alimentation débilitante serait produite par la précédente trop longtemps continuée ; mais, dans ce cas, elle peut quelquefois être prescrite comme auxiliaire thérapeutique, et, si elle était la suite d'une erreur d'hygiène, elle amènerait une faiblesse pure et simple dont les effets y feraient bientôt renoncer. Il en est de même de celle qui reconnaît pour cause une quantité insuffisante d'aliments, lors même que ceux-ci sont de bonne qualité ; tandis que l'alimentation débilitante, par suite d'avarie des denrées, occasionne, outre la faiblesse résultant de l'absence des principes nutritifs en elles, une disposition maladive et bientôt des maladies par l'introduction d'agents morbifiques dans l'économie.

Les sucs nourriciers qui, dans les aliments, s'unissent à une matière inerte, ligneuse, non alibile, leur servant d'un lest indispensable, sont formés d'oxygène et d'hydrogène dans des rapports variables, d'autant plus d'azote qu'ils sont plus nourrissants et d'une certaine quantité de carbone : ce sont 1° la matière sucrée ; 2° la fécule amylacée ; 3° la matière muqueuse ou mucilage, ou gomme ; 4° le gluten.

1. *Matière sucrée*. Peu réparatrice par elle-même, quoique presque entièrement absorbée, la matière sucrée communique aux aliments sa saveur agréable, les rend de plus facile digestion, et, par son mélange abondant, dispose à l'embonpoint; sa présence est un indice de leurs bonnes qualités et de leur conservation. Elle est plus abondante dans les végétaux qui servent à la nourriture du cheval avant leur entière maturité. Quand leurs fleurs sont passées, on ne la retrouve plus guère que dans leurs graines. Elle existe d'autant moins que ces végétaux sont plus jeunes, ou qu'après leur récolte ils sont plus desséchés.

La composition chimique du sucre, qui n'est que la matière sucrée débarrassée de tout alliage, est, d'après M. Gay-Lussac, d'environ 51 parties d'oxygène, 42 de carbone et 7 d'hydrogène.

2. *Fécule*. La fécule est le principe le plus répandu dans les aliments des chevaux, et un des plus nourrissants; elle varie de nature et de composition chimique suivant l'état de ces aliments.

C'est dans l'avoine, l'orge, la farine et le son, que se rencontre plus particulièrement la fécule amylacée; on n'en trouve qu'une petite quantité dans les aliments fibreux. La fécule amylacée fait, avec le gluten, la base des farines des céréales. Sa composition chimique est

d'environ 44 parties de carbone, 49 d'oxygène et 7 d'hydrogène. On y rencontre une certaine quantité d'azote.

La fécule qui existe dans les plantes dont est formé
le foin, soit fraîches, soit sèches, est la fécule verte composée d'une très-petite quantité de fécule amylacée, de
chlorophylle, de résine, de cire et d'une matière azotée
à laquelle cette fécule, comme la précédente, doit sa
qualité nutritive.

3. *Matière muqueuse, mucilage, gomme.* Principe
très-abondant dans tous les végétaux et peu nutritif;
qui existe en plus grande quantité, ou du moins plus
étendu dans l'eau de végétation, quand les plantes sont
vertes que quand elles sont sèches; dont la présence
est toujours indispensable pour constituer de bons aliments, et dont la trop grande abondance forme une
nourriture relâchante et affaiblissante.

La composition chimique de la gomme est d'environ
42 parties de carbone, 51 d'oxygène et 7 d'hydrogène.

4. *Gluten.* C'est le principe le plus nutritif et dont les
caractères chimiques se rapprochent le plus des aliments tirés du règne animal à cause de la quantité d'a-
zote qu'il contient. On le trouve plus abondamment
dans les grains et dans la farine qu'ils produisent, que
dans les aliments fibreux, ce qui fait dire des premiers

que, sous un plus petit volume, ils contiennent plus de principes nutritifs.

Outre l'azote qui s'y trouve, le gluten est composé d'hydrogène, d'oxygène et de carbone dans des proportions qui ne sont pas encore exactement déterminées.

Outre ces éléments nourrissants et la petite quantité d'albumine, principe éminemment nutritif, que contient la farine des céréales, et principalement celle du froment, on en trouve d'autres dont la présence n'est pas absolument indispensable à la nutrition, mais qui, servant de condiment, excitent de diverses manières les organes digestifs et constatent la qualité des aliments. Tels sont le principe amer et le tanin que l'on rencontre dans quelques-unes des plantes qui entrent dans la composition du foin, des acides, des sels, des principes particuliers d'où dépend l'arome propre à chacune d'elles, une certaine quantité de résine dans l'écorce des grains et une huile volatile sous cette même écorce dans quelques-uns.

A. *Des aliments secs.*

Ces aliments sont, dans les cas ordinaires, et comme il a été dit, le foin, la paille, l'avoine en grain, la farine d'orge et le son de froment. Les trois premiers sont ceux que l'on donne habituellement ; les deux autres ne sont prescrits que dans certaines circonstances.

On nomme ration la quantité de chacun de ces aliments que les règlements accordent à chaque cheval de troupe par jour. La ration varie selon les armes et la position de station, de route ou de guerre ; elle se compose ainsi qu'il suit :

| | EN PAIX. | | | | | | EN GUERRE. | | |
| | EN STATION. | | | EN ROUTE. | | | | | |
	Foin.	Paille.	Avoine.	Foin.	Paille.	Avoine.	Foin.	Paille.	Avoine.
	kil.	kil.	kil.	kil.	kil.	kil.	kil.	kil.	kil.
Cavalerie de réserve......	5	5	3.6	6	3	3.8	7	4	3.8
Cavalerie de ligne et chevaux d'officiers d'artillerie.	4	5	3.4	5	3	3.8	6	4	3.8
Cavalerie légère et chevaux d'officiers du train.	4	5	3	5	3	3.8	5	4	3.8
Artillerie.	5	5	3.6	6	3	4.2	7	4	4.2
Trains................... .	5	5	3.8	6	3	4.2	7	4	4.2

Dans le cas où une substitution devient nécessaire

pour l'une des denrées ci-dessus, elle doit s'opérer ainsi qu'il suit : le double de poids de paille pour le foin, ou la moitié de poids de foin pour la paille.

Le double de poids de foin ou le quadruple de poids de paille, et *vice versâ* pour l'avoine.

Si en place d'avoine on donne du son, celui-ci doit être donné poids pour poids ; et si c'est de la farine d'orge brute, on en donne en poids un quart de moins que d'avoine.

Mais il faut n'admettre ces substitutions qu'en cas de nécessité absolue ou de force majeure, la différence de volume et de répartition des principes alibiles empêchant que l'effet de tel ou tel aliment soit longtemps convenable.

Lorsqu'on est en station, la ration se distribue en cinq repas, ainsi qu'il suit :

De quatre heures et demie à six heures du matin, selon la saison, on donne le déjeuner qui consiste dans le tiers du foin.

Deux heures après, quand le pansage du matin est fini, on donne la moitié de l'avoine et le tiers de la paille ; cependant, si l'on va à la manœuvre à cette heure, la paille n'est donnée qu'au retour.

A midi, le dîner, qui se compose du second tiers de foin.

A quatre heures et demie, après le pansage du soir,

la seconde moitié de l'avoine et le second tiers de paille.

Enfin, de sept à huit heures du soir, selon la saison, le souper, avec le restant du foin et de la paille.

Ces repas sont assez fréquemment cause d'accidents pour les chevaux, soit que l'impatience qu'ils témoignent au moment où l'on va les leur distribuer les porte à se donner des coups de pied ou des coups de dents, soit que les cavaliers qui répartissent les aliments frappent les chevaux qui ne se rangent pas assez vite à leur gré, ou qu'en passant sur la mangeoire pour étendre à peu près également le foin et la paille dans le râtelier ils soient pour les chevaux un sujet d'effroi. Des habitudes de douceur, de calme et de patience données aux cavaliers par de fréquentes leçons, par l'exemple et au besoin par des punitions, sont le seul moyen d'éviter les accidents dont ils peuvent être cause ; et une surveillance active et éclairée prévient ceux qui dépendent des chevaux eux-mêmes.

Pour éviter le partage des bottes, qui ont le poids de la ration, on en donne, à chaque repas, une pour trois chevaux.

Cette réunion de trois chevaux se nomme un ordinaire ; ils mangent aussi l'avoine en commun. On a soin, autant que possible, de former les ordinaires de chevaux d'un égal appétit.

Avec une si petite ration, dans laquelle les transports fréquents occasionnent encore du déchet, et sur laquelle les chevaux doivent trouver leur litière sous peine de coucher sur le pavé, on conçoit combien il est important que les denrées soient de bonne qualité, et combien est utile l'étude des indices auxquels on reconnaît qu'elles peuvent fournir un bon aliment, et de ceux qui dénotent les diverses altérations auxquelles elles sont sujettes et qui doivent les faire rejeter.

1. *Du foin.*

On nomme *foin* l'herbe des prairies naturelles, lorsqu'elle a été fauchée et desséchée de manière à pouvoir se conserver.

La qualité du foin peut donc dépendre 1° de l'espèce de plantes qui se trouvent dans les prairies ; 2° de l'époque à laquelle ces plantes ont été coupées ; 3° des circonstances atmosphériques qui ont accompagné la fenaison ; 4° des prairies considérées sous le rapport du climat, de leur élévation relative, de la nature de leur sol, de leurs environs, de leurs engrais, etc. ; 5° des circonstances qui ont accompagné la conservation du foin ; 6° du temps qui s'est écoulé depuis la fenaison.

a. De l'espèce des plantes qui se trouvent dans les prai-

ries. Les plantes qui couvrent les prairies naturelles peuvent être 1° bonnes ; 2° sans qualités alimentaires suffisantes ni dangereuses bien marquées, sauf l'inconvénient qui peut résulter d'une alimentation trop pauvre ; 3° ou nuisibles ; et communiquer au foin qu'elles forment l'une de ces conditions, en raison de la quantité dans laquelle elles s'y trouvent.

1° Les bonnes plantes peuvent se diviser en celles qui contiennent plus ou moins abondamment le principe sucré, féculent, muqueux et glutineux, et en celles dont la légère amertume, la sapidité particulière ou l'arome les font rechercher des chevaux, rendent le fourrage tonique et en facilitent la digestion.

Dans la première classe et au premier rang se trouvent toutes les graminées que l'on ne désigne pas sous le nom de céréales, excepté celles qui seront mentionnées dans la seconde division, et presque toutes les légumineuses. On peut y admettre en seconde ligne et placés ici à peu près selon leurs qualités : les pimprenelles, les carottes, le cerfeuil sauvage, les épervières, les scabieuses, les buplèvres, les polygalas, les spirées, la grande marguerite, les scorsonères, les centaurées, le carvi odorant.

2° Les plantes de la deuxième classe qui fournissent un foin de qualité inférieure, parce qu'elles contiennent peu de principes nutritifs, qu'elles sont dures et ligneuses ou peu du goût des chevaux, répandant une odeur qui les repousse, ou enfin parce qu'elles sont garnies d'aiguillons qui peuvent blesser l'intérieur de la bouche, sont, parmi les graminées, les choins, les panis, les bromes, les stipes, les agrosties ; parmi les légumineuses, les arrête-bœuf ; parmi les ombellifères, la coriandre, le cumin, le sison ; les polygonées ; les caryophyllées ; les labiées ; les borraginées ; les rosacées ; les lysimachiées ; les orchidées.

3° **Enfin** les plantes nuisibles qui ne contiennent aucun ou presque aucun principe nutritif, qui sont âcres ou vénéneuses, dont les feuilles ou les tiges peuvent offenser non-seulement la bouche, mais encore d'autres parties du tube digestif, sont : toutes les naïades, le plus grand nombre des souchets, les joncinées, les pédiculaires, les ombellifères, excepté celles qui ont été citées ; les narcissées, les iridées, les scrofulaires, les papavéracées, les crucifères, les renonculacées, les colchicacées, les euphorbiacées, les apocynées, les camomilles, les chardons, les roseaux.

Les prairies contiennent encore d'autres plantes qui pourraient être classées dans l'une des trois catégories précédentes, mais dont la rareté, le peu de consistance ou d'élévation empêchent qu'on les retrouve dans le foin, du moins en assez grande quantité pour contribuer à sa qualité.

b. De l'époque à laquelle ces plantes ont été coupées.
Fenaison. Pour que le foin, sous ce rapport, soit de bonne qualité, il faut qu'il ait été fauché à l'époque, variable suivant la saison, les climats et les localités, à laquelle la plus grande partie des plantes qui le composent sont en fleur. Alors le sucre, la fécule et le gluten sont dans leur plus grand développement dans la tige, les feuilles et les fleurs ; le mucilage se trouve dans toute la plante et contient une moins grande quantité d'eau qu'avant cette époque ; les autres principes sont répartis à peu près également dans chacun des individus auxquels ils sont propres ; les végétaux jouissent, dans toutes leurs parties, de toutes leurs propriétés.

Avant cette époque, l'eau de végétation abonde dans les plantes pour favoriser leur croissance ; le mucilage, contenu sous un plus petit volume, paraît plus abondant : les autres principes existent à peine, et d'autant moins que le moment de la fleuraison est plus éloigné. Si alors on coupe l'herbe des prairies, non-seulement elle fournit peu de foin, mais encore elle sèche difficilement et fournit un aliment relâchant, non réparateur, quelle que soit d'ailleurs la bonne qualité des plantes de la prairie. Mais ceci est fort rare, l'intérêt des propriétaires s'y oppose.

Ce qui arrive plus fréquemment, c'est de rencontrer du foin qui a été fauché trop tard, c'est-à-dire lorsque les fleurs de la majeure partie des plantes sont passées et que la graine est formée. Tout le travail de la nature ayant pour but cette formation, quand il est atteint, c'est sur ce nouvel être que se porte la plus grande partie des sucs ; alors les autres s'évaporent, les feuilles se flétrissent et tombent, la tige se dessèche et, dans la plupart des végétaux herbacés, ne fournit plus qu'une matière sans consistance, sans saveur, et impropre à servir d'aliment.

Le foin ainsi récolté est sec, cassant, décoloré, inodore, insipide, et devient facilement poudreux.

c. Des circonstances atmosphériques qui ont précédé ou accompagné la fenaison. Lorsque le printemps a été chaud et sec, et que cette température règne pendant la fenaison, les plantes des prairies acquièrent peu de développement ; les sucs qu'elles contiennent sont renfermés sous un plus petit volume : l'eau seule manque. Lorsqu'elles sont fauchées, leur dessiccation est plus facile, plus prompte et plus complète. Le foin qui en provient, étant toujours donné au même poids et contenant plus de principes nutritifs, est plus savoureux et plus nourrissant ; il fournit au sang des matériaux plus excitants, et son abus peut déterminer des irritations gastro-intestinales ou gastro-cérébrales.

Si, au contraire, l'herbe des prairies a crû sous l'influence d'une température humide, si de longues pluies ont détrempé la terre pendant la durée de la végétation, il arrive d'abord que, par l'absence d'une suffisante quantité de lumière et de calorique, et par l'action de l'eau, la partie inférieure des plantes est décolorée, altérée dans son tissu, et présente tous les caractères de l'étiolement ; elle produit alors ce que l'on nomme du *foin lavé*. En outre, cette herbe prend plus de volume, et la surabondance d'eau qu'elle contient, en distendant ses parties, délaye dans une trop grande étendue ses sucs nourriciers ; quand elle est coupée, sa dessiccation devient difficile et d'autant plus lente, que la température humide se prolonge pendant la fenaison. Dans ce dernier cas, le foin perd encore plus de sa qualité, puisqu'il ne peut plus remplacer par ses racines et par le travail de la vie les sucs que lui enlève l'eau de l'atmosphère. Il est aisé de concevoir qu'il contient alors très-peu de principes nutritifs sous un grand volume ; et, comme il est distribué à un poids toujours égal, son usage détermine l'amaigrissement, la faiblesse et l'invasion des affections chroniques dont il peut être une cause par l'absence de principes alibiles ou dont il favorise la naissance par suite du défaut de vitalité et d'énergie chez les chevaux auxquels on le distribue.

Le mal est encore plus grand lorsque, par suite de longues pluies ou de fonte des neiges, les courants d'eau sur les bords desquels les prairies sont situées viennent à déborder peu de temps avant la récolte du foin. Quand l'eau se retire, elle laisse sur l'herbe le sable ou la vase qu'elle avait amenés avec elle, et qui s'attachent aux tiges et aux feuilles. Le foin que l'on récolte après des accidents de ce genre est dit *vasé*, lorsque l'on y trouve la vase formée de terre limoneuse, de débris animaux et végétaux qui ont subi la putréfaction et sont devenus d'une ténuité extrême en même temps qu'ils ont conservé leur viscosité. C'est ce qui arrive le plus souvent lorsque l'inondation provient d'eaux stagnantes, à courants peu rapides ou dans le voisinage des grandes villes ; autrement, il est dit *sablé* ou *terré*.

En raison de la durée de l'inondation, de son élévation et du retard qu'elle a apporté dans la récolte, le foin a perdu de ses propriétés nutritives ; et, sous ce rapport, il produit les mêmes effets que celui chez lequel les pluies les ont détruites. En outre, la vase qui s'y est attachée et dont les chevaux avalent une grande partie porte dans le sang et lui communique ses propriétés délétères. De là résultent le farcin, le charbon, les gastro-entérites putrides, etc. Une partie de cette vase desséchée, suspendue dans l'air par le mouvement qu'on lui imprime en donnant les repas, et introduite dans les poumons, y agissant de la même manière, déterminera la phthisie pulmonaire, la morve aiguë ou chronique ;

tandis que celle qui s'attachera sur la conjonctive y produira des ophthalmies graves et rebelles.

La terre et le sable n'agiront que d'une manière mécanique, mais assez dangereuse pour que l'on doive
rejeter le foin où on les rencontre, puisque, outre leur
action sur les dents, dont ils détruisent l'émail, qu'ils
liment et usent, leur introduction dans le tube digestif
peut occasionner des indigestions souvent mortelles.

Il peut arriver quelquefois que des rosées abondantes
ou des brouillards épais se montrent peu avant la fenaison et fassent naître, sur un assez grand nombre des
tiges qui entrent dans la composition du foin, une altération nommée *rouille*, qui consiste en des taches très-
nombreuses, brunâtres, grisâtres ou jaunes, pulvéru-
lentes, et ayant, en apparence, quelque analogie avec la
rouille du fer. Soit que ces taches dépendent de la
présence d'une végétation parasite de l'espèce des cham-
pignons, à laquelle on aurait donné le nom d'*uredo*, ou
bien que ce soient des ulcères rongeurs qui détruisent
le parenchyme de la plante, la rendent cassante, dénaturent ses sucs, et qui sont nés sous l'influence d'une température débilitante, leur présence annonce un foin,
non-seulement dépourvu de la majeure partie de ses
éléments nutritifs, mais encore dans lequel il s'est développé un principe malfaisant. Son usage détermine
bientôt la maigreur, l'épuisement, le marasme, et peut,

en outre, donner naissance à des affections gastro-intestinales aiguës ou chroniques, souvent putrides ou charbonneuses.

L'humidité est ainsi la cause majeure de l'altération du foin, tant avant que pendant sa récolte; cependant une trop grande chaleur, dans ce dernier cas surtout, peut lui être également nuisible, en amenant dans l'eau de végétation une évaporation trop prompte et trop complète pour que la réaction des sucs nourriciers que contiennent les plantes puisse avoir lieu : une grande partie de ceux-ci est détruite ou absorbée par la chaleur, avec l'eau qui leur servait de véhicule; le foin devient sec, cassant, inodore, brunâtre, et ne fournit qu'un aliment sans vertu.

d. Du foin provenant des prairies considérées sous le rapport du climat, de leur position et de leur élévation relatives, de la nature du sol, de leurs environs, de leurs engrais. 1. Outre que quelques-unes des plantes des prairies ne croissent que dans certaines conditions atmosphériques générales et locales, elles participent, comme tous les autres êtres, à la nature du climat sous lequel elles vivent, et tirent de son influence des caractères qui différencient les foins récoltés sous diverses latitudes et dans différentes localités. Ainsi, dans les prairies basses et humides des départements du Nord, on voit abonder les laîches, les prêles, les souchets, les roseaux , les joncs ; et le foin résultant du mélange de ces plantes avec quelques graminées qui acquièrent un grand développement est gros , rude au toucher , d'un vert glauque et mat , sans odeur , ou répandant l'arome pénétrant de la menthe aquatique qui s'y trouve souvent mêlée. S'il a subi quelque altération , l'odorat est désagréablement frappé de ses émanations marécageuses, terreuses, ou de son odeur de moisi. La récolte en est souvent contrariée par l'humidité habituelle du climat.

Dans les provinces de l'est et dans le centre de la France, les graminées des prairies sont mélangées de beaucoup de scabieuses, de grandes marguerites et autres plantes de la seconde espèce que l'on retrouve avec plaisir dans un foin bien conservé auquel elles communiquent une consistance un peu ferme , une senteur amère et une teinte d'un vert un peu obscur interrompu par les diverses nuances des fleurs qui y abondent et dont quelques-unes conservent leur coloris longtemps même après la dessiccation. Mais l'inconstance des saisons , au moment de la récolte, surtout dans les contrées montueuses, boisées et arrosées, de l'est, est souvent une cause d'altération des foins.

Au midi , les plantes des prairies naturelles acquièrent moins de développement , enserrent , sous un plus petit volume, les principes nourriciers et les aromes qui leur sont propres ; la flouve odorante, quand elle est convenablement desséchée, communique aux foins son parfum suave ; ils sont doux au toucher sans être mous, et leur couleur, légèrement lustrée, d'un vert particulier auquel se mêlerait une légère teinte de gris et de fauve, peut difficilement être définie à qui ne l'a pas vue. La température, habituellement chaude et sèche au moment de la fenaison, favorise la rentrée du foin, et le même jour voit ordinairement exécuter tous les travaux qu'elle comporte.

2. On trouve des différences analogues à celles que produisent les climats, suivant que les prairies sont marécageuses, situées le long de courants ou d'amas d'eau, sur des coteaux ou sur des montagnes.

Dans le premier cas, les plantes qu'elles fournissent, dures, grossières, peu nourrissantes, souvent malfaisantes ou mal récoltées, ne donnent qu'un foin sans valeur et que les chevaux refusent.

Les plantes des prairies dont les bords sont baignés par des rivières, des lacs ou des étangs doivent à ce voisinage une végétation plus active. On retrouve parmi elles toutes celles à qui l'humidité est nécessaire, et ce ne sont pas les plus nourrissantes. Cependant les excellents foins des bords de la Meuse, de la Moselle, de la Meurthe et des autres rivières de la Lorraine prouvent qu'ils ne sont pas tous à dédaigner, sauf les accidents auxquels les expose leur position et dont il a été question précédemment.

C'est sur les prairies situées à mi-côte que se rencontrent les meilleurs foins, ceux qui sont les plus nourrissants, les moins sujets aux avaries, parmi lesquels on trouve le plus des bonnes plantes qui ont été indiquées, et dont l'usage est le plus avantageux pour les chevaux.

Le foin récolté sur les montagnes est trop rare pour entrer dans la composition de la ration militaire.

3. Sous le rapport de la nature du terrain, le foin récolté dans une prairie humide, à fond d'argile, quelle que soit, d'ailleurs, sa position, participe, suivant le degré d'humidité, des caractères assignés à celui produit par des prairies marécageuses, ou à celui récolté le long des rivières ; de même que celui qui croît sur un terrain sec, sablonneux, graveleux a la plus grande analogie avec celui que fournissent les prairies élevées.

4. Quelles que soient la nature du sol des prairies, leur exposition ou leur élévation, si elles sont environnées de grands bois, et surtout dans ce cas, si elles ont peu d'étendue, de manière que l'ombre des arbres, se projetant sur elles, les prive de l'influence du soleil, les plantes qui y croîtront seront étiolées et fourniront un foin décoloré, à tiges grêles, inodore, sans principes

nutritifs, et qui, comme tel, devra être rejeté des distributions.

5. Le foin, malgré la plus belle apparence, peut être
refusé par les chevaux par rapport à l'odeur que lui auront communiquée certains engrais répandus sur la
prairie et qui n'auront pas été suffisamment atténués
par la pluie. Ce motif est suffisant pour le faire rejeter.

*e. Des circonstances qui ont accompagné la conser-
vation du foin.* Après la récolte du foin, il est, selon
l'usage des pays, conservé dehors en grosses meules,
ou placé immédiatement dans des greniers ou des magasins.

Dans ce dernier mode de conservation, il peut arriver qu'une première dessiccation trop incomplète, ou
que l'humidité dépendante du local, ou celle encore
que le foin aura contractée par suite de l'état de l'atmosphère pendant les charrois occasionne la moisissure.
C'est le résultat d'une fermentation lente, putride, qui
décompose et détruit les principes nutritifs ; commence
par amollir la partie ligneuse, puis la rend sèche, cassante ; fait naître une matière blanchâtre ou blanche,
onctueuse d'abord, puis pulvérulente, à laquelle on assigne une place parmi les végétaux sous les noms de
byssus ou de *mucor*, d'une odeur particulière, nau-

séeuse, que l'on nomme de *moisi*, de même que le foin qui a subi cette altération est dit *foin moisi*.

Il n'y a qu'une faim extrême qui puisse décider les chevaux à faire usage de ce foin, qui devient alors pour eux la cause de graves maladies, tant des organes digestifs, par sa nature âcre, que des organes pulmonaires par rapport à la poussière irritante qu'il contient et qui pénètre dans leur intérieur.

Il peut arriver que l'humidité qu'a conservée le foin après sa récolte ne soit pas assez considérable pour donner lieu à la moisissure. Dans ce cas, et si, comme dans le précédent, il n'est pas pénétré d'une assez grande quantité d'air pour enlever cette humidité, elle donne lieu à une fermentation d'une autre nature, sous l'influence de laquelle le foin peut s'enflammer, mais dont l'effet le plus commun est de *l'échauffer*. Alors il prend une teinte brune plus ou moins foncée suivant le retard que l'on a mis à arrêter cet accident; il répand une odeur âcre, se brise facilement, paraît avoir subi un commencement d'action qui a détruit ses éléments nourriciers, et il devient impropre à servir d'aliment aux chevaux.

Dans les magasins militaires, la partie du foin d'approvisionnement qui touche les murs, ordinairement salpêtrés, s'altère par ce contact. Sans devenir précisément moisi, il se décolore, perd son arome et sa propriété nourrissante, contracte un goût désagréable, ou tout au moins devient insipide, et les chevaux laissent dans le râtelier le foin de cette nature qui a été plus ou moins habilement mélangé dans les bottes.

Les émanations ou les excréments des animaux qui fréquentent les magasins à fourrage, soit les souris et les rats pour y vivre, soit les chats qui viennent pour dé-truire ces parasites, ou bien encore les poules, les pe-tits oiseaux, peuvent altérer le foin et lui communiquer une odeur repoussante, facile à reconnaître, surtout quand elle provient des premiers, et qui doit le faire rejeter par rapport au dégoût qu'elle inspire aux chevaux et à la diète qui résulterait de la distribution d'un pareil ali-ment.

f. Du temps qui s'est écoulé depuis la fenaison. Quel-que soin que l'on apporte à garantir le foin de ce qui pourrait l'altérer, il ne conserve guère toutes ses qua-lités nutritives au delà de quinze à dix-huit mois. Après ce laps de temps, sa dessiccation est trop complète : il a perdu son odeur, sa saveur ; sa couleur s'est altérée, est devenue jaunâtre et terne ; et ses éléments alibiles, réagissant les uns sur les autres, ont été anéantis ; il ne reste qu'un parenchyme inerte, friable et qui dans aucun cas ne peut servir d'aliment. La poussière qui résulte de la facilité avec laquelle il se brise le rend nuisible pour les organes respiratoires ; et il n'est, pour les organes digestifs, qu'un lest incommode et quelquefois dangereux par la résistance qu'il oppose à leur action.

Le foin, mis en distribution trop peu de temps après la récolte, se reconnaît à sa couleur plus vive, à la présence et à l'éclat des fleurs non encore suffisamment desséchées, à son odeur forte de quelque nature qu'elle soit, à sa pesanteur relative plus grande lorsqu'il est bottelé ; il est plus mou et a quelque chose de spongieux au toucher. En cet état, il produit des maladies inflammatoires de l'appareil digestif, le vertige, le farcin, les éruptions cutanées ; affections dues à l'eau de végétation fermentescible qu'il contient encore, et qui n'est ordinairement convenablement évaporée qu'environ deux mois après la récolte. Les règlements n'autorisent la distribution du foin de l'année qu'au 1er octobre ; cependant cette prescription peut être modifiée suivant l'époque de la récolte et la température habituelle des pays.

g. *Caractères du bon foin*. Il existe, comme on le voit, un grand nombre de causes qui peuvent altérer le foin et le rendre plus ou moins impropre à servir à la nourriture des chevaux de troupe ; tandis qu'il faut une réunion remarquable de circonstances pour que cet aliment soit tout à fait convenable. Lorsqu'elles existent, le foin présente les caractères suivants, plus ou moins marqués selon l'espèce de prairies (propres du reste à fournir un bon foin) qui l'a produit, et toujours assez tranchés pour qu'il soit impossible de s'y méprendre.

Sa couleur doit être d'un vert particulier, *approchant de celui dit feuille morte*, offrant une nuance plus ou moins foncée et plus ou moins égale selon la nature de la prairie et la variété des plantes qui le composent, et, quelle que soit cette nuance, avoir une apparence légèrement lustrée.

D'après les mêmes conditions, les tiges de ces plantes doivent avoir un certain degré de finesse, mais elles doivent toujours être souples et difficiles à casser, ce qui annonce qu'elles n'ont pas été récoltées trop tard, ni conservées trop longtemps. Elles doivent être garnies de leurs feuilles qui partageront les mêmes caractères, et de leurs fleurs, si les espèces en comportent la conservation pendant les diverses manipulations que l'on fait subir au foin.

Son odeur doit être agréable et peu prononcée, quel que soit l'arome qui prédomine, qu'il soit fourni par les émanations suaves de la flouve odorante, par celles plus pénétrantes des bonnes plantes qui n'appartiennent pas à la famille des graminées, ou que, résultant du mélange de toutes celles qui s'échappent d'un foin bien récolté, aucune ne prédomine.

On doit retrouver au goût, outre la saveur sucrée qui

existe dans presque toutes les bonnes plantes, celle qui est propre à chacune d'elles et dont les nuances toujours agréables ne peuvent être rapportées à aucune autre substance sapide.

Quand on remue le bon foin, il fait entendre un léger bruissement, indice accessoire de l'à-propos de sa récolte et de son degré convenable de siccité : lorsque le foin a été coupé trop tôt, sa mollesse empêche que le choc des plantes rende aucun son ; trop tard, ce bruit est sec et comme crépitant.

A moins que ce ne soit un foin très-court, provenant de prairies hautes, et récolté à la suite d'une saison très-sèche, il se fait peu de déchet lorsqu'on délie et que l'on secoue une botte de bon foin ; on peut la diviser aisément en plusieurs tas : le foin des prairies marécageuses et celui qui a été récolté trop tôt se séparent difficilement ; celui qui est trop vieux, qui a trop mûri sur pied, se brise lorsqu'on le remue.

h. Falsification du foin. La plus grande attention est nécessaire dans l'examen du foin mis en distribution, si l'on veut éviter d'être dupe des fraudes plus ou moins habiles que l'appât d'un bénéfice illégitime et criminel fait souvent employer pour le falsifier.

Il est fort rare que les cultivateurs livrent aux fournisseurs des bottes de foin ayant le poids de la ration :

pour les obtenir ainsi, on les *manutentionne*. Cette opération, qui devrait se borner à rationner le foin, est l'occasion de mélanges plus ou moins nuisibles à la santé des chevaux, et faits souvent avec une adresse telle, qu'elle peut mettre en défaut l'investigation la plus minutieuse. En effet, les différentes qualités de foin, étendues par lits minces, superposés, puis secoués ensemble avec la fourche, se confondent de manière à ne pouvoir être reconnues ; une couche de bon foin habille la botte, et la ration, déjà si faible, se trouve diminuée par le mélange, dans son poids, d'un foin privé de qualités nutritives ou possédant des propriétés malfaisantes.

Tout ce qui se trouve dans un magasin à fourrages passe dans les distributions ; foin moisi, lavé, vasé, trop vieux ; poussière, débris, tout entre dans la composition des bottes en quantité proportionnée à l'altération éprouvée par ces portions viciées, et jamais assez grande pour former le caractère principal de la botte.

Il suffit d'indiquer cette opération ; vouloir décrire les caractères des foins qui en résultent serait impossible et inutile ; la prévenir serait bien plus avantageux, mais cela offre des difficultés qu'il n'est pas convenable de traiter ici. C'est assez que l'on sache que tout le mauvais foin d'un pays est consommé par les chevaux de troupe qui y tiennent garnison, et qu'il est excessivement rare qu'un fournisseur de fourrages soit convaincu d'en avoir distribué.

La falsification, qui consiste à humecter le foin , soit pour en dissimuler la qualité poudreuse , soit pour en augmenter le poids, est la plus facile à reconnaître et la plus rare.

i. Regain. On nomme regain l'herbe fournie par les coupes des prairies naturelles qui suivent la première. On ne doit jamais en faire usage pour les chevaux de troupe, comme n'étant pas assez nourrissant parce qu'il est produit par des plantes qui n'ont pas pris tout leur développement. Il offre les caractères assignés au foin qui aurait été coupé trop tôt, c'est-à-dire avant que les fleurs de la prairie ne soient épanouies ni même en boutons. Comme il se divise assez difficilement, on peut le reconnaître en examinant avec soin les bottes dans lesquelles on en aurait introduit.

2. Fourrages des prairies artificielles.

L'homogénéité de ces fourrages rend très-facile la distinction de ses bonnes et de ses mauvaises qualités, et ils sont, par plusieurs motifs, moins sujets aux altérations que le foin des prairies naturelles. Les terrains sur lesquels on les cultive , étant ordinairement moins rapprochés des ruisseaux, rivières, etc., ils ne courent pas le risque des inondations et de leurs suites. Les plantes, moins tassées sur le sol où elles croissent que l'herbe des prés, laissent plus d'accès à l'air et à la lumière, ce qui favorise l'évaporation de l'humidité et empêche qu'elles ne s'étiolent au pied. Enfin quelque retard dans leur récolte, occasionné par de mauvais temps, n'amène pas une détérioration aussi grande que chez les autres.

La luzerne, le sainfoin et le trèfle sont les plantes qui fournissent la plus grande partie de ces fourrages ; on peut y joindre, mais dans une bien moindre proportion ou comme étant d'une qualité inférieure à celle-ci, les diverses variétés de mélilot, de vesces, de lupin, de fèves et autres légumineuses cultivées souvent plutôt pour la graine que comme fourrages, et dont les tiges ou fanes, après la maturité de celle-ci, ne conservent plus beaucoup de principes nutritifs, mais plus encore cependant que le foin de ration, surtout quand il a été récolté un peu tard.

Lorsque ces différents fourrages n'ont contracté aucune mauvaise odeur, que leurs tiges ont conservé de la souplesse, on peut être assuré qu'ils sont bons : leur couleur, étant desséchés, varie suivant les espèces de plantes qui les forment et ne dépend en rien de leur qualité.

Par rapport à la facilité avec laquelle les feuilles se

séparent des tiges, on ne pourrait pas manutentionner ces fourrages pour les rationner, ce qui rendrait peu commode leur emploi pour les chevaux de troupe, ni mélanger les diverses qualités, ce qui serait un obstacle à toute espèce de fraude.

Si ces fourrages ne doivent jamais être admis comme d'un usage général, pour des raisons qu'il serait facile de réfuter, il serait à désirer qu'ils fussent au moins compris dans une proportion quelconque à chaque distribution, pour faire la base du régime analeptique qui est toujours nécessaire à un certain nombre de chevaux par régiment.

3. De la paille.

Les chevaux de troupe ne font usage que de la paille de froment; c'est la tige garnie de ses feuilles et de son épi, duquel on a extrait le grain, du blé ou froment.

Suivant les usages de diverses parties de la France, la paille s'offre sous différents états dans les magasins militaires.

Dans le plus grand nombre des départements, on sépare le blé de la paille au moyen du fléau ou des différents battoirs mécaniques qui accélèrent et perfectionnent cette opération. Alors la paille est mise en bottes; et, pour être bonne, elle doit offrir les caractères sui-

vants : couleur d'un blanc jaunâtre ou d'un jaune tendre uniforme et luisant sur les tiges, excepté aux nœuds,
où il est plus mat et plus foncé ; tiges plus ou moins
fines selon que la terre qui les a produites était forte
ou légère, beaucoup ou peu fumée, ou que l'année a été
humide ou sèche, mais toujours flexibles et garnies de
leurs feuilles dont la teinte, moins foncée, est aussi
moins lustrée ; épis garnis de leurs calices, et, le plus
possible, de leurs balles ; odeur suave, qui lui est particulière et qui est plus développée lorsqu'elle est fraîchement battue ; saveur douceâtre, amylacée, légèrement
sucrée, n'existant que dans les nœuds, dans l'épi ainsi
que dans la partie de la tige qui est voisine de ceux-ci
et un peu dans les feuilles.

Dans les pays où l'on couvre encore les bâtiments
avec du chaume, la paille se présente, dans les magasins
militaires, débarrassée de ses plus grosses tiges ; et, au
premier aspect, les bottes semblent avoir été foulées et
avoir déjà servi de litière. Quelques-unes des conditions
attribuées aux bonnes pailles dans le précédent alinéa
sont inapplicables à celle qui est préparée ainsi, mais on
ne court jamais le risque de se tromper sur sa bonne
qualité quand on peut y signaler l'odeur suave qui lui
est particulière et l'uniformité de la teinte.

Dans plusieurs départements méridionaux, les tiges
de la paille, au lieu d'être creuses comme au centre et

au nord de la France, sont remplies d'une moelle légère, amylacée et un peu sucrée. On en sépare le blé en
faisant trotter des chevaux ou en faisant passer des rouleaux en bois sur les gerbes couchées en lits plus ou
moins épais. On appelle cette opération *dépiquage*. Il
en résulte que la paille est brisée au point qu'elle ne
peut être bottelée ; c'est avec des sacs ou de grands filets
que les cavaliers vont la chercher au magasin. Dans cet
état, les chevaux la mangent presque toute ; sa qualité
la rend plus nourrissante, mais elle contient beaucoup
de poussière et de terre provenant de l'aire sur laquelle
elle a été broyée, et quelquefois les excréments des chevaux qui l'ont piétinée. Son odeur suave, sa légèreté et
sa teinte uniforme sont, comme pour les précédentes, les
indices de sa bonne qualité.

Le genre de culture employé dans beaucoup de départements favorise la pousse d'autres plantes dans les
champs de blé ; elles sont récoltées avec la paille et la
font nommer *fourrageuse*. Quelques-unes de ces plantes
nuisent à la qualité de la paille, soit par leur odeur repoussante, comme l'hièble, soit par rapport aux aiguillons dont leurs tiges et leurs feuilles sont armées, ou
par la rudesse de ces parties, tels sont les chardons,
l'arrête-bœuf et le grateron, soit enfin parce qu'elles
ne renferment que peu de principes nutritifs, qu'elles
ont une saveur désagréable, qu'elles sont dures, qu'elles

sèchent difficilement et qu'elles tiennent la place d'un meilleur aliment, tels sont l'ivraie des blés, le coquelicot, la mélampyre, la sarrette, le bluet, la moutarde, le béhen, la nielle, la berle, la bourrache, la buglose, la vipérine, la fumeterre, et d'autres qui ne se rencontrent que dans certaines localités ou bien en très-petite quantité.

Les bonnes plantes que l'on rencontre dans la paille fourrageuse sont principalement les diverses légumineuses, quelques graminées, le liseron, la dauphinelle, les caille-lait, le thlaspi, la spargoute, l'alchimille, etc.

Dans quelques pays, dans la basse Normandie, par exemple, où le froment ne se sème jamais que parfaitement dégagé de toutes autres semences, et seulement après une récolte de sarrasin dont la crue rapide a détruit toutes ces plantes étrangères, la paille n'est jamais fourrageuse; ce n'est que sur le bord des champs situés le long des chemins que l'on peut rencontrer çà et là quelques-unes de ces plantes dont la graine y a été jetée par hasard. Il en est de même pour la paille que fournit l'agriculture perfectionnée des départements du Nord, du Pas-de-Calais, etc., où l'on a grand soin de sarcler les blés.

Plusieurs causes analogues à celles qui amènent les diverses altérations du foin peuvent occasionner celle de la paille, qui alors offre dans son emploi, comme aliment, les mêmes inconvénients qui ont été signalés en parlant du foin.

Ainsi elle peut être *terrée* par suite de longues pluies qui l'auront couchée et auront fait rejaillir sur ses tiges et sur ses feuilles de la terre délayée ; des brouillards, de fortes rosées, des pluies fréquentes peuvent l'avoir rouillée ou charbonnée, ce que l'on reconnaît aux taches brunes ou noirâtres qui existent alors sur les feuilles, sur la tige et principalement auprès de l'épi. Ce genre d'altération est beaucoup plus commun sur la paille que sur le foin.

Elle peut avoir été mouillée sur le terrain qui l'a produite, après qu'elle a été coupée. Dans ce cas, elle est décolorée ou reflète une teinte brunâtre, mate ; les feuilles sont devenues grisâtres, quelques-unes ont subi un commencement de décomposition ; elle répand une odeur désagréable et elle devient cassante.

Comme le foin, la paille peut se moisir ; elle offre alors les mêmes caractères et les mêmes inconvénients.

Au bout d'un an ou au plus d'un an et demi de récolte, la paille a perdu toutes ses qualités nutritives : elle devient noirâtre, ridée, sans consistance ; elle perd son odeur ou en contracte une désagréable et souvent celle des souris qui l'ont rongée. Le dégoût que les chevaux témoignent pour la paille de cette qualité indique que l'on ne doit pas l'admettre dans la composition de la ration.

Dans les magasins militaires, la paille est manutentionnée comme le foin pour être rationnée ; mais son homogénéité, et, dans le plus grand nombre de cas, la grosseur des tiges et la direction parallèle qu'elles affectent dans les bottes, rendent plus facile la découverte des fraudes que l'on peut avoir mises en usage. Il faut refuser celle parmi laquelle on en rencontre d'avariée, non-seulement parce que cette dernière est nuisible si les chevaux la mangent, et diminue d'autant la ration s'ils la laissent dans le râtelier, mais encore parce qu'elle communique promptement ses mauvaises qualités à la bonne et fait refuser le tout par les chevaux.

L'abondance de la litière est un sûr indice de la mauvaise qualité de la paille ; car elle ne se forme que de la partie de cet aliment que les chevaux ne consomment pas ; or, comme la ration n'est pas forte, les chevaux la mangeraient toute si elle leur offrait une nourriture agréable. Aussi voit-on la litière devenir insuffisante lorsque, peu de temps après la moisson, l'on donne de la paille fraîchement récoltée et battue ; tandis que, à mesure que la saison avance, on ne sait souvent où la mettre, quoique chaque cavalier en prenne encore environ un demi-kilogramme par jour pour faire les bouchons qui servent au pansage.

Dans aucun cas, on ne doit, en France, recevoir d'autre paille que celle de froment ; son admission dans la ration a été basée sur la quantité de principes nutritifs qu'elle contient, sur la préférence que le cheval lui accorde et sur les bons résultats que produit son usage. Comme ces raisons n'existent pas pour les tiges du seigle et de l'orge, que celles de l'avoine sont souvent altérées par l'action du javelage, et qu'elles ont sur les organes urinaires une action irritante directe, ce serait exposer les chevaux à diverses maladies que de consentir à des substitutions de ce genre ou de cesser la surveillance active qui a pour but de s'y opposer.

La paille de seigle, plus longue et plus flexible que celle de froment, diffère de cette dernière par ses tiges grêles, élancées, par ses feuilles plus étroites, et surtout par son épi plus long, aplati, comprimé et plus garni de ses calices.

Parmi les caractères qui différencient la paille d'avoine (ordinairement d'un jaune plus foncé) de celle du froment, il suffit de citer son épi, qui est en panicule étalée composée d'épillets penchés quelquefois du même côté.

Outre que cette paille ne convient nullement comme aliment, on peut à peine l'employer pour litière ; la friabilité, qu'elle tient de la finesse de son tissu et de l'altération qu'il éprouve par le javelage, ne permet pas de s'en servir deux jours de suite pour le couchage des chevaux.

Dans l'épi de la paille d'orge, les calices persistants sont placés autour de l'épi trois par trois.

Il faut un cas de force majeure pour tolérer la substitution, souvent demandée par les fournisseurs, d'une certaine quantité de foin à toute ou à une portion de la ration de paille ; l'usage exclusif ou presque exclusif de ce premier aliment rend les chevaux lourds, leur donne du ventre, les dispose à la pousse, et le vieux proverbe, *cheval de paille, cheval de bataille*, quelle que soit son origine, est encore confirmé dans les régiments par le bon état de santé des chevaux qui ne mangent jamais de foin. Cette substitution aurait en outre pour résultat fâcheux de diminuer la quantité et d'altérer la qualité de la litière.

On donne quelquefois la paille hachée ; sous cette forme, ses principes nutritifs ne sont pas augmentés, et cette préparation n'offre d'autre avantage, quand on donne la paille seule et qu'elle est bonne, que d'en faire manger une plus grande quantité ; mais elle convient très-bien, quand on la mélange avec de l'avoine, pour les chevaux gloutons, qui avalent ce grain sans le mâcher ; la paille, plus longue que lui, les oblige à ce préliminaire indispensable d'une bonne digestion. Dans ce cas, il faut l'humecter légèrement, pour éviter que les chevaux, en soufflant dessus, n'en perdent une grande partie. Ce mélange et d'autres dont il sera question plus loin sont les seules circonstances où l'utilité de la paille hachée soit bien démontrée.

4. *De l'avoine.*

L'abondance des principes nutritifs que contient l'avoine et la propriété excitante qu'elle doit aux parties résineuses et aromatiques que renferme son écorce en font un aliment des plus importants pour le cheval. Il est donc du plus grand intérêt de veiller avec soin à ce que cette denrée réunisse toutes les qualités qui rendent son usage avantageux.

Il existe des avoines de plusieurs variétés, et dont l'écorce offre différentes teintes, ou dont les semailles se font avant ou après l'hiver. La meilleure est celle dont l'écorce est la plus fine, parce qu'alors son poids indique plus de farine. Mais, comme on n'a pas toujours le choix, et qu'il faut consommer celle qui croît dans les pays où les régiments sont en garnison, à quelque espèce qu'appartienne celle qui sera donnée aux chevaux de troupe, elle devra être pesante, ce qui annonce qu'elle contient beaucoup de farine (l'hectolitre doit peser au moins 45 kilog.); les grains doivent être intacts (d'où on a la preuve qu'ils n'ont subi aucune manipulation frauduleuse), s'échapper facilement quand on en presse une poignée, ce qui résulte de leur degré convenable de siccité, du poli et du lustré de leur écorce. Ils ne doivent point avoir d'odeur ; l'écorce doit adhérer exactement à l'amande qu'elle enveloppe ; la farine qui compose celle-ci doit avoir une saveur agréable.

L'avoine est sujette à plusieurs espèces d'altérations qui doivent faire proscrire l'emploi de celle où on les rencontrerait. Elle peut être mélangée avec d'autres grains qui viennent naturellement avec elle et dont les propriétés sont malfaisantes, ou qui, n'étant pas nutritifs, diminuent d'autant la ration ; telles sont les semences du sénevé ou moutarde des champs, de l'ivraie, ou bien celles du coquelicot, de la mélampyre, du plantain, de l'orobanche, de la camomille, de la centaurée, du bluet ; ces mélanges doivent la faire rejeter lorsqu'ils excèdent un dixième, jusqu'à ce qu'on ait extrait les grains étrangers, ce que la ténuité du plus grand nombre rend du reste très-facile lorsque l'on crible l'avoine.

Il en est de même lorsqu'il s'y rencontre, dans quelque proportion que ce soit, de la terre, du plâtre, des cailloux, dont la présence diminue la ration, peut offenser les dents, et dont l'introduction dans le tube digestif peut amener de graves accidents.

On fera nettoyer, avant de la recevoir, si du reste elle est bonne, l'avoine qui contient beaucoup de poussière.

une grande quantité de balles ou glumes, et de grains avortés nommés *folle avoine*, des excréments d'animaux, des plumes, des débris de tiges de végétaux, etc., dont il est inutile de signaler les inconvénients déjà indiqués pour la plupart de ces corps étrangers, et dont le moindre est de compter dans le poids de la ration.

Mais, dans aucun cas, il ne faudra faire consommer l'avoine dans laquelle on rencontrerait un ou plusieurs des caractères suivants : grains noirâtres, ridés ou boursouflés, sans lustre, légers ; ne s'échappant pas de la main qui en serre une poignée, mais cédant sous la pression ; recouverts d'une poussière adhérente, quelquefois noirâtre et semblable à de la suie ; dont la pointe est refoulée ; ayant une odeur désagréable, soit de moisi ou d'échauffé, soit communiquée par des excréments ; commençant à germer, dont la farine grisâtre se divise difficilement et dont la saveur est âcre ou nauséeuse et fade.

Ces caractères sont presque toujours dus à l'influence de l'humidité, soit que l'avoine trop javelée et exposée trop longtemps à la pluie les contracte sur le sol où elle a été récoltée, ou dans les bateaux qui ont servi à la transporter, soit qu'ils proviennent de manœuvres frauduleuses employées pour lui donner du volume, lorsqu'on la distribuait à la mesure, ou du poids, depuis que les rations sont pesées. Une avoine pareille, outre qu'elle ne nourrit pas les chevaux, porte dans leurs organes les principes délétères que son altération ou sa sophistication ont fait développer en elle, et devient cause de maladies graves et souvent incurables à la tête desquelles il faut placer la morve, le farcin et le charbon.

L'avoine peut être charbonnée, mais cette maladie du grain est si apparente, dénature tellement cette denrée, que les fournisseurs ne s'exposent jamais à en laisser entrer dans leurs magasins.

Il arrive quelquefois que les différentes variétés d'orge étant à meilleur marché que l'avoine, en raison du poids plus fort de ce premier grain, les fournisseurs en mêlent une certaine quantité à l'avoine, surtout quand celle-ci est légère. Les règlements ne tolèrent ce mélange que dans la proportion d'un quart. Cette tolérance s'étend, dans la même proportion, à la vesce, à la gesse, au seigle, aux féveroles, aux fèves, au maïs, aux pois ; et seulement pour un sixième, au froment, au sarrasin, au fenugrec, au chènevis. Quelques-unes de ces bonnes graines peuvent du reste avoir été récoltées avec l'avoine, mais alors la proportion dans laquelle elles s'y trouvent mélangées est toujours bien moins forte que celle que l'on tolère.

Les criblures de froment que les fournisseurs ajoutent quelquefois dans l'avoine ne peuvent la faire refuser qu'autant qu'il se trouve, comme cela arrive fréquemment, avec les grains brisés du blé que le crible n'a pas retenus, une certaine quantité d'autres graines malfaisantes ou non alimentaires, et d'autres corps étrangers.

Cependant il faut, autant que possible, refuser l'avoine où se rencontre le mélange de ces différents grains, qui, n'étant ni de même grosseur ni de même densité qu'elle, sont souvent avalés sans être broyés et ne peuvent servir à la digestion, ou bien sont cause que l'avoine éprouve ces effets. On doit, dans tous les cas, porter une attention plus scrupuleuse dans l'examen du grain qui forme principalement la ration, son altération ou son excessive légèreté qui le rendent impropre à servir d'aliment étant souvent les motifs de ces divers mélanges.

L'avoine trop récemment récoltée contient encore une humidité fermentescible dont l'action amène de graves inflammations gastro-intestinales, des indigestions souvent mortelles et le vertige. On ne doit la donner aux chevaux que deux mois au moins après la récolte. Avant cette époque, on reconnaît qu'elle n'a pas encore fini de *jeter son feu*, à sa consistance spongieuse quand on en serre une poignée, au reflet terne du tas que l'on examine, à la mollesse du grain sous la dent, et à sa saveur douceâtre.

5. *Du son.*

Le son est l'écorce des semences des céréales dont on a plus ou moins séparé la farine par les différentes opérations de la mouture. On ne fait usage pour les chevaux de troupe que de celui que l'on retire du froment.

Pour être admis dans les distributions, le son, dont la couleur est mélangée de la teinte jaunâtre de la pellicule du blé et de la blancheur éclatante de la farine, doit avoir une odeur douce et à peine sensible ; sa saveur doit être pâteuse et agréable, et il contiendra encore une certaine quantité de farine qui s'attachera aux mains et aux vêtements, blanchira l'eau, et augmentera la qualité alimentaire dont il est doué quoiqu'en faible proportion.

Conservé au delà de trois ou quatre mois, même dans un magasin sec et aéré, le son s'imprègne de l'humidité atmosphérique et fermente : alors il répand une odeur d'abord acide, puis putride ; il se prend en masses plus ou moins volumineuses et compactes, dont la température est chaude et humide ; sa couleur, blanchâtre dans le principe, devient graduellement noirâtre.

Cette putréfaction s'opère d'autant plus rapidement que l'atmosphère est plus chaude et plus chargée de vapeurs aqueuses, et que le magasin est plus humide.

Dès le commencement de cette altération, les chevaux refusent le son, qu'il faudrait même éviter de leur présenter par rapport au dégoût que leur occasionne son odeur. Le son qui reste dans les mangeoires et barbotoires, que l'on n'a pas le soin de nettoyer exactement, y contracte les mêmes changements et produit le même effet.

On donne le son au même poids que l'avoine. Son usage continu ou seulement fréquent, lors même qu'il serait très-farineux, est nuisible pour les chevaux de troupe, qu'il amollit, affaiblit et dispose ainsi à toutes les affections chroniques auxquelles ils sont sujets ; mais il convient fort bien de temps en temps au plus grand nombre, non-seulement pour interrompre la monotonie de leurs repas, mais encore par la propriété rafraîchissante qu'il tient de la quantité d'eau avec laquelle on le mêle pour le faire manger, du peu de travail qu'il exige de la part des organes digestifs quand il est bon, et de l'absence de tout principe stimulant. Alors il atténue l'état d'excitation que développent chez les chevaux le peu d'exercice qu'ils prennent, et la sécheresse de leurs aliments habituels. C'est surtout pendant les étés chauds et secs qu'il convient de remplacer un ou deux repas d'avoine, chaque semaine, par du son : dans ce cas, la meilleure manière de le donner est de le mélanger avec de la paille hachée ; mais il faut toujours apporter beaucoup de discernement, même dans cet usage restreint de cet aliment.

6. *De l'orge.*

On ne donne habituellement, en France, aux chevaux de troupe, l'orge que moulue, et l'on mêle sa farine brute au son de froment dans la proportion d'un tiers ou d'un quart, afin d'ajouter à ses propriétés nutritives et le rendre plus facile à digérer.

La farine d'orge doit être d'un blanc tirant sur le jaune, parfaitement sèche, onctueuse au toucher, sauf l'impression de rudesse que lui donne le *cortex* qu'elle contient ; son odeur doit être douce et à peine sensible ; sa saveur, qu'il est très-important de consulter, est pâteuse et fade.

Exposée à l'humidité, la farine d'orge se grumelle comme le son, se *pique*, c'est-à-dire que sur le tas il se forme des taches jaunâtres ou d'un gris plus ou moins foncé; son odeur et sa saveur deviennent aigres, puis putrides. Elle a alors les mêmes inconvénients que le son échauffé.

Il faut examiner très-attentivement cet aliment qui est souvent produit par de l'orge avariée que les fournisseurs se procurent à bas prix dans l'espoir que la mouture dissimulera sa mauvaise qualité.

Il peut arriver que l'on rencontre dans la farine d'orge certains mélanges résultants soit du hasard, soit de la fraude, et qui dénaturent plus ou moins ses propriétés nutritives.

Lorsque le mélange est produit par l'addition de la farine d'autres grains habituellement ou accidentellement moins chers, soit par rapport à leur abondance relative, soit à cause de leur altération, comme pourraient être les farines de maïs, de seigle, surtout quand il est ergoté, de vesce, de haricot, de fève, etc., un examen scrupuleux peut le faire reconnaître tant à l'odeur qu'au goût, qui ont du rapport avec ceux des graines dont elles proviennent, et que l'usage seul peut apprendre à distinguer, et l'on refuserait un aliment qui ne remplirait pas les vues que l'on avait en le prescrivant.

La pesanteur relative plus grande d'une poignée de farine d'orge secouée dans la main, la sensation de rugosité qu'elle imprime au bout des doigts lorsqu'on la froisse, peuvent faire soupçonner l'addition d'une certaine quantité de sable, qui provient quelquefois des meules nouvellement repiquées ou trop friables, ou bien que l'on y aurait ajouté dans une intention coupable : on en acquiert la certitude en mettant dans la bouche une pincée de cette farine, qui alors *crie* sous les dents, ou mieux encore en en faisant dissoudre dans de l'eau froide et séparant ainsi le sable qui se précipite au fond du vase.

Si la farine d'orge a été mélangée avec du plâtre, le goût peut le faire soupçonner ; puis on en devient certain en en faisant bouillir une petite poignée dans un litre d'eau distillée qui délaye la farine, tandis que le plâtre se précipite. Ce précipité, bouilli à son tour dans assez d'eau pour le dissoudre, donne, par l'eau de baryte, un sulfate de baryte qui est insoluble dans l'eau et s'y précipite en poussière blanche.

Quelquefois, en examinant attentivement la farine d'orge, soit à l'œil nu, soit à la loupe, si les soupçons rendent nécessaire l'usage de cet instrument, on y découvre des larves d'insectes ou même des insectes parfaits (blattes, charançons) qui détruisent son gluten et dénaturent ses propriétés. Cet indice d'une conservation trop prolongée suffit pour faire rejeter cet aliment.

Le son est sujet à plusieurs des altérations et mélanges signalés ici, et ils s'y reconnaissent par les mêmes moyens.

*Observations générales et prescriptions hygiéniques sur
les aliments secs.*

Les régiments tirent des magasins à fourrages établis
dans chaque garnison, et au moyen de distributions
qui ont lieu tous les quatre jours, les diverses denrées
nécessaires à la nourriture des chevaux. Les cavaliers
portent sur leur dos des *trousses* composées de plusieurs bottes de foin ou de paille, depuis ces magasins
jusqu'au magasin particulier de leur escadron ou de
leur batterie. Dans ce trajet, il se fait toujours une
perte, peu sensible à la vérité, mais qui, vu la stricte
économie qui a présidé à la fixation de la ration, doit
rendre plus scrupuleux sur l'intégrité de son poids au
magasin général et surtout sur la qualité des denrées.

La pluie que le fourrage peut recevoir pendant ce
trajet est encore un motif d'altération, surtout lorsque
la distance entre le magasin à fourrage et le quartier
est longue. Cet inconvénient est plus grave lorsque le
fourrage est transporté sur des voitures, comme cela
arrive dans quelques localités et pour l'artillerie et le
train qui ont des chariots à leur disposition. Les bottes
placées au-dessus sont seules mouillées, il est vrai,
mais étant rentrées les premières dans les magasins
particuliers, elles sont consommées les dernières et

peuvent contracter une mauvaise odeur pendant le temps qui s'écoule avant qu'elles soient distribuées ; ce qu'il est facile d'éviter en mettant à part les bottes de foin et de paille mouillées et les donnant aux repas les plus prochains.

Le mode d'administration par lequel sont régis les magasins à fourrages n'est pas sans influence sur la santé des chevaux.

Quelquefois, des agents des vivres militaires, employés du gouvernement, achètent les fourrages pour son compte, et, comme ils n'ont d'autre intérêt que de mériter des éloges et de l'avancement pour la bonne manière dont ils font leur service, ils emploient ordinairement tous leurs moyens pour se procurer, aux prix fixés, les meilleures denrées du pays et des environs. Celles qui, une fois en leur possession, sont altérées par quelque cas de force majeure, ne servent pas à la noarriture des chevaux. Ils peuvent agir et agissent comme le fait un propriétaire intelligent et soigneux.

Dans d'autres localités, le service des fourrages se fait par des entrepreneurs qui, moyennant un prix débattu au rabais et des conditions consignées dans un cahier des charges, s'engagent, à leurs risques et périls, à nourrir les chevaux de l'État. Dans ce cas, il est de leur intérêt, non-seulement de ne pas perdre sur leurs fournitures, mais encore de réaliser le plus de bénéfices possible. Comme une multitude de causes peuvent rendre onéreux le marché qu'ils ont souscrit ou s'opposer au lucre qu'ils espèrent, ils emploient tous les moyens de se soustraire à ces éventualités fâcheuses pour eux, et font entrer dans leurs distributions le plus qu'ils peuvent de denrées d'un bas prix, et, par conséquent, d'une qualité inférieure, ou cherchent à tromper sur le poids. Alors s'établit une lutte incessante entre les fournisseurs, dont les bénéfices ne s'accroissent qu'au détriment des chevaux, et les officiers, dont le soin principal est la conservation des animaux confiés à leurs soins.

Les instructions données précédemment, et que l'on retrouve dans une foule d'ouvrages, mais surtout le zèle, la surveillance et l'intelligence, serviront à faire reconnaître les fraudes qui pourraient être nuisibles aux chevaux, et à établir d'une manière claire la différence qui existe entre les denrées altérées que l'on propose, et celles que prescrit le cahier des charges.

Les contestations qui s'élèvent alors nécessitent l'intervention du sous-intendant militaire qui décide, soit par lui-même, soit sur le dire d'experts, si les fourrages peuvent être acceptés ou doivent être refusés. Mais, comme toujours les experts sont des gens du pays, ordinairement cultivateurs et vendant aux fournisseurs, il arrive le plus souvent que leur déposition est favorable à ceux-ci, et que les chevaux sont obligés de se nourrir d'aliments qui sont loin d'avoir toutes les qualités requises. Dans ce cas, c'est au corps à prendre des précautions pour éviter les accidents qui peuvent résulter de cette nourriture.

Malheureusement ces précautions sont fort restreintes et souvent insuffisantes. En effet, le poids de la ration étant immuablement fixé, quelles que soient les circonstances, on ne peut rien faire contre les inconvénients qui résultent de l'usage d'un foin trop peu nourrissant par rapport à la nature des plantes qui le composent en grande partie, et qui, comme les naïades, les souchets, les joncinées, etc., ne contiennent point ou presque point de principes alibiles, ou bien dans lequel ces principes n'existent pas encore ou n'existent plus parce qu'il a été fauché trop tôt ou trop tard, qu'il a été lavé sur pied ou après la fauchaison, qu'il a crû à l'ombre, ou qu'il est trop vieux, etc. Du reste, l'augmentation de quantité d'un pareil aliment ne servirait qu'à charger inutilement les organes digestifs sans nourrir davantage. Ce n'est donc qu'en tâchant d'obtenir une substitution en paille ou en avoine, si ces denrées sont bonnes, que l'on peut à peu près parer aux dangers qu'il présente et qui se rencontrent, outre le défaut d'alimentation convenable, dans la fatigue que fait naître le travail le plus léger, ou dans la nécessité de le surprendre.

Si, en sus de son défaut de propriétés alimentaires,

le fourrage contenait des plantes dont l'action directe serait nuisible, si l'on y remarquait des altérations telles que son emploi pût être regardé comme vénéneux, comme seraient la rouille, le charbon, la moisissure, le seul moyen à prendre serait d'adresser un rapport détaillé à l'autorité supérieure ; cette démarche, quels qu'en soient les résultats, met la responsabilité à l'abri.

Les foins poudreux, vasés, terrés devront être fortement et longtemps secoués avant d'être donnés aux chevaux. Cette opération se fera le plus possible hors des écuries pour éviter que les yeux et les organes respiratoires ne soient offensés par l'action des corps étrangers qu'elle fait dégager ; puis on humectera légèrement chaque botte en secouant dessus une poignée de paille ou de foin imbibée d'eau pure, ou mieux d'eau tenant en dissolution environ 8 grammes de sel de cuisine par litre, et en ayant soin d'exposer toutes les parties de la botte à cette aspersion. Par ce moyen on fixe la poussière qui ne s'est pas échappée pendant le secoûment, en même temps que l'on masque son odeur et que l'on donne au foin une saveur qui plaît généralement aux chevaux, en remplacement de celle qui lui manque presque toujours lorsqu'il a éprouvé l'une de ces altérations.

Lorsque le mélange, dans les bottes, de foin absolument mauvais et pouvant être considéré comme poison n'est pas si exact que l'on ne puisse séparer une quantité notable de parties altérées, il vaut mieux les en extraire le plus tôt possible que de donner le tout aux chevaux ; presque toujours ils le laissent dans le râtelier en même temps qu'une grande quantité de celui qu'ils auraient mangé si l'on eût ôté le plus mauvais. Ces parties extraites sont conservées, et elles servent de pièces de conviction pour établir, au besoin, la mauvaise qualité des fourrages. Dans ce cas, il vaudrait mieux aller plus souvent aux distributions, afin d'éviter qu'une plus grande partie du foin mangeable ne fût altérée par un contact prolongé avec le mauvais.

Il n'est pas possible de remédier à la diète qu'impose aux chevaux un pareil état de choses, et l'on ne peut en atténuer légèrement les effets qu'en remplaçant le travail par la promenade, et en portant une plus grande attention sur l'excessive salubrité des écuries. Mais il n'arrive que trop souvent qu'il y a complication d'agents meurtriers auxquels on ne peut faire échapper les chevaux, et sur lesquels il est important d'appeler la sollicitude de l'autorité.

Il ne faut pas toujours regarder comme étant une mauvaise partie, dans les bottes de foin, les ramassis que l'on trouve quelquefois à leur centre : lorsque ces débris ne contiennent aucun corps étranger, qu'ils ne répandent pas de mauvaise odeur, on doit au contraire les considérer comme le meilleur de la botte, en ce qu'ils sont ordinairement composés des parties les plus frêles et les plus savoureuses des plantes, comme les feuilles, les fleurs et les graines, qui se détachent pendant la manutention. On voit, du reste, les chevaux les manger avec appétit, lorsqu'en tirant le foin du râtelier ils les font tomber dans la mangeoire. Ce qui doit les faire rejeter, c'est le mélange, qui s'y trouve souvent, de pierres, de terre, de sable ou d'excréments d'animaux parasites.

Lorsqu'on est obligé de donner le foin avant le temps fixé par les règlements, c'est-à-dire avant le 1er octobre, ou environ trois mois après la récolte, on est exposé, comme il a été dit, à voir se développer, sous l'influence de cette nourriture, de graves maladies inflammatoires. Le danger est plus grand lorsque le foin est très-savoureux et qu'il contient beaucoup de bonnes plantes, chez lesquelles abondent les principes amer et aromatique. C'est surtout dans les garnisons de la Meuse, de la Moselle et de la Meurthe que l'on peut faire cette remarque. Ceci peut arriver lorsque la récolte de l'année précédente n'a pas été assez abondante, ou lorsqu'elle a fourni de mauvais foin à l'usage duquel on est empressé de soustraire les chevaux.

Comme les magasins à fourrages doivent avoir un certain approvisionnement, les fournisseurs, dans le premier cas, calculent qu'il ne pourra pas les conduire jusqu'à l'époque fixée et demandent l'autorisation de distribuer prématurément des foins nouveaux ; dans le second cas, ce sont ordinairement les corps qui font cette demande. On évite les accidents qui pourraient résulter de l'emploi de ces foins, d'abord en graduant insensiblement la quantité que les chevaux en consomment journellement et en les mélangeant avec le vieux foin, puis en les humectant avec l'eau pure qui dissout leurs principes excitants et en atténue l'effet ; et enfin, en donnant de temps en temps, en place d'avoine, quelques repas de son pour tempérer l'irritation que l'on a à craindre.

Il faut agir de même, lorsqu'on ne peut se soustraire à la nécessité de faire consommer de l'avoine trop nouvelle, en y joignant quelquefois la précaution d'en faire moudre une partie, opération par laquelle elle perd ses propriétés excitantes.

La paille, dont la plus grande partie des principes nutritifs est passée dans le grain, et qui ne contient presque point de principes aromatiques, n'offre jamais les dangers signalés ci-dessus et ne peut être donnée trop nouvelle.

En résumé, toutes les précautions que dans les régiments on peut opposer à la qualité nuisible du foin consistent à le secouer, à l'aérer, à l'asperger d'eau plus ou moins salée, à obtenir une substitution, ou à priver les chevaux d'une partie de leur ration. Il en est de même en ce qui concerne la paille (à qui l'on peut appliquer en grande partie ce qui a été dit sur le foin), lorsqu'elle n'a pas les qualités requises. Comme on peut en juger, ce sont de faibles palliatifs à un mal aussi grand, puisqu'il s'attaque à la nourriture. Mais l'uniformité de la composition de la ration, la grande habitude que l'on a prise de se maintenir dans les limites qu'on lui a posées, empêchent de trouver d'autres ressources qui ne manqueraient pas si, comme il faut espérer qu'on finira par le faire, on donnait un peu plus d'extension aux règlements sur cet article, et que l'on augmentât ainsi le bien-être et les chances de conservation des chevaux, choses vers lesquelles on fait un grand pas par l'amélioration apportée dans les écuries.

Les caractères assignés précédemment au bon foin ne sont pas tellement absolus qu'il faille élever des difficultés pour recevoir celui qui ne les présenterait pas tous au même point. Ce qui a été dit de l'influence des climats et des localités sur la récolte des prairies prouve suffisamment qu'il peut exister des différences notables entre des foins réputés également bons dans les diverses contrées. Tant que ces différences ne portent que sur quelqu'une de leurs qualités physiques, il suffit d'un peu d'habitude pour reconnaître les foins qui les présentent et leur assigner leur valeur réelle; mais souvent elles portent aussi sur les qualités plus importantes de leur aptitude à une bonne alimentation ou hygiéniques , et dès lors, quel que soit le rang qu'on assigne au foin dans le pays , on doit le placer parmi ceux d'une qualité inférieure , comme tel nourrissant mal les chevaux et les disposant aux maladies. C'est ainsi que dans le nord de la France, dans certaines garnisons assises au milieu de terrains marécageux, l'on récolte du foin réputé *bon* par les habitants , mais qui, n'étant composé que de plantes privées de principes alibiles , doit être regardé comme *mauvais* en hygiène militaire, etc.

Ces considérations portent à regretter que la ration du cheval de troupe ait été fixée d'une manière uniforme, quant au poids et à l'espèce des denrées, pour toute la France, et que l'on donne également du foin, de la paille et de l'avoine aux chevaux qui consomment les végétaux savoureux et richement pourvus de principes nourriciers, croissant dans les pays montueux , dans le Midi et dans l'Est, tout comme à ceux que l'on nourrit des aliments fades , grossiers et souvent inertes que fournissent les marais , les terrains inondés et presque tout le Nord. Dans ces dernières localités, les habitants n'emploient presque, pour leurs chevaux, que des fourrages de prairies artificielles , au lieu du foin qu'ils dédaignent , et leur exemple serait bon à suivre en partie.

Il serait peut-être avantageux d'en faire de même sous le rapport de l'inégalité des rations pendant les différentes saisons, appropriant, comme le font ceux que guide l'intérêt particulier, rarement en défaut, la quantité de nourriture à la masse de travail ; principe d'après lequel les rations distribuées pendant l'hiver, époque à laquelle le travail est à peu près suspendu, seraient moins fortes que celles que l'on ferait consommer pendant l'été, et dans lesquelles les denrées pourraient être réparties dans d'autres rapports.

On pourrait peut-être encore désirer, pour être dans une bonne voie hygiénique, que les heures des repas éprouvassent quelques modifications, surtout pour ceux qui se rapprochent du travail. Mais les *aliments*, considérés sous ces trois derniers points de vue, étant l'objet de règlements desquels on ne peut s'écarter, ce qui vient d'être dit ne doit être pris que comme l'expression d'une opinion qui n'aura de valeur qu'autant qu'elle sera jugée susceptible d'être développée et examinée.

B. *Du vert.*

On nomme *vert* la nourriture fournie par l'herbe des prairies naturelles , par les légumineuses des prairies artificielles, ou par les tiges des céréales, les unes et les autres données fraîches , soit avant , soit au moment de la fleuraison.

Cette nourriture n'est pas habituelle ni convenable à tous les chevaux de troupe ; elle doit être considérée comme un régime exceptionnel dont la prescription demande de la mesure et du discernement pour qu'elle produise un effet favorable ; et le choix des chevaux auxquels on l'applique , ainsi que les précautions dont on doit l'accompagner, exigent la plus grande attention.

1. *Indication des chevaux auxquels le vert convient.* Le vert convient , 1° aux chevaux dont l'âge fait présumer qu'ils n'ont pas acquis toute leur croissance et qui ne trouvent pas, dans les aliments secs, des matériaux assez favorables ni assez nombreux pour l'achever ; 2° aux jeunes chevaux convalescents de maladies aiguës dépendantes de l'acclimatement ; 3° à ceux qui, sans avoir été malades, ont maigri par suite de la grande différence qui existe entre la quantité d'aliments que

représente la ration et celle à laquelle ils étaient habitués : presque tous les chevaux de remonte reçus dans l'année se trouvent dans une de ces trois catégories ; 4° le vert convient aux chevaux qui sont dégoûtés, languissants,. qui ont le poil piqué, la peau sèche, les muqueuses apparentes injectées, la bouche chaude et sèche, le ventre retroussé, dont les urines sont rares, odorantes et colorées, dont les excréments sont secs, durs, noirs et fétides ; à tous ceux enfin qui annoncent un état général de malaise dépendant le plus ordinairement d'une irritation des organes digestifs ; 5° à tous les chevaux atteints d'affections cutanées rebelles, affaiblis par la longue et abondante suppuration de grandes plaies, mais, dans ce cas, avec réserve et précaution ; à ceux qui sont souffrants ou convalescents de maladies aiguës et quelquefois de maladies vermineuses ; 6° aux chevaux dont les membres sont fatigués, dont les articulations et les tendons souffrent, dont les aplombs sont faussés ou qui sont atteints de lésions des pieds, et alors on le donne en liberté.

2. *Chevaux auxquels le vert ne convient pas.* On ne devra jamais donner le vert 1° aux vieux chevaux chez qui la faiblesse sénile des organes, plutôt que leur état d'irritation, amène la maigreur ; 2° aux chevaux atteints d'affections chroniques de quelque nature qu'elles soient :

dans ces deux cas, la propriété relâchante du vert ne manque jamais d'aggraver l'état de ces chevaux ; 3° on ne le donnera pas non plus aux chevaux en bon état, bien portants, vigoureux, et auxquels un aussi grand changement dans l'alimentation non-seulement ne produirait aucun effet avantageux, mais encore pourrait amener une perturbation dont les résultats seraient nécessairement fâcheux.

3. *Manières différentes de donner le vert.* Le vert peut être donné à l'écurie ou en liberté ; mais, outre que l'on n'a pas toujours le choix entre ces deux méthodes, d'après les usages de culture et de clôture des diverses parties de la France, elles ne doivent pas être suivies indifféremment, et l'on doit se baser, pour l'adoption de l'une ou de l'autre, sur les motifs qui font prescrire ce régime et sur les conditions dans lesquelles se trouvent les chevaux auxquels on l'a jugé nécessaire.

Le vert en liberté convient aux chevaux pour lesquels il est surtout une occasion de se livrer à un exercice libre et continuel, comme, par exemple, outre ceux à qui on le fait prendre pour le rétablissement des membres, à ceux qui sont tout nouvellement reçus et qui, dans les pays d'où on les a tirés, étaient habitués à pâturer. Pour eux, la liberté des mouvements et la pureté de l'air contribuent à amener le développement auquel ils doivent atteindre et facilitent l'acclimatement.

Il est beaucoup moins avantageux pour des chevaux auxquels un long séjour au régiment a fait perdre l'habitude de prendre leurs aliments sur le sol, et qui, par leur longue habitation dans des écuries et par la fréquence des pansages, sont devenus plus sensibles aux intempéries atmosphériques et aux attaques des mouches.

Il ne peut être prescrit aux chevaux faibles, malades ou convalescents, dont l'état de souffrance nécessite des soins que l'on ne peut donner qu'à l'écurie : on évitera aussi de le prescrire pour les chevaux dont la queue, mutilée, ne peut plus servir à éloigner les insectes.

Il est toutefois des moyens de réunir les avantages des deux méthodes et d'éviter à peu près les inconvénients de chacune d'elles. En effet, outre la méthode de distribuer le vert dans les râteliers de l'écurie, ou celle de le faire consommer sur pied, ce qui n'a guère lieu que pour celui qui est fourni par les prairies naturelles, on peut faire suivre ce régime, soit en établissant dans les prairies des râteliers dans lesquels on jette l'herbe que l'on coupe dans les environs, soit en plaçant ces râteliers sous un hangar devant lequel se trouve un espace suffisant pour que les chevaux puissent y prendre de l'exercice.

Cependant, lorsque l'on peut disposer d'une écurie

saine, bien aérée et dans laquelle on peut donner assez de place aux chevaux, le vert à l'écurie est préférable. On peut mieux surveiller son effet sur chaque cheval; on peut plus aisément, au moyen de bons pansages, débarrasser leur peau de la crasse dont elle abonde pendant la durée de ce régime; les chevaux mangent mieux et acquièrent plus d'embonpoint; ils sont moins tourmentés par les insectes; ils courent moins les risques des coups et autres accidents qu'amènent souvent leurs jeux ou leurs combats lorsqu'ils sont libres, et l'on a plus de facilité pour apporter dans leur nourriture les modifications qui pourraient être indiquées.

a. Prescriptions pour le vert en liberté. Lorsque les chevaux devront être mis au vert en liberté, il sera nécessaire de faire un examen attentif des prairies que les fournisseurs destineront à les recevoir. Elles peuvent offrir plusieurs circonstances qui les rendent impropres à cet usage.

On refusera d'y affecter celles qui sont marécageuses, non-seulement à cause de la nature du terrain dans lequel la corne s'amollirait et se détériorerait, ce qui mettrait les chevaux hors de service pour un certain temps, mais bien plus encore par rapport à l'influence fâcheuse et constante de l'air humide que les chevaux y respireraient, et de la qualité aqueuse et peu nourrissante des plantes qui croissent habituellement sur ces sortes de terrains ; deux circonstances dont la durée amènerait ou augmenterait la faiblesse, et, au lieu d'embonpoint, produirait un empâtement, une infiltration dont les suites pourraient être dangereuses.

Les prairies arides, épuisées devront aussi être refusées comme ne pouvant pas fournir une nourriture assez abondante, quelle que soit la bonne qualité des plantes qui s'y trouveraient.

Le voisinage d'égouts qui servent à répandre sur les prairies des eaux remplies d'impuretés, l'emploi de certains engrais qui ont communiqué à l'herbe, ou une odeur désagréable ou des qualités nuisibles, et qui ne seraient pas encore suffisamment atténués, sont encore des motifs d'exclusion.

Il faut aussi éviter de mettre les chevaux au vert dans les prairies environnées de frênes, de lilas ou de troënes, par rapport aux cantharides qui se nourrissent de la feuille de ces arbres ou arbustes, et qui, tombant sur l'herbe, pourraient être avalées par les chevaux et leur occasionner de graves maladies.

Enfin on refusera les prairies dans lesquelles certains accidents de terrain pourraient compromettre la vie ou la santé des chevaux.

La prairie devra être close de manière que les chevaux ne puissent s'en échapper ; et il devra s'y trouver assez d'eau pour que les chevaux puissent au moins s'abreuver, sinon se baigner.

Quand on sera fixé sur le choix de la prairie, on y conduira les chevaux après qu'ils auront pris à l'écurie le repas du matin, pour éviter que la faim, jointe à leur appétence pour les aliments verts, ne les porte à manger avec une avidité qui pourrait leur occasionner des indigestions. Avant de les lâcher on les déferrera des pieds de derrière pour diminuer d'autant le danger des ruades et la détérioration du sol ; puis on les abandonnera sans les chasser et sans les exciter à courir, ce à quoi ils sont assez disposés. Les cavaliers chargés de les garder devront être munis de fouets très-simples, ne pouvant ni claquer ni faire mal, leur vue seule, jointe à la voix, devant suffire pour empêcher les chevaux de se battre, et ces instruments ne devant, dans aucun autre cas, servir à les effrayer, ni jamais être l'occasion d'actes de brutalité toujours inutiles et souvent nuisibles.

b. Prescriptions pour le vert donné dans les râteliers. Il est également nécessaire de reconnaître la qualité des prairies, soit artificielles, soit naturelles, lorsqu'on veut en faire consommer la récolte en vert dans les râteliers. Comme dans le cas précédent, cette herbe ne doit rien contenir de nuisible ni de répugnant pour les chevaux, et elle doit être composée de plantes qui renferment abondamment des principes nutritifs.

Dans le râtelier, on donne l'herbe à discrétion, ou bien on la rationne. Dans le premier cas, on a moins à redouter la présence de quelques végétaux que les chevaux ne mangent pas, soit parce qu'ils pourraient leur être nuisibles, soit parce qu'ils ne sont pas de leur goût, tels sont la sanve, le coquelicot, les tithymales, la ciguë, certaines renoncules, les borraginées, etc. Cependant leur trop grande abondance doit faire rejeter le vert, lors même qu'on aurait la facilité de ne pas les compter dans la ration, et, à plus forte raison, lorsqu'elles sont comprises dans son poids, fixé ainsi qu'il suit, pour les différentes armes :

Cavalerie de réserve, artillerie et trains. 50 kil. par jour.
Cavalerie de ligne. . . . . 45 —
Cavalerie légère. . . . . 40 —

Chaque cheval a droit, en outre, à 2 kil. 1[2 de paille par jour pour litière.

Il faut, autant que possible, que le vert ne soit coupé que lorsqu'il n'est pas couvert de rosée, et toujours quelques heures avant d'être donné aux chevaux. Ainsi l'on fauchera dans la soirée celui que l'on devra faire consommer dans les repas du lendemain matin ; et, deux ou trois heures après le lever du soleil, celui qui devra fournir aux distributions de la soirée du même jour : cette précaution est nécessaire pour éviter les météorisations que pourraient occasionner la rosée ou la trop grande abondance de l'eau de végétation.

Cette herbe sera placée dans un endroit couvert, afin d'être à l'abri des rayons du soleil, qui la faneraient, et d'être préservée de la pluie, qui y ajouterait une quantité d'eau dont l'effet serait de déterminer chez les chevaux un état de faiblesse dangereux. Il est convenable aussi qu'elle soit exposée à un courant d'air qui en empêchera la fermentation. Lorsque l'herbe est mouillée par la pluie, il faut, avant de la peser, la laisser égoutter pendant quelques heures sur les charrettes qui servent à la transporter, afin de ne pas comprendre dans la ration le poids de l'eau, et ne la distribuer que lorsqu'elle sera débarrassée de la plus grande partie possible de son humidité accidentelle.

Les repas de vert seront peu copieux et fréquents. Lorsqu'on met une trop grande quantité d'herbe dans le râtelier, on en perd beaucoup : les chevaux se dégoûtent promptement et refusent ensuite de manger celle que leur haleine a échauffée. Il ne faut pas non plus tenir le râtelier toujours garni ; ainsi on pourra, au premier repas du matin, donner à chaque cheval environ 5 kilog. de vert, et à chacun des autres repas, distants entre eux d'une heure et demie à deux heures, de 3 à

4 kilog., ayant soin, à chaque fois, de faire extraire du râtelier l'herbe qui n'aurait pas été consommée.

4. *Plantes données en vert dans le râtelier.* La récolte des prairies naturelles est ordinairement la seule qu soit consommée sur pied ; on la donne aussi dans le râtelier ; mais plus fréquemment, dans ce dernier cas, on fait usage des plantes que fournissent les prairies artificielles, et quelquefois des céréales. Quel que soit le vert que l'on distribue, le poids de la ration est le même ; mais, comme ces différentes espèces de vert ne sont pas également appétées par les chevaux, on devra toujours commencer par leur faire manger les moins savoureuses les premières, et en tête de celles-ci se trouve l'herbe des prés.

La luzerne et le sainfoin sont, parmi les produits des prairies artificielles, les plantes que l'on distribue le plus ordinairement ; le moment le plus convenable pour leur emploi est celui de la fleuraison ou celui qui la précède.

On donne plus rarement le trèfle, qui, contenant beaucoup d'eau de végétation et s'altérant facilement, détermine fréquemment des indigestions, dispose à la pléthore et aux affections charbonneuses. Parmi ses variétés, il faut préférer le trèfle incarnat ou *farouch*, que l'on cultive abondamment dans les départements méridionaux, et qui n'a pas les mêmes inconvénients que les autres : on le donne aussi au moment de la fleuraison.

Les différentes espèces de vesces, de gesses, de pois, lentilles, lupin, cultivées en grand pour fourrages, mêlées ou non avec du seigle, fournissent un vert excellent qui, donné à l'époque où la fleur passant et les graines commençant à se former, est très-nourrissant et facilite la transition du vert au sec. Les chevaux mangent assez peu volontiers les fanes des fèves et féveroles données en vert.

Parmi les céréales, les pampes ou jeunes tiges de la variété d'orge dite *escourgeon* ou *sucrillon* sont celles que l'on donne en vert le plus ordinairement, et qui fournissent le meilleur aliment. Il faut le donner avant la sortie des épis, dont les barbes rudes peuvent excorier l'intérieur de la bouche, s'y loger, et empêcher les chevaux de manger.

On sème un peu dru, souvent mêlés de quelques légumineuses, et à différentes époques, afin d'en avoir plus longtemps, le seigle ou l'avoine pour être donnés en vert. C'est un peu avant que l'épi ne commence à paraître que l'emploi de ce vert est le plus convenable.

Dans quelques circonstances rares, on donne les pampes du froment, dont les qualités éminemment nutritives nécessitent l'addition d'herbe des prairies ou même de paille pour éviter les accidents qu'elles pourraient faire naître.

Enfin les tiges et les feuilles du maïs, avant la fleuraison, peuvent fournir un excellent vert, mais toujours trop peu abondant pour la quantité de chevaux que l'on soumet à ce régime dans un régiment.

5. *Époque à laquelle on donne le vert.* D'après ce qui a été dit dans l'article précédent, le moment de la fleuraison des végétaux destinés à être consommés en vert est celui où l'on doit les employer. Cependant l'herbe des prairies naturelles fait exception, car alors elle est trop dure, ne contient plus assez de l'eau de végétation qui donne au vert ses propriétés relâchantes et rafraîchissantes, et les chevaux la mangent moins bien. C'est donc un peu avant le développement des fleurs du plus grand nombre des plantes des prés, qu'il faut commencer à les donner en vert. Il en est de même, par les raisons qui ont été déduites, lorsqu'on emploie les céréales et surtout l'escourgeon.

Du nord au midi de la France, l'époque à laquelle on peut donner le vert varie à peu près d'un mois à six semaines. L'instabilité des saisons peut encore faire varier cette époque, qui dépend aussi, pour certaines espèces de plantes, du moment où elles ont été semées. C'est ordinairement du milieu d'avril à la fin de mai

que les chevaux de troupe commencent à prendre le
vert.

6. *Durée du vert.* La durée du vert doit être basée sur
ses effets, relativement aux motifs qui en ont déterminé
l'usage ; ainsi on ne peut la limiter. Chez tel cheval, il
suffira de faire durer ce régime quinze jours, tandis que
chez un autre on devra le continuer pendant deux mois.
La cessation des symptômes maladifs contre lesquels
on l'a prescrit, l'embonpoint convenable succédant à la
maigreur, indiqueront qu'il faut remettre les chevaux à la nourriture qu'on ne leur a supprimée que par
nécessité, de laquelle ils doivent habituellement faire
usage, et qui seule convient au travail que l'on attend
d'eux.

Mais, si la durée du vert doit être limitée au temps
strictement nécessaire, lorsqu'on l'a employé comme
moyen médico-hygiénique, on ne saurait le continuer
trop longtemps aux chevaux qui, n'ayant pas encore
atteint cinq ans, sont censés n'avoir pas acquis tout l'accroissement auquel son usage les fera arriver. Outre que
cette nourriture succulente porte dans tous leurs organes des matériaux convenables à l'augmentation de
leur volume, et les empêche d'éprouver les fâcheux
effets de l'ingestion d'une trop petite quantité d'aliments, elle convient parfaitement pour détruire la dia-

thèse inflammatoire que développe la dernière dentition à cette époque de la vie, surtout quand les chevaux font usage d'aliments secs et fibreux dont la mastication nécessite plus de travail. Enfin, pendant que les jeunes chevaux sont au vert, ils échappent à l'empressement que l'on apporte trop souvent dans les régiments à les harnacher et à les instruire, considération qui n'est pas sans intérêt pour leur conservation et l'affermissement de leur tempérament.

7. *Effets du vert.* L'herbe verte bien administrée se digère plus facilement que les aliments secs ; son premier effet est laxatif, en raison de l'eau de végétation. qu'elle contient. Les excréments deviennent plus mous, les urines plus copieuses et chargées ; la transpiration insensible ternit le poil, assouplit la peau et la couvre d'une crasse épaisse, grisâtre, onctueuse. L'abondance des sucs que contient l'herbe verte ne fournit pas seulement aux excrétions, elle augmente la quantité du sang dont elle abaisse la température, et élève la force du pouls par rapport à la pléthore qu'elle détermine. Sous l'influence de cette activité dans la circulation, on voit naître la vivacité, la gaieté, et se développer l'embonpoint.

Mais quelquefois il arrive qu'une erreur a été commise et que le vert est nuisible aux chevaux. Alors une salive épaisse et filante coule continuellement de la bouche ; l'urine est claire et rare ; la fiente est liquide, quelquefois fétide, elle contient des parties d'herbe qui n'ont pas été digérées ; la peau continue à être ou devient sèche et adhérente ; les membres s'engorgent ; la circulation se ralentit ; l'inappétence, la tristesse, l'abattement achèvent d'indiquer le danger auquel le nouveau régime expose le cheval.

C'est dans les cinq ou six premiers jours que l'on s'aperçoit de ces résultats, dont le premier remède est la suppression de la nourriture qui les amène.

Lorsque le vert en liberté a été prescrit en raison de quelque affection des membres pour la guérison de laquelle il est convenable, outre les effets généraux de ce régime, on ne tarde pas à voir la force et la souplesse revenir dans les organes locomoteurs dont la première énergie peut reparaître graduellement si les chevaux sont jeunes et que les lésions ne soient pas d'une trop grande gravité.

Il est rare que le vert en liberté procure aux chevaux autant d'embonpoint que celui qui est donné dans des écuries convenables, par rapport à l'agitation où les mouches les tiennent, à l'influence des intempéries, à la qualité nutritive de l'herbe des prairies comparativement aux plantes que l'on cultive pour fourrages, et au défaut des soins de propreté qui est cause que pendant

longtemps ces chevaux sont reconnaissables à leur robe
terne et à leur poil onctueux.

8. *Complément des précautions à prendre pour le régime du vert.* Lorsque les chevaux sont abandonnés
dans la prairie, ils boivent, mangent à leur fantaisie et
prennent l'exercice qui leur convient ; le pansement de
la main leur est rarement fait.

Quand on donne le vert à l'écurie, les repas sont
réglés, comme il a été dit, et l'on présente les chevaux
deux fois par jour à l'abreuvoir, où ils boivent ordinairement fort peu, par rapport à la quantité d'eau que contiennent leurs aliments, quoique habituellement on mette
dans l'auge une certaine quantité de son et de farine.

Pour remplacer, dans ce dernier cas, ce que la première méthode présente d'avantageux, il est nécessaire
que les chevaux au vert prennent un exercice capable de
combattre l'atonie et la mollesse que détermine ce régime, et que viendrait augmenter un repos trop prolongé. Des promenades journalières au pas et au trot,
dont la durée sera au moins de deux heures, suffiront
pour atteindre ce but, et leur action tonique sera se-
condée par des bains de rivière presque aussi fréquents
qu'elles, autant du moins que le permettront la température et les localités, d'une courte durée, et suivis d'un
bouchonnement qui sèche le poil. On y joindra de longs

pansages dont l'effet, sur la peau, ne se borne pas à la débarrasser du produit de la transpiration insensible, mais y amène encore une excitation salutaire qui se propage par tout le corps. Alors, plus que jamais, il est important de prendre garde que ces pansages ne deviennent des causes de maladies, en évitant d'exposer les chevaux, pendant leur durée, à l'influence d'un air froid et humide qui produirait d'autant plus facilement des arrêts de la transpiration, qu'en raison du régime cette fonction est plus développée et la force de réaction est moins grande.

Pour ne pas faire passer brusquement les chevaux du régime du sec à celui du vert, il est à propos de suivre une gradation trop rarement ou trop imparfaitement en usage dans les corps. On commencera donc par mélanger dans le foin et dans la paille une quantité de vert telle qu'en l'augmentant chaque jour d'un sixième, par exemple, et diminuant le fourrage sec dans la même proportion, on arrive, au bout de six jours, à ne donner que du vert. On suivra la gradation opposée lorsqu'on voudra faire reprendre le régime du sec. C'est à tort que l'on se contente habituellement de mettre les chevaux au son pendant les quelques jours qui précèdent ou qui suivent l'usage du vert : les inconvénients qui résultent du défaut de la méthode indiquée ici, et dans tous les ouvrages d'hygiène, sont ordinairement peu appréciables en apparence , mais n'en sont pas moins réels , et la santé des chevaux ne peut manquer de souffrir du brusque passage d'une nourriture à l'autre, lorsqu'elles offrent entre elles une si grande disproportion de volume et de qualité.

D'autres fois , dans l'intention d'atténuer un peu l'effet du brusque changement de régime , on donne , pendant les cinq ou six premiers jours de l'emploi du vert et pendant ceux qui précèdent sa terminaison, une certaine quantité d'avoine que l'on diminue graduellement dans le premier cas , et que l'on augmente de même dans le deuxième. Mais ce moyen, qui du reste est assez généralement incomplétement employé, ne produit pas tout l'effet qu'on en attend, et il reste toujours au moins l'action de la différence énorme de volume.

Si l'on peut ajouter chaque jour à la nourriture des chevaux , pendant toute la durée du vert, une petite quantité d'avoine, on obtiendra plus promptement et plus complétement de bons résultats sur les chevaux mis à ce régime pour maigreur ou pour développement incomplet. Une pareille addition serait plus nuisible qu'utile pour ceux qui souffriraient encore par suite d'affections aiguës.

La saignée, appliquée indistinctement avant, pendant ou après le vert, doit être proscrite comme au moins inutile ; elle est toujours dangereuse quand les chevaux prennent le vert en liberté par rapport aux thrombus et aux hémorragies qui peuvent suivre l'action de paître ou le frottement amené par le prurit de la cicatrisation ou la présence de mouches sur la saignée. Les symptômes qui indiquent la nécessité de cette opération ne sont pas différents pendant l'usage du vert que dans d'autres circonstances, et eux seuls en déterminent l'opportunité.

Ainsi la rougeur vive des muqueuses apparentes, leur sécheresse, le gonflement des veines sous-cutanées, la dureté du crottin, puis la tristesse et l'inappétence, indiqueraient que la saignée est indispensable. Si le cheval est en liberté, on le rentrera à l'écurie, et, après quelques heures de diète, on lui tirera une quantité de sang proportionnée à la gravité des symptômes que l'on aura remarqués. On ne le remettra en liberté que lorsqu'on sera sûr que la petite plaie est bien cicatrisée, ce qui a lieu au bout de deux à trois jours. On prendra, du reste, toutes les précautions en usage pour cette opération.

On ne doit employer pendant le vert d'autres substances médicamenteuses que celles qui seraient indiquées contre les maladies dont les chevaux sont atteints et pour la guérison desquelles ce régime sert d'auxiliaire. Lorsque le vert en nécessite par lui-même, c'est une preuve qu'il est nuisible ou que les chevaux ont été mal préparés ; il vaut mieux alors les remettre au sec ou essayer la préparation qui a été prescrite.

Cependant, dans le cas d'une indigestion accidentelle, on emploierait avec succès une dissolution d'environ 60 à 90 grammes de sel de cuisine dans un litre d'eau froide donnée en breuvage. Mais, si cet accident se renouvelle, c'est un indice que le vert ne convient pas.

Il faudra en agir pour le travail comme il est à propos de le faire pour les aliments, et ne pas remettre trop tôt aux manœuvres et aux évolutions fatigantes les chevaux qui viennent de quitter le vert et qui n'ont pas encore puisé, dans l'usage de la nourriture sèche, la vigueur nécessaire pour ces travaux pénibles. Outre la fatigue qui en résulterait bientôt, on aurait à craindre les arrêts d'une transpiration que l'exercice provoque abondamment.

Il existe d'autres substances alimentaires produites par la nature ou confectionnées par l'art qui pourraient plus ou moins convenir aux chevaux ; mais, comme elles ne sont pas employées et qu'il n'est pas assez prouvé que leur usage pût être avantageux, il n'en sera pas question dans cet ouvrage, qui n'a pour but que l'étude de ce qui agit sur les chevaux de troupe, et nullement l'examen d'agents inusités ou d'effets incertains.

C. *De l'eau.*

L'eau est la seule boisson des animaux. A son état de pureté parfaite, c'est-à-dire lorsqu'elle a été distillée, elle est composée d'environ quatre-vingt-neuf parties d'oxygène et de onze parties d'hydrogène, et pèse sept cent quatre-vingt-une fois plus que l'air.

Mais ces indications ne donnent pas l'état de l'eau telle que la boivent les chevaux de troupe : ses caractères physiques, lorsqu'elle est bonne, sont d'être limpide, transparente, incolore, inodore et aérée. Les quatre premières conditions sont une preuve certaine que l'eau (telle qu'on la trouve dans les réservoirs naturels) ne contient aucun ou presque aucun corps étranger ; et la dernière, que son mélange avec une certaine quantité d'air atmosphérique lui a communiqué une légèreté et une sapidité qui la rendent plus convenable comme boisson. Comme l'eau dissout plus facilement l'oxygène que l'azote, l'air qui se mélange avec elle, et qui peut y exister pour un vingtième de son volume, éprouve dans sa composition une altération qui fait qu'il contient environ trente-deux parties d'oxygène.

Outre l'air, on peut trouver dans l'eau, sans que pour cela elle cesse d'être potable ou devienne médicamenteuse, une petite quantité de gaz acide carbonique et quelques sels calcaires qu'elle dissout plus ou moins ou qu'elle tient en suspension ; mais, lorsque ces sels sont trop abondants, lorsque, dans les essais auxquels on soumet l'eau pour connaître sa qualité, leur présence empêche les légumes secs d'y cuire, qu'elle s'oppose à la dissolution parfaite du savon et le fait caillebotter, lorsqu'ils s'attachent abondamment, sous forme d'une poudre d'un blanc sale ou d'une croûte grisâtre, aux parois du vase dans lequel on fait évaporer l'eau, celle-ci est dite crue ou dure : son usage, alors, est pernicieux ; il occasionne des coliques, trouble les digestions, et finit par amener toutes les maladies que peut produire une assimilation imparfaite.

De même que les aliments solides servent à apaiser la faim, l'eau sert à étancher la soif : mais, en satisfaisant à ce besoin impérieux, l'eau ne nourrit pas ; elle sert seulement à favoriser l'alimentation en humectant les aliments solides, en facilitant leur digestion et en garantissant les organes qu'ils traversent de l'impression douloureuse que leur sécheresse leur occasionnerait.

La présence de l'eau est indispensable à la vie par son action sur tous les organes dont elle détermine la souplesse, et par la quantité pour laquelle elle entre dans la composition des différents liquides des animaux, liquides dont elle forme à peu près seule la fluidité.

Sous l'influence de la chaleur atmosphérique et de

l'action dissolvante de l'air, toute l'eau qui existe à la surface du globe fournit des vapeurs qui, dans le voisinage de la terre, forment la rosée et les brouillards, ou bien dans les régions plus élevées et plus froides, se condensent en nuages d'où elles retombent en pluie : ainsi l'eau se reproduit d'elle-même en changeant de forme et servant toujours plus ou moins directement à la vie dans les divers états où elle se trouve.

Les différents réservoirs dans lesquels la nature ou l'homme conservent l'eau lui donnent des qualités qui la rendent plus ou moins convenable à servir de boisson.

La meilleure, parce qu'elle est la plus aérée et qu'elle contient généralement moins de corps étrangers, est l'eau de pluie. Elle n'est cependant pas toujours pure; on peut y trouver de la poussière, des débris d'animaux ou végétaux que le vent aurait soulevés dans l'air, des insectes qu'elle précipite avec elle, ou des sels qu'elle dissout dans son passage sur les lieux élevés et sur les bâtiments sur lesquels elle tombe, dans les conduits qu'elle traverse ou dans les citernes où on la conserve. Par un trop long séjour dans ces réservoirs, l'eau est sujette à se putréfier, l'air qu'elle contient s'en dégage, et elle devient dure, lourde et indigeste. Ces changements sont d'autant plus rapides qu'il fait plus chaud et que l'eau est moins renouvelée, ou bien encore lorsqu'on a recueilli celle produite par la première pluie tombée après une longue sécheresse, circonstance dans laquelle elle contient une grande quantité de corps étrangers.

Les fontaines et les sources font sourdre à la surface de la terre l'eau de pluie qu'elle a absorbée et qui a été arrêtée par des couches qu'elle n'a pu pénétrer. Suivant la nature de ces couches et des terrains que cette eau a traversés, elle peut être pure et filtrée ou chargée de sels, de matières organiques ou minérales qui la rendent impropre à l'usage habituel auquel elle convient parfaitement lorsque, ayant suivi des terrains sablonneux, c'est l'imperméabilité de roches siliceuses qui la force à paraître à la surface du sol.

L'eau de puits est la même que la précédente, mais que l'on a été obligé d'aller chercher à une profondeur plus ou moins grande, et d'entourer d'une maçonnerie pour que les éboulements de la terre, qui la cachait d'abord, ne vinssent pas encore la couvrir. Par rapport à sa position souterraine, à sa stagnation et à son peu de contact avec l'air, l'eau de puits se mélange peu avec ce fluide, ce qui la rend lourde ; tandis que, par son action prolongée sur les sels calcaires qui entrent dans les matériaux dont elle est environnée, elle les dissout ou les tient en suspension, ce qui la rend peu propre à servir de boisson sans quelque préparation. Le voisinage d'égouts, de latrines peut communiquer, à l'eau des puits en mauvais état de conservation, un goût et une odeur qui rendent son usage, comme boisson, nul ou dangereux.

L'eau courante, dans les lits des fleuves, des rivières et des ruisseaux dont le fond est sablonneux, rocailleux ou rocheux, est la plus légère en ce que, par son mouvement continuel, elle se mêle avec beaucoup d'air, et que, dans son cours, elle éprouve une espèce de filtration qui la débarrasse des sels qu'elle pouvait contenir à ses sources.

Mais sa pureté est sujette à être altérée par la nature de son lit, s'il est vaseux ou formé de pierres calcaires, ou bien par les substances animales et végétales qui s'y décomposent. C'est surtout dans ce dernier cas, lorsque le cours de l'eau est lent, que les bords de la rivière sont encombrés de plantes aquatiques, ou bien pendant son passage dans les villes, et peu après les avoir traversées, qu'elle offre cet inconvénient, qui en fait une boisson désagréable et souvent funeste en raison de la quantité de matières putrides ou putrescibles qu'elle entraîne avec elle dans les organes. C'est principalement en été, quand la chaleur de l'atmosphère a fait dégager une grande partie de l'air que contient l'eau, a élevé sa température, a diminué le volume des courants et concentré ainsi sous un plus petit volume les matières étrangères qui y sont suspendues, que l'eau des rivières y est le plus malfaisante.

Les sources dont le produit ne trouve point d'écoulement forment les lacs, dont l'eau peut, suivant la nature du sol sur lequel elle gît, conserver les qualités qu'elle avait en sortant de la terre, ou s'altérer par son contact continuel avec son réservoir. L'évaporation de cette eau par l'action de l'air, son renouvellement par les sources ou par les courants qui l'alimentent, et l'agitation que lui communiquent les vents, suffisent pour l'aérer convenablement.

Il n'en est pas de même de l'eau des étangs et des mares, qui n'est pas régulièrement et continuellement tenue à peu près au même niveau. Stagnante, immobile, tenant en dissolution les débris d'une grande quantité de plantes (dont avec ces conditions elle favorise la végétation) et des insectes qu'elles attirent, elle est impure, lourde, nauséeuse, et sa consommation serait suivie de graves accidents.

L'eau fournie par la glace ou par la neige récemment fondues, outre sa froideur, est trop peu aérée pour fournir une bonne boisson ; et l'eau de mer est impropre à cet usage, par rapport à la grande quantité de sels qu'elle tient en dissolution.

Les eaux minérales ou thermales sont des médicaments qui ne peuvent jamais servir à la boisson des chevaux.

L'eau dont on abreuve les chevaux de troupe est le plus ordinairement fournie par des puits, soit qu'on l'en retire avec des seaux, soit qu'on l'en extraie au moyen de pompes aspirantes, ou bien encore qu'elle jaillisse par suite de la compression qu'elle éprouve à son origine, comme cela se voit dans celle que fournissent les puits artésiens, laquelle ne diffère guère de celle des autres puits.

Deux fois par jour on remplit avec cette eau les abreuvoirs, qui sont de longues caisses découvertes, de pierre ou de bois, dont les dimensions, tant sous le rapport de la largeur et de la profondeur que sous celui de l'élévation au-dessus du sol, doivent être calculées de manière à ce que les chevaux s'y abreuvent facilement : ainsi leur fond doit être distant du sol d'environ 1 mètre ; leurs bords, un peu inclinés en dehors, pour que les chevaux boivent plus aisément et pour que l'abreuvoir puisse être facilement nettoyé, auront 33 centimètres de hauteur ; la largeur du fond différera selon la position de l'abreuvoir : si celui-ci est appliqué contre un mur, et qu'ainsi il ne puisse y boire qu'un rang de chevaux, sa largeur sera de 27 centimètres, et de 50 si l'abreuvoir est accessible des deux côtés. La longueur des

abreuvoirs doit être telle , qu'avec les autres dimensions
ils puissent contenir toute l'eau nécessaire pour abreuver à la fois tous les chevaux que renferment les écuries, à raison de 10 litres par cheval , sans qu'il faille
en tirer à mesure qu'ils l'épuisent.

L'eau des puits étant peu aérée, sa température
étant toujours à peu près la même et variant, par conséquent, relativement à la température atmosphérique,
il est nécessaire d'obvier à ce que ces deux conditions
peuvent offrir de nuisible aux chevaux. Pour cela, pendant l'été, on remplira les abreuvoirs assez tôt pour que
l'eau perde de sa fraîcheur par son contact avec l'air
extérieur, et pour que l'on puisse favoriser son mélange
avec ce fluide en la battant avec un peu de son. En
hiver, comme la température de l'eau de puits est ordinairement plus élevée que celle de l'air, qu'elle s'abaisse
promptement quand l'eau est dehors, ce n'est qu'au
moment de faire boire les chevaux qu'il faut remplir les
abreuvoirs.

Si les abreuvoirs n'ont pas les dimensions qui ont été
indiquées, et qu'il est, du reste, fort rare de rencontrer
dans les quartiers de cavalerie, les premiers chevaux les
vident, et l'on est obligé de tirer ou de pomper l'eau à
mesure que les autres viennent. Il résulte de là qu'en
été ils prennent l'eau trop froide et peu aérée ; aussi
occasionne-t-elle souvent des coliques, ou ce qu'on ap-

pelle de simples malaises qu'indiquent le tremblement, l'horripilation, la petitesse du pouls et le refus de l'avoine que l'on distribue immédiatement après l'abreuvoir, et qui sont peut-être le commencement d'affections chroniques que l'on ne pourra guérir lorsqu'elles seront bien apparentes. Pendant l'hiver, l'eau est tirée d'avance, pour que l'on ait le temps de faire boire pendant le pansage et que l'on puisse se livrer à d'autres occupations bien moins importantes cependant que la conservation des chevaux; cette eau se refroidit, gèle quelquefois, et l'on retrouve, chez les chevaux qui boivent les premiers, les phénomènes maladifs que les derniers abreuvés présentaient pendant l'été.

Ce défaut de capacité des abreuvoirs est donc une cause de maladie qui mérite d'être prise en considération, et qui ne peut manquer d'ajouter beaucoup de gravité à toutes celles auxquelles les chevaux de troupe sont exposés. Les tonneaux que l'on place dans les écuries pour faire boire les chevaux la détruisent en partie, mais pour la remplacer par l'humidité que l'évaporation de l'eau contenue dans ces tonneaux vient ajouter à celle qui est habituelle aux écuries, ce qui est un inconvénient au moins aussi grave que ceux qui ont été signalés.

Il arrive quelquefois que l'on est obligé de faire boire les chevaux à la rivière : lorsque, comme en route, cela n'est qu'accidentel, il y a peu d'inconvénient, et l'on n'a guère qu'à préserver les chevaux du danger de se noyer, surtout si l'on a la précaution de ne pas les faire boire lorsqu'ils ont très-chaud. Mais, si les puits d'un quartier de cavalerie ont tari, et que, pendant un certain temps, on n'ait pas d'autre moyen d'abreuver les chevaux que de les conduire à la rivière, l'eau finit par altérer la corne, et l'on ne peut parer à cet inconvénient qu'en graissant souvent les sabots avec de l'onguent de pied ou tout autre corps gras très-consistant.

L'eau de quelques rivières, et entre autres celle de la Sèvre niortaise, tenant beaucoup de sels calcaires en dissolution, produit des engorgements des membres et des crevasses, par suite de leur fraîcheur et de l'irritation que ces sels déterminent sur la peau.

CHAPITRE III.

DES ÉCURIES.

C'est ainsi que l'on nomme les bâtiments ou parties de bâtiment servant à loger les chevaux.

Les écuries sont à un ou deux rangs de chevaux, et, dans ce dernier cas, les chevaux peuvent se trouver tête à tête ou croupe à croupe.

Un râtelier penché, très-rarement perpendiculaire, est fixé contre les parois dans la longueur de l'écurie. Quand il est penché, la partie supérieure du râtelier est distante du mur de 50 centimètres, et sa partie inférieure en est écartée de 8 centimètres pour laisser tomber dans la mangeoire les débris de fourrage et la poussière. Lorsque le râtelier est perpendiculaire, il est distant du mur de 50 centimètres. Dans les deux cas, les fuseaux, parallèles entre eux, sont distants les uns des autres de 8 centimètres. Cette partie de l'ameublement de l'écurie doit être très-solidement fixée et construite.

A une distance de 30 à 33 centimètres au-dessous du bord inférieur du râtelier est la mangeoire dont le bord supérieur est élevé du sol de 1 mètre 16 centimètres. C'est une longue caisse découverte dans laquelle on donne aux chevaux l'avoine ou le son. Le fond doit avoir environ 36 centimètres de largeur, et les côtés, un peu inclinés, surtout celui qui est opposé au mur, auront environ 30 centimètres de hauteur. Les mangeoires sont ordinairement en bois, et, dans ce cas, il faut choisir, pour leur construction, du cœur de chêne sans aubier, qui se détériorerait trop tôt. Le côté de la mangeoire opposé au mur est recouvert, à sa partie supérieure, d'une tôle que la rouille détache bientôt et dont les déchirures peuvent blesser les chevaux; d'autres fois ce sont les larges têtes des clous que l'on y implante, ou une bande de fer battu plus ou moins bien fixée, qui le garnissent, le tout dans l'intention d'empêcher les chevaux de tiquer ou de ronger. On fait quelquefois des mangeoires en pierre; alors on n'y place pas ce revêtement, et souvent les chevaux tiqueurs ou rongeurs les détériorent. Dans tous les cas, les pièces

qui forment la mangeoire doivent toujours être assemblées de manière à ce que rien de ce qu'on met dedans
ne puisse fuir.

Aux mangeoires sont fixés, à 1 mètre 40 centimètres
de distance les uns des autres, des anneaux pour attacher les chevaux. Dans la plupart des écuries, ces anneaux sont remplacés par des tringles en fer, perpen-
diculaires ou légèrement obliques, fixées supérieurement
à la mangeoire et dans le sol inférieurement. Le long
de ces tringles glisse un anneau en fer terminant la
chaîne qui remplace la longe du licou.

Dans beaucoup d'écuries, c'est dessous la saillie que
font les mangeoires qu'on loge la litière pendant le jour,
de manière que les chevaux respirent continuellement
ses émanations activées par la chaleur du local.

Les portes et les fenêtres, dont on a ordinairement
calculé l'ouverture bien plus pour la régularité au coup
d'œil à l'extérieur que pour la santé des chevaux, varient beaucoup dans leur position ; mais assez rarement
elles sont placées de manière à procurer sans inconvénient et en quantité convenable l'air et la lumière et à
pouvoir être facilement ouvertes et fermées.

Dans un coin de l'écurie se trouvent les pelle, fourche, balai, civière et baquets, et, suspendue au plancher
ou appliquée contre un mur, la lanterne qui doit servir
à éclairer l'écurie pendant la nuit et dont la faible lueur

annonce l'impureté de l'air. (Depuis quelque temps l'éclairage des écuries a été supprimé.)

Souvent les magasins à fourrages pour la provision quatridiaire sont placés au-dessus des écuries, et, à travers des planches mal jointes qui forment leur plancher, reçoivent les émanations de l'écurie et laissent tomber la poussière sur les chevaux.

Les pavés qui forment le sol sont depuis peu de temps réunis par un ciment imperméable, ce qui facilite l'écoulement des liquides au dehors, et s'oppose aux émanations fétides qui avaient lieu lorsque la terre ou le sable qui séparaient les pavés s'imbibaient des liquides excrémentitiels.

Les écuries s'ouvrent souvent sur des cours où l'on dépose les fumiers et où se trouvent quelquefois les latrines, et elles reçoivent les effluves fétides et malfaisants de ces amas d'excréments. Dans ces cours sont fixés, le long des murs, des anneaux à la même distance que dans les écuries ; ils servent à attacher les chevaux pour les panser dehors.

L'orientation des écuries et l'assise des bâtiments auxquels elles tiennent n'ont pas été basées sur des règles plus fixes que celles qui ont présidé à la disposition intérieure et particulière de ces logements des chevaux.

Ici le quartier se trouve perché sur une hauteur où il

est battu par tous les vents (1), ou bien où l'eau manque ou du moins a manqué (2), jusqu'à ce que l'autorité administrative ait fait forer un puits artésien ; ce qui faisait perdre beaucoup de temps pour mener boire les chevaux à la rivière et occasionnait de nombreux accidents ; ailleurs il est construit dans un fond, le long d'un ruisseau fangeux, espèce d'égout qui envoie ses émanations infectes dans des écuries où les ouvertures, ne pouvant admettre la lumière qu'intercepte un bâtiment voisin, ne servent qu'à laisser pénétrer ces effluves mortels (3). Là, c'est tellement sur le bord d'une rivière (4), que la moindre crue d'eau inonde les écuries ; ou bien, on a choisi pour l'asseoir un terrain marécageux (5) qui communique aux écuries une humidité qui vient s'ajouter aux autres motifs qui vicient l'air. D'autres fois, c'est enfouies sous les remparts des villes fortes (6) qu'il faut chercher les écuries, vrais cloaques où la vie des chevaux est un sujet d'étonnement et une preuve de la vigueur de leur organisation. Quand elles

(1) Laon.
(2) Niort, Nevers.
(3) Nancy.
(4) Saumur, Melun.
(5) Arras.
(6) Befort, etc.

ne sont pas adossées à un rocher (1) qui les prive d'air et de lumière, il en est que l'on trouve au centre de quartiers populeux (2) misérables et sales, où un air épais, vicié par des industries nuisibles à la santé, circule à peine ; ou bien, par un contraste surprenant, on a jugé à propos de les établir sur une langue de terre (3) presque environnée d'eau, battue par tous les vents, etc. ; ce à quoi il faut ajouter, pour les quartiers les mieux établis, l'orientation d'un certain nombre d'écuries dans une direction nuisible selon le climat, la température habituelle, ou les vents soufflant le plus ordinairement, et surtout les vices nombreux de la plupart des écuries qui servent d'infirmeries.

C'est à l'intelligence et au zèle à suppléer à ce qu'offrent de dangereux ces cas de force majeure contre lesquels on ne peut pas donner de règles fixes, et à éviter le plus possible aux chevaux leurs funestes effets.

Depuis que, par de grandes améliorations apportées dans les écuries, le pavé a été relevé et le sol rendu imperméable, que les chevaux ont été espacés plus convenablement et barrés, que l'on a proportionné leur nombre à la masse d'air que peuvent contenir leurs ha-

(1) Pontivy.
(2) Stenay.
(3) Sedan.

bitations, que les ouvertures ont été à peu près un peu moins mal distribuées, la majeure partie des inconvénients que présentaient ces logements a disparu ; mais ils ne sont pas encore entièrement exempts d'une juste critique.

Un des points par lesquels les écuries pèchent le plus, et qu'il paraît le plus difficile de détruire, c'est la présence continuelle de la litière dans le voisinage plus ou moins rapproché des chevaux, aussi doit-on s'empresser de la sortir toutes les fois que le temps le permet ; et il serait fort à propos de faire sortir les chevaux eux-mêmes, lorsque, le matin, on relève la litière, on éviterait par ce moyen une foule d'inconvénients.

En effet, il arrive très-souvent que les gardes d'écurie, qui doivent commencer à relever la litière à la sonnerie du réveil, s'y prennent avant l'heure prescrite, troublent le repos des chevaux et échappent à la surveillance pendant cette opération. S'ils ne commencent qu'au moment indiqué, la sonnerie pour le déjeuner des chevaux se fait entendre avant que la litière soit relevée, et les bottes de foin sont déliées et secouées sur le fumier qui a été poussé au milieu de l'écurie ; elles peuvent et doivent même fréquemment contracter, dans les parties en contact avec ce fumier, un goût et une odeur désagréables. C'est souvent à cause de cela qu'il reste un peu de foin dans les râteliers, qu'il s'en trouve par terre que les chevaux ont tiré et qu'ils foulent aux pieds. Cette diminution sur la ration, si petite qu'elle soit, ne peut manquer de devenir nuisible si l'on considère que la quantité d'aliments accordée aux chevaux de troupe est fixée avec la plus stricte économie. Les chevaux délicats, timides, un peu souffrants, ceux qui prennent leur nourriture lentement, dépérissent parce que leurs voisins, mieux disposés, rattrapent sur la ration de ceux-là ce que le dégoût leur fait perdre.

Souvent on rencontre sur les tas de fumier de la paille qui serait encore bonne pour faire de la litière, et souvent aussi en trouve dans la litière, roulée sous les mangeoires ou derrière les chevaux, des parties entièrement pourries qui auraient dû être rejetées : c'est le résultat de la paresse, malheureusement trop naturelle à l'homme. Dans le premier cas, les gardes d'écurie, trouvant qu'il y a trop de litière et trop à faire pour la relever, en jettent une partie, et les chevaux sont mal couchés ; dans le second, ils trouvent trop pénible de porter la civière jusqu'au tas de fumier, et ils laissent dans la litière des parties qui augmentent ses mauvais effets sur l'air de l'écurie. La difficulté de la surveillance, lorsqu'elle doit s'étendre sur plusieurs écuries séparées, en même temps qu'elle s'exerce sur la distribution du repas, ou bien son défaut, lorsque la litière est relevée avant l'heure qui appelle les officiers, sous-officiers et brigadiers aux écuries, favorise cette négligence.

Il n'arrive que trop fréquemment que, lorsque les gardes d'écurie relèvent la litière, ils font brutalement appuyer les chevaux qui les gênent dans cette opération. Alors les accidents les moins graves sont ceux qui résultent des atteintes que les chevaux se donnent, et l'on ne peut préciser la gravité de ceux que produisent les coups de fourche appliqués sur la croupe ou sur les côtes, de ceux donnés au ventre avec le bout de cet instrument, des coups de sabot sur les canons des chevaux, etc.

Enfin, et cette considération est la plus importante, lorsqu'on relève la litière, on fait dégager abondamment dans l'écurie les gaz alcalins et carboniques qu'elle recèle par suite de son imprégnation de l'urine et des autres liquides excrémentitiels dont la chaleur de l'écurie fait séparer les parties les plus volatiles. Sous l'influence de cette même chaleur, les parties aqueuses se vaporisent, et l'air des écuries, lourd, épais et irritant, ne fournit à la respiration qu'un élément funeste. Souvent le petit nombre et la mauvaise disposition des ouvertures s'opposent à la sortie de ces vapeurs nuisibles, tandis que l'expansion de ces émanations, contre-balançant la tendance de l'air extérieur à pénétrer dans tous les endroits où il peut avoir accès, prive encore les chevaux de son effet salutaire.

Pour éviter tous ces inconvénients, dont le tableau est loin d'être exagéré et qui contribuent puissamment à la perte des chevaux et à leur peu de durée, il faudrait ne relever la litière que lorsque les chevaux seraient dehors des écuries. On pourrait s'y prendre de la manière suivante :

Immédiatement après le réveil, on donnerait le déjeuner; on pourrait secouer le foin sur le pavé qui est en arrière de la litière, et qu'on aurait balayé, sans risquer de lui faire contracter de mauvais goût ni de mauvaise odeur. Dès que les chevaux auraient fini ce repas, ordinairement peu long, on emploierait le temps, habituellement inoccupé, qui le sépare du pansage, à promener les chevaux ; les gardes d'écurie profiteraient de cette absence pour relever la litière ; les sous-officiers et brigadiers de semaine auraient toute facilité à surveiller cette opération et à la faire faire convenablement. Toutes les fois qu'il ne pleuvrait pas, on sortirait la litière qui sécherait ou au moins s'aérerait. Les portes et fenêtres étant ouvertes, rien n'entretenant la chaleur dans l'écurie, son atmosphère étant mise en mouvement par les manœuvres des gardes d'écurie, les vapeurs nuisibles seraient balayées par l'air extérieur ; et, quand les chevaux y rentreraient, soit après le pansage, soit pour y être pansés, si, comme il arrive très-souvent, la température des matinées ne permettait pas de les laisser dehors dans une complète immobilité, ils auraient échappé à une de leurs principales causes de maladies, ils auraient respiré au dehors un air pur bien nécessaire après l'air fétide de la nuit, et ils se seraient livrés à un exercice très-convenable.

Il faudrait un bien mauvais temps pour suspendre l'emploi de ce moyen; et, lorsqu'il serait tel que l'on ne pourrait promener les chevaux, ce qui est fort rare, on profiterait du moment où ils vont boire pour relever la litière.

Malgré l'imperméabilité et la pente du sol des écuries, il est convenable de le laver de temps en temps pour enlever les résidus d'excréments desséchés qui altèrent la pureté de l'air, et dont l'odeur désagréable annonce la présence. Cette opération aura un résultat plus complet et plus favorable, si l'on ajoute une certaine quantité de chlorure désinfectant à l'eau dont on se sert pour ce lavage.

CHAPITRE IV.

SOINS DE LA PEAU.

a. Du pansage. On entend par pansage l'action méthodique sur le corps du cheval des instruments destinés à entretenir sa propreté.

La transpiration insensible, en se desséchant, couvre la peau du cheval d'une crasse abondante qui en obstrue les pores ; la sueur qui sèche sur les poils y laisse un résidu qui les réunit et les agglutine ; la poussière, l'humidité des écuries, la litière et les sucs excrémentitiels dont elle n'est que trop souvent imprégnée, s'y attachent, et il résulte de tout cela une malpropreté , un air misérable, non-seulement répugnant à l'œil et peu en harmonie avec les habitudes militaires, mais encore, pour le cheval lui-même, un sentiment de malaise, un prurit gênant qui le portent à se gratter avec ses pieds et ses dents, ou à se frotter contre les corps durs qui sont autour de lui, pour peu que l'on néglige de l'en débarrasser ; et cette négligence, qui, du reste, est loin d'exister dans les régiments, amènerait les maladies de la peau, et, par suite, celles des organes qui sympathisent avec elle.

Mais l'excès en tout est nuisible, et les choses les meilleures par elles-mêmes peuvent être accompagnées de circonstances qui les rendent mauvaises.

On fait habituellement deux pansages par jour, et il faudra longtemps encore pour persuader tous les cavaliers que l'emploi convenable de ce moyen hygiénique, si favorable aux chevaux, devient funeste par sa fréquence. En effet, lorsque l'état de la peau, ou d'autres circonstances exceptionnelles dépendantes de la thérapeutique ou de l'hygiène, ne prescrivent pas les fréquents pansages, les frictions qui le constituent ne font qu'irriter l'organe cutané, exalter sa sensibilité et le rendre plus impressionnable à l'action de l'air tant extérieur que des écuries ; par là on expose les chevaux aux maladies que l'on voulait éviter, en entretenant, disait-on, la transpiration cutanée, car cette fonction est d'autant plus facilement arrêtée ou ralentie par le moindre abaissement positif ou relatif de la température, qu'elle avait plus d'activité.

Ce ralentissement ou cette suppression peuvent avoir lieu, soit que l'on panse les chevaux à l'écurie, soit qu'on les panse dehors. Dans le premier cas, c'est pendant que leur peau est irritée par des frictions réitérées qui activent ses fonctions et y attirent le sang, ou immédiatement après qu'elles sont terminées, que l'on expose les chevaux, pour les faire boire, au froid ou à la pluie qui ont nécessité le pansage à l'écurie, et qui produisent un effet révulsif proportionné à la sensibilité de l'organe sur lequel il a lieu.

Lorsqu'on panse les chevaux dehors, à moins que la température ne soit très-douce, il arrive des phénomènes analogues, parce que les cavaliers ont ordinairement deux ou trois chevaux à panser, et que, lorsque ayant bien étrillé, bouchonné ou brossé l'un, ayant excité les fonctions de sa peau et élevé sa température, ils le quittent pour opérer sur l'autre, ils laissent le premier exposé à l'action d'une température plus basse, dont l'action révulsive ne peut être mise en doute. Cet effet, réitéré deux fois tous les jours, doit être un puissant auxiliaire à l'atmosphère malsaine des écuries pour le développement de la morve, de la phthisie pulmonaire et de l'hydrothorax qui causent la mort de plus des neuf dixièmes des chevaux que l'on perd dans les régiments.

Il est rare que des maladies aiguës naissent sous l'influence de pansages mal dirigés : le peu d'énergie de leurs mauvais effets amène de légères inflammations des viscères respiratoires, inflammations dont les signes sont insaisissables, mais dont la fréquente répétition donne aux lésions qu'elles produisent un caractère de chronicité et de gravité qui les rend incurables lorsqu'on peut les reconnaître.

Plusieurs fois déjà, dans le cours de cet ouvrage, *de longs et fréquents pansages* ont été conseillés comme préservatifs de l'influence fâcheuse de certains agents hygiéniques, et ce conseil paraîtrait être contradictoire avec ce qui est dit ici. Mais, dans ce cas, on doit entendre que ces pansages seront débarrassés des accessoires nuisibles qui sont signalés dans ce chapitre, et que les chevaux auxquels on appliquera ce précepte d'hygiène éprouveront successivement, sans interruption, toutes les opérations dont le pansage se compose; que pendant sa durée, et quand il sera terminé, ils ne seront pas exposés à l'action d'un air froid et humide, à celle d'un vent pénétrant dont la force est augmentée par sa réflexion contre une muraille, et qu'ils seront immédiatement et le plus complétement soustraits à toute espèce d'influence fâcheuse. Du reste, il faut considérer que ces pansages ont pour but d'amener à l'enveloppe cutanée une certaine irritation dérivative, espèce de traitement hygiénique, et que, dans les cas ordinaires, ils n'ont pour but que l'entretien de la propreté de la peau.

Outre les modifications à apporter dans le mode et la fréquence du pansage, on pourrait apporter, dans les heures auxquelles on le fait, un changement qui le mettrait plus en rapport avec son but et le rendrait plus salutaire.

Il est certain que le matin, lorsque la peau des chevaux porte la trace des impuretés avec lesquelles elle a été en contact pendant la nuit, il est nécessaire, ne fût-ce que pour se conformer aux bonnes habitudes de propreté militaire, de la débarrasser de ce qui la souille ; mais c'est toujours à cette partie de la journée que le travail a lieu, et, pendant sa durée, les fonctions de la peau sont assez excitées pour que l'action des instruments de pansage ne soit pas aussi indispensable pour obtenir cet effet. On pourrait donc se contenter alors d'un bouchonnement qui donnerait au poil tout son lustre, et d'un coup d'éponge sur les yeux et aux naseaux qui les débarrasserait des mucosités qui s'y sont desséchées.

Mais c'est une heure après la rentrée du travail, lorsque la partie aqueuse de la sueur s'est évaporée, lorsque abonde dans le poil le résidu de la transpiration insensible, lorsque la boue desséchée ou la poussière se joignent aux causes précédentes pour occasionner aux chevaux une gêne analogue à celle qu'éprouve l'homme sous des influences pareilles, c'est alors que le pansage serait bien convenable. La température de ce moment de la journée permettrait plus souvent de sortir les chevaux ; s'il est nécessaire de les panser dans les écuries, les mouvements des cavaliers hâteraient le renouvellement de l'air vicié par les émanations plus abondantes de la peau, et au moins l'on saisirait conséquemment le moment où les chevaux sont *sales* pour les rendre *propres*, au lieu d'attendre pendant quatre ou cinq heures pour arriver au pansage du soir. Pendant ce temps les chevaux souffrent de leur état de malpropreté ; il peut y avoir résorption d'une partie des produits de la transpiration insensible qui trouvent obstrués les pores qui leur servent de dégagement ; l'air de l'écurie est plus chaud, plus humide et plus lourd que dans toute autre partie de la journée, et la santé des chevaux s'altère par toutes ces causes.

En été, on pourrait présenter les chevaux à l'abreuvoir, afin qu'ils apaisent la soif que doivent avoir développée la chaleur et l'exercice, et ils mangeraient avec plus d'appétit leur dîner que ce pansage aurait précédé.

En résumant une partie de ce qui a été dit dans le chapitre précédent et dans celui-ci, on procéderait ainsi qu'il suit à l'emploi de la journée pour le cheval :

Au réveil, déjeuner ;

Après le déjeuner, sortie des chevaux, pendant laquelle la litière serait relevée ;

A la rentrée des chevaux, bouchonnement ;

Abreuvoir ;

Avoine ;

Travail, sauf des considérations qui seront présentées plus loin;

Au retour du travail, s'il y a de la poussière, éponger les yeux et les naseaux ; s'il y a de la boue, éponger les membres hors des écuries ; les chevaux trouveront la paille dans le râtelier ;

Une heure après le retour du travail, desseller et panser à fond les chevaux ;

Abreuvoir ;

Dîner ;

A quatre heures, abreuvoir, avoine, paille ;

De six heures à huit, s'il fait chaud, les chevaux seront attachés hors des écuries ; en rentrant, ils trouveront leur litière faite et leur souper dans le râtelier.

On se sert, pour panser les chevaux, d'une étrille, d'un bouchon de paille, d'une époussette, d'une brosse, d'une éponge et d'un peigne. Depuis le nombre d'années que ces instruments sont employés, on n'en a pas ajouté un bien important, le cure-pied, dont l'usage journalier ne pourrait manquer d'habituer les chevaux à lever leurs pieds, de s'opposer aux altérations de la corne, et conviendrait contre la malpropreté de la face inférieure du pied, qui, quoique non apparente, ne devrait pas exister.

L'étrille, qu'il est inutile de décrire ici, peut déchirer la peau si l'on n'a pas le soin, quand elle est neuve, de la frotter contre une pierre dure pour émousser ses dents. On ne doit l'employer que sur les endroits qui recouvrent des parties molles et qui sont garnis de poils; le bouchon la remplace sur ceux qui sont très-voisins des os, comme la tête, l'épine dorsale, les hanches et le bas des membres depuis les jarrets et les genoux, et sur ceux où elle ne pourrait passer, ou bien où elle produirait une impression douloureuse, tels que l'interars et la face interne des membres. L'étrille est quelquefois, entre les mains de cavaliers brutaux, un instrument dangereux par rapport aux coups qu'ils donnent, avec les marteaux qui la garnissent, sur la tête, les côtes ou la croupe.

Le bouchon, quand il doit remplacer l'étrille, est fait avec une corde de paille bien serrée et entaillée; mais, quand on bouchonne les chevaux pour enlever la sueur, la boue ou l'eau, c'est avec des poignées de paille sèche que cette opération doit se faire. Le foin, qui absorbe plus facilement l'humidité, conviendrait mieux si son emploi à cet usage ne diminuait pas trop la ration.

L'époussette est ordinairement un lambeau de drap ou une queue de cheval dont on se sert après l'étrille et après le bouchon, pour chasser la poussière qu'ils ont soulevée.

On se sert de la brosse pour enlever la crasse dont l'étrille et le bouchon ne se sont pas chargés, et que l'époussette n'a pas fait partir ; ses crins doivent être assez rudes pour produire cet effet.

L'éponge sert à laver d'abord les yeux, la bouche et les naseaux, puis l'anus, les parties génitales et les mamelles, dont elle doit enlever l'humeur sébacée. Étant exprimée et de nouveau imbibée d'eau, on s'en sert pour laver la base de la crinière et le tronçon de la queue, parties inaccessibles aux autres instruments de propreté. On unit ensuite avec le peigne, et sans les arracher ni les casser, les crins hérissés par ce lavage, et l'on extrait le plus possible l'eau qui y reste ou qui s'est répandue sur les parties environnantes.

Chez quelques chevaux, toute la peau ou seulement quelques-unes de ses parties, comme celles surtout qui recouvrent le ventre et le plat des cuisses, sont douées d'une sensibilité excessive, peut-être une espèce de disposition au chatouillement, qui leur rend insupportable l'action des instruments de pansage. Il faut empêcher

que les cavaliers, dans un excès de zèle mal entendu, et
au risque des dangers qu'ils courent, ne s'obstinent à
employer la force qu'on les voit mettre à faire agir
l'étrille, la brosse ou le bouchon. Outre la douleur que
ces frottements occasionnent au cheval (douleur dont
il faut le préserver, autant que possible, dans toutes les
circonstances et dans toutes les espèces), il se livre à
des mouvements désordonnés qui le fatiguent, ébran-
lent ses fers, et dans lesquels il peut se donner des contusions ou des efforts d'articulations plus ou moins
graves; et, de plus, on risque d'amener à la peau une
irritation maladive permanente dont le résultat serait de
faire redouter au cheval l'approche de l'homme, de le
rendre craintif, difficile à harnacher et à ferrer. On
remplace pour ces chevaux les effets de pansage habituels par un gant en crin, ou au moins par une poignée
de paille ou de foin, au frottement desquels on accoutume les chevaux en l'exerçant doucement et graduellement.

Les effets de pansage peuvent servir d'agents à la
transmission des maladies contagieuses, surtout quand
les principaux symptômes de ces affections se montrent
à la peau; mais, dans l'incertitude de leur effet dans
d'autres cas, leur désinfection ou leur destruction sont
prescrites lorsqu'ils ont servi à des chevaux morveux,
et il ne faut pas négliger d'étendre ces prescriptions à

la musette, petit sac de toile dans lequel les effets de pansage sont contenus, et dont les cavaliers se servent souvent comme d'époussette.

b. Des crins. Tous les mois, les chevaux de troupe sont soumis à une opération qui a pour but de faciliter l'entretien de la propreté des membres : on leur fait les crins, c'est-à-dire on coupe très-ras les poils longs et rudes qui croissent le long des tendons. Quand on se borne à cela, c'est une bonne méthode ; elle empêche le séjour de la boue et de la crasse dans ces parties ; elle permet de les sécher promptement quand elles sont mouillées et leur donne une apparence plus gracieuse.

A la même époque, on coupe un peu l'extrémité des crins de la crinière, pour les maintenir à une longueur à peu près uniforme ; ceux du toupet, afin qu'ils n'arrivent pas dans les yeux ; et ceux de la queue, qui, d'après les règlements, ne doivent arriver qu'à *quatre doigts* au-dessous de la châtaigne, sans doute afin qu'ils soient moins exposés à se salir.

Mais lorsqu'on ajoute à cela de couper au ras de la paroi les poils qui recouvrent le biseau et qui facilitent l'écoulement de l'eau sur la corne ; lorsque l'on coupe ceux qui garnissent l'intérieur de la conque et qui s'opposent à l'introduction des corps étrangers et à l'abord trop vif de l'air dans l'oreille ; lorsqu'on brûle les poils de la ganache, ceux qui sont autour du nez, des lèvres et des yeux; que l'on arrache le long poil qui, dès le commencement de l'hiver, garnit, en y maintenant la chaleur, le ventre et les cuisses, alors c'est un raffinement de coquetterie dont les inconvénients sont signalés par l'utilité de ces productions dont on prive les chevaux.

A l'époque où l'on fait les crins, il n'est pas rare d'avoir à signaler plusieurs accidents survenus aux chevaux, provenant tous de la brutalité des cavaliers, et principalement des plaies plus ou moins graves faites avec les ciseaux dont on se sert pour les crins.

c. Des bains et des lotions. On entend par bain l'immersion plus ou moins complète et plus ou moins prolongée des chevaux dans l'eau froide.

Les bains sont très-salutaires, surtout quand on les fait prendre dans l'eau courante : ils nettoient la peau, donnent du ton aux muscles, excitent l'action des organes digestifs, calment la chaleur générale; mais la manière dont on les administre aux chevaux de troupe ne peut produire ces effets avantageux.

C'est seulement sur la fin du printemps, pendant l'été et au commencement de l'automne, que l'on peut faire baigner les chevaux. A cet effet, aussitôt que le pansage du soir est terminé, on les conduit à la rivière, et à peine y sont-ils entrés, qu'on les en fait sortir ; souvent c'est tout au plus s'ils sont mouillés. Et cependant ceux qui peuvent s'échapper des mains de cavaliers timides ou maladroits indiquent bien, en refusant de suivre leurs camarades qui défilent devant eux, en fuyant les hommes qui veulent les reprendre, en battant l'eau pour la faire rejaillir sur leur corps et en s'y couchant, le besoin qu'ils ont d'un bain complet et quelle agréable sensation il leur fait éprouver.

Les bains donnés d'après la méthode en usage ne doivent faire ressentir aux chevaux que leurs mauvais effets. Par rapport à la différence de température qui existe entre la peau et l'eau, le premier sentiment que fait éprouver un bain d'eau froide a quelque chose de pénible ; il y a constriction de la peau et afflux du sang sur les viscères. Ce n'est qu'après quelques instants de séjour dans l'eau que l'équilibre s'établissant, les effets salutaires du bain ont lieu ; une agréable fraîcheur se fait sentir, la peau se distend, les pores absorbent le liquide rafraîchissant, et le bien-être remplace l'accablement et la chaleur qui rendaient le bain nécessaire. Mais on fait sortir les chevaux de la rivière avant que ces effets ne soient produits, parce que le temps manque, ce qui ne serait pas un obstacle si le bain remplaçait le pansage habituel de trois heures.

On peut, en rentrant à l'écurie, bouchonner les chevaux ; mais cela n'est nécessaire que lorsque la rivière est très-près du quartier ; l'évaporation lente de l'eau, sous l'influence de la température toujours assez élevée des écuries, n'a aucun danger lorsqu'il n'y a pas de courant d'air, et prolonge les effets rafraîchissants du bain.

C'est surtout les jours où les chevaux ont manœuvré aux allures vives que le bain leur serait favorable, s'il durait au moins vingt minutes ; mieux que les instruments de pansage, il débarrasserait leur peau et leur poil de la poussière, des produits de la transpiration insensible et du résidu de la sueur ; il redonnerait aux muscles la vigueur et l'élasticité que la fatigue pourrait avoir enlevées, et calmerait l'irritation générale produite par la même cause.

La température des bains de rivière, subordonnée à celle de l'atmosphère, peut varier entre quinze et vingt degrés au-dessus de zéro.

Il faut éviter de faire baigner les chevaux quand ils ont chaud (ce qui peut arriver lorsqu'on a beaucoup de chemin à faire pour les conduire à la rivière), c'est un précepte trop généralement connu pour qu'il soit besoin d'entrer dans des détails à ce sujet.

Les bains peuvent être plus nuisibles qu'avantageux dans quelques circonstances : ainsi on évitera d'en faire usagé lorsqu'on n'aura, pour les faire prendre, que des eaux stagnantes, malsaines : des rivières à fond vaseux, bourbeux, dont les chaleurs de l'été auraient considérablement abaissé le niveau, ou bien dont le lit inégal serait parsemé de roches contre lesquelles les chevaux pouraient se blesser ; de petites rivières ou ruisseaux dont le cours ombragé et dont le fond rempli de sources ne contiennent qu'une eau trop froide, dure et crue.

Les bains dans l'eau de mer offrent les mêmes avantages que ceux de rivière, et sont même plus toniques que ces derniers par rapport aux sels que contient cette eau ; il faut, dans les rares occasions que l'on a d'en faire usage, bouchonner les chevaux dès qu'ils sont secs, pour enlever ces sels et éviter ainsi l'irritation qu'ils pourraient déterminer à la peau.

Pendant l'été, on sort les chevaux pendant une heure ou deux avant leur dernier repas, et on les attache dans les cours pour les soustraire, au moins pendant ce temps, à l'air chaud et malfaisant de leurs écuries . on est obligé alors de les surveiller attentivement, pour éviter les accidents qui pourraient résulter de la gaieté que fait naître en eux le bien-être qu'ils éprouvent de ce bain d'air pur et frais.

La plupart des officiers ont soin de faire laver les membres de leurs chevaux lorsqu'ils rentrent couverts de boue; mais on se contente de bouchonner les chevaux de troupe, et la boue qui reste, séchant moins vite que l'eau qui l'aurait enlevée, entretient, dans les parties qu'elle salit, un froid humide d'où résultent souvent, surtout dans la mauvaise saison, des crevasses, des engorgements plus ou moins rebelles, qui doivent avoir un effet général nuisible.

Au retour des manœuvres et des promenades d'été, on fait éponger les yeux, les naseaux et la bouche des chevaux, pour enlever la poussière qui y est attachée.

CHAPITRE V

DE LA FERRURE.

On entend par ferrure la série d'opérations dont le but est de fixer un fer à la face plantaire de l'ongle ou sabot dont on a méthodiquement réduit la longueur.

Le premier et le plus important effet de la ferrure est d'empêcher l'ongle de s'user sur le sol; en outre, elle sert à pallier certains vices de conformation ou altérations du sabot, à rectifier quelques vices d'aplombs et à réagir sur les allures. En thérapeutique, la ferrure a des applications dont l'étude est interdite ici, où l'on n'a à considérer son influence que sous les quatre points de vue précédents, en y ajoutant l'examen de son influence dans l'action de ferrer.

A. *De l'influence de la ferrure considérée dans l'action de ferrer*. Le plus ordinairement, lorsqu'on doit ferrer les chevaux, on les conduit à la forge. Un assez grand nombre de chevaux témoignent, pour cet endroit, une répugnance que l'on surmonte presque toujours par des moyens de rigueur, soit en leur donnant des saccades pour les faire marcher à reculons, soit en les frappant pour les faire avancer, soit en leur mettant le torche-nez ; les moins malheureux parmi ces récalcitrants sont ceux auxquels on couvre les yeux et qui marchent alors avec une crainte produite par leur cécité momentanée et par l'incertitude de ce qui va leur arriver.

Par rapport au petit nombre d'heures que le service, les repas, l'instruction, etc., laissent disponibles pour ferrer, il se trouve habituellement à la forge un grand nombre de chevaux : beaucoup d'entre eux sont effrayés par le bruit et par le mouvement qui s'y font ; le fer rouge qui sort du fourneau, le marteau qui retentit sur l'enclume, les allées et venues rapides, les cris des maréchaux, tout cela les épouvante, et leur frayeur, accrue par la brusquerie avec laquelle on les pousse, ou bien avec laquelle on leur lève un pied, sans examiner si les trois autres sont dans une position convenable pour soutenir le corps, par le souvenir de douleurs éprouvées antérieurement dans le même lieu et avec les mêmes circonstances, les fait se défendre, se livrer à des mouvements désordonnés qui portent le trouble autour d'eux, et que l'on calme de suite par l'emploi du torche-nez, souvent précédé par des coups, brutaux témoignages de l'impatience et de l'humeur des maréchaux ferrants et des cavaliers.

Enfin, soit qu'il s'y prête volontiers, soit que la douleur le rende docile, le cheval se laisse lever un pied dont on enlève le vieux fer, opération dans laquelle on peut détériorer la paroi si l'on n'a pas eu la précaution de bien détacher les rivets des vieux clous ; puis on passe au raccourcissement de l'ongle, qui comporte deux opérations.

Dans la première, au moyen du rogne-pied sur lequel on frappe avec le brochoir, on *abat* la paroi, que l'on peut mettre de travers en ne l'abattant pas également, ou faire éclater à sa face externe, si l'ouvrier donne au rogne-pied une trop grande inclinaison dans ce sens, surtout si la corne est sèche ; quand toute la corne est dure, les maréchaux se servent du même procédé pour enlever une partie des arcs-boutants (au détriment de la conservation de la forme du pied) et de la sole ; ces coups peuvent, par leur force et leur répétition, ébranler, *étonner* le pied, et ils continuent la série de douleurs dont la ferrure est cause.

Dans la seconde des opérations qui ont pour but le raccourcissement de l'ongle, on se sert du boutoir pour *parer* la sole et la paroi. Mais il peut arriver que celles-ci, trop dures naturellement ou ayant acquis, par l'application antérieure de fers brûlants, une rigidité qui les rend difficiles à couper, résistent aux efforts du maréchal ; alors, par paresse, il n'en enlève qu'une petite partie, fait porter dessus le fer rouge, et, attendrissant la corne par ce moyen, il la pare facilement à sa volonté. En même temps il pare la fourchette, dont il diminue le volume ; ce qui, avec l'affaiblissement des arcs-boutants, augmente la disposition qu'a le pied à se rétrécir sous l'influence de la ferrure.

La tendreté qu'acquiert la paroi par l'application du fer rouge n'est que momentanée ; elle est due, outre le caractère de fusibilité de la corne, à l'afflux des sucs de cette partie que la chaleur appelle à sa surface et dont la prompte destruction occasionne une sécheresse nuisible à la conservation du pied. De cette sécheresse résultent des seimes, des avalures, des pieds dérobés, cerclés, encastelés, et retenant mal le fer parce qu'ils éclatent aisément sous le clou.

La facilité avec laquelle la corne, ainsi échauffée et ramollie, se laisse couper est souvent un des motifs qui font raccourcir le pied outre mesure : il en résulte 1° que la sole de corne n'a plus une épaisseur suffisante pour garantir la sole de chair, et que les chevaux peuvent boiter par ce seul fait ; 2° que l'ongle repoussera plus rapidement, et que bientôt une nouvelle ferrure avec tous ses inconvénients sera nécessaire pour diminuer sa longueur.

On appelle *faire porter* le fer l'action de le présenter sur le pied pour voir s'il a la tournure et l'étendue de la surface plantaire. Quand cette opération est terminée, le fer peut s'appliquer exactement à toute la circonférence de la paroi ; alors on dit qu'il *porte bien*, ce qui ne l'empêche pas de pouvoir être de travers, si, comme il a été dit, la paroi a été inégalement diminuée. Il *porte mal* s'il ne touche pas à toute l'étendue du bord plantaire du pied, ou s'il appuie sur la sole. Dans le premier cas (ce qui est plus rare, vu la destruction, égale sur tous les points, qu'opère la chaleur brûlante du fer), outre qu'il offre moins de solidité, il fatigue les points sur lesquels il opère une trop forte pression ; dans le second cas, il fait boiter le cheval tôt ou tard, selon la force avec laquelle il comprime la sole.

Dans l'opération de faire porter le fer, il ne faut qu'un instant infiniment court pour que la chaleur, se communiquant aux parties vives du pied, produise les accidents connus sous le nom de *sole chauffée* ou *brûlée*, suivant le degré de brûlure qu'elle amène. Ces accidents sont ordinairement plus communs lorsque le fer que l'on fait porter n'a pas une chaleur rouge, parce qu'alors l'ouvrier le tient plus longtemps appuyé, et rien n'empêche le calorique de pénétrer dans les parties vives ; tandis que, lorsqu'il est rouge, son empreinte est bientôt faite, et la partie qu'il a charbonnée est un obstacle à la communication de la chaleur.

Il sera question, dans un autre article, de la ferrure à froid.

Dès que le fer est ajusté au pied, le maréchal le refroidit en le mouillant : cette espèce de trempe, en le rendant cassant, contribue aux accidents qui peuvent survenir à la corne lorsqu'elle n'est pas protégée par un fer.

L'opération d'implanter les clous dans la corne, pour fixer le fer au pied, se nomme *brocher*. Il peut arriver que les clous sortent trop près du fer, alors on dit qu'on a *broché bas*. La petite quantité de corne qu'ils prennent dans ce cas empêche que le fer ait la solidité convenable. Le même résultat a lieu quand les clous sont implantés, haut ou bas, dans de la mauvaise corne qui ne peut les retenir et qu'ils tendent encore à détériorer.

Si, au contraire, ils sortent trop loin du fer, ce qui s'appelle *brocher trop haut*, ils peuvent gêner, serrer les parties vives ou même les blesser, accidents connus sous le nom de *piqûre* ou d'*enclouure*, et d'autant plus graves que les clous qui les occasionnent ont pénétré plus avant dans le pied ou qu'ils restent plus longtemps en place.

Ces mêmes accidents auront plus infailliblement lieu si le maréchal n'a pas le soin de donner une direction convenable à l'*affilure*, dépression en biseau à la pointe qui facilite la sortie du clou.

Plusieurs autres motifs peuvent encore les occasionner, et c'est ce qui arrive quelquefois quand, en déferrant, on n'a pas eu le soin d'enlever les morceaux de vieux clous qui seraient restés dans l'épaisseur de la paroi et qui, étant rencontrés par la pointe de ceux que l'on implante, peuvent la faire dévier et la diriger vers l'intérieur du pied, ou pénétrer eux-mêmes dans le vif ; ou bien encore, un clou pailleux peut se diviser dans l'épaisseur de la corne, une partie peut sortir et l'autre aller gêner ou blesser la chair cannelée. Des clous trop faibles sont sujets à se couder et ainsi à produire une compression douloureuse ; s'ils ont, au contraire, la lame trop forte relativement à l'épaisseur de la paroi, ils peuvent la faire éclater ou comprimer les parties sensibles qu'elle recouvre.

Lorsque les clous n'ont pas leur tête et leur collet en rapport de dimension avec l'étampure, ils peuvent, étant trop gros pour elle et n'y entrant pas suffisamment, fixer mal le fer, faire une saillie qui les expose à être bientôt arrachés ou cassés, surtout, dans ce dernier cas, s'ils sont fabriqués avec du fer aigre et cassant ; ou bien, la lame étant trop petite pour le trou qui la reçoit, les clous laissent vaciller le fer, et, par les ébranlements fréquents qu'ils reçoivent, finissent par s'arracher et laisser le cheval pied nu.

On appelle *river* l'action par laquelle, après avoir coupé la plus grande partie du clou qui déborde la corne, on fait faire à ce qui reste un crochet que l'on noie à coups de brochoir, en soutenant la tête avec les tricoises, dans une petite cavité pratiquée à la corne : ce petit crochet se nomme *rivet*.

Si en faisant ces rivets on n'a pas opposé une résistance assez forte sur la tête des clous, on peut les avoir repoussés avec le brochoir ; et, alors mal affermis, ils vacillent et s'arrachent aisément.

Si les rivets sont trop petits, ils n'offrent pas assez de résistance aux efforts qui agissent sur la tête des clous, ils se cassent ; et les clous, n'ayant plus le point d'appui qu'ils leur offraient, s'arrachent au moindre choc.

S'ils sont trop gros, ils peuvent blesser le membre opposé ; par suite des efforts qu'ils font sur la corne, ils agrandissent la cavité qui devait les cacher ; alors ils se relâchent et cessent de donner aux clous un appui assez ferme.

Enfin les coups de brochoir que l'on donne sur les rivets peuvent ébranler le sabot, et il en est de même des coups au moyen desquels on applique exactement sur la paroi les pinçons qui garnissent certains fers.

B. *De la ferrure appliquée à de bons pieds, considérée sous le rapport de son influence sur la conservation de la corne.* Les exemples assez fréquents de chevaux qui, pour avoir perdu leurs fers et pour avoir marché quelque temps pieds nus, ont eu l'ongle usé jusqu'au sang, sont suffisants pour qu'il soit inutile de discuter la nécessité de la ferrure, du moins en France, et pour les chevaux de troupe. Que la corne soit molle ou sèche, qu'elle se casse ou se déchire, que le pied soit bon ou qu'il soit défectueux, le même résultat a lieu, ce n'est qu'une affaire de temps ; et si, sur différents chevaux déferrés et progressant sur le même terrain, les uns ne peuvent marcher qu'une heure, tandis que les autres continueront pendant une journée, tous n'en deviendront pas moins boiteux.

La boiterie qui résulte de la perte du fer n'a pas seulement pour cause l'usure de l'ongle. Le pied du cheval, quand il n'est pas ferré, est élastique ; au moyen de cette propriété, il s'élargit lorsqu'il supporte le poids d'une partie du corps, et reprend sa première forme dès qu'il n'éprouve aucune pression. Les parties sensibles que recouvre l'ongle partagent cette élasticité, cèdent ou se rétractent avec le mouvement de la corne. Le fer que l'on fixe au pied anéantit l'exercice de cette propriété, tant qu'il lui oppose sa résistance : dès que, par un accident quelconque, il n'est plus interposé entre le sol et la corne, celle-ci reprend son élasticité ; mais ce n'est que par des tiraillements douloureux que les parties vives suivent ces mouvements alternatifs d'élargissement et de resserrement qui ne leur étaient plus habituels, et le cheval cesse de faire sur le pied, siége de cette douleur, un appui ferme qui la renouvelle ou l'augmente à chaque pression.

La perte de l'élasticité du pied n'est pas le seul inconvénient qu'entraîne la ferrure. En s'opposant à l'exercice de cette propriété, en renfermant la corne dans un anneau inflexible, le fer nuit à sa croissance normale. L'ongle, plus évasé à son bord inférieur qu'à sa partie supérieure, croîtrait dans ce sens si cette direction n'était pas gênée, tandis qu'il ne peut que s'allonger et, par rapport à l'obstacle qu'il trouve à son élargissement, comprimer d'une manière plus ou moins douloureuse les parties qu'il recouvre : aussi voit-on l'ovale du pied être d'autant plus allongé et la marche sans fer être d'autant plus pénible que les chevaux sont plus vieux.

En s'allongeant sous la protection du fer, la corne change, chaque jour, les rapports d'aplombs entre le pied et les parties supérieures des membres, d'où il résulte, dans chaque articulation et dans les tendons, des tiraillements d'autant plus forts que le sabot est plus long.

Dans les régiments, les maréchaux ferrants, par rapport à l'économie à laquelle la modicité de l'abonnement les oblige, renouvellent la ferrure le moins souvent possible ; ils attendent que les fers soient tout à fait usés et qu'on leur ordonne de ferrer des pieds devenus d'une longueur démesurée : alors ils raccourcissent la corne autant qu'ils le peuvent, pensant éviter ainsi un renouvellement trop fréquent pour leurs intérêts, et occasionnent, par la trop grande différence qui se trouve dans la longueur du pied, avant et après l'opération, une gêne, un malaise et quelquefois une douleur qui contribuent à aggraver les autres causes de destruction des chevaux, ou à borner la durée de leur service par rapport à la perte des aplombs et de la force des membres.

Il arrive souvent que des boiteries dont on a cherché inutilement la cause disparaissent par le seul fait d'avoir paré le pied et de l'avoir réduit à une longueur telle qu'il ne rejette plus en arrière le paturon et le boulet, et n'occasionne plus, dans la station comme dans la progression, des efforts continuels et inusités de la part des muscles fléchisseurs.

L'habitude qu'ont les maréchaux de ferrer à chaud est, après la perte de l'élasticité du pied occasionnée par le fer, la principale cause des altérations de la corne. C'est à l'impression réitérée d'un fer brûlant, qui ne l'amollit momentanément qu'en attirant ses sucs à la partie brûlée, qu'il faut attribuer son desséchement, une partie de son resserrement et sa friabilité. C'est de là que viennent les seimes, les avalures, qui font boiter les chevaux ou empêchent que les fers ne tiennent sous les pieds ; accidents d'autant plus graves et plus fréquents que l'ongle était naturellement sec, rigide, dérobé, encastelé, ou bien mou, faible et sans consistance.

Pour que les fers remplissent parfaitement les intentions qui les font placer, ils doivent avoir une forme et des dimensions relatives aux mêmes conditions de configuration et d'étendue chez les pieds auxquels on les applique, afin qu'ils ne puissent joindre à leur action protectrice des effets nuisibles autres que ceux qui ont été signalés.

Sous le rapport de la forme, ils doivent se modeler parfaitement sur celle du pied et suivre exactement ses contours ; il existe à ce sujet un axiome qui dit que *le fer doit être fait pour le pied et non le pied pour le fer.* Si l'on s'écarte de ce principe, le fer, qui ne cède pas, fera céder la corne, la déformera, exercera une compression partielle ou générale sur les parties vives, et il en résultera ou une boiterie qui mettra immédiatement le cheval hors d'état de servir, ou une gêne dont la réaction sur toute l'économie rendra le service moins bon et nuira à sa durée.

L'*ajusture*, qui fait partie de la forme du fer, consiste en une convexité qu'on lui donne, de manière à ce qu'une partie de sa face supérieure porte sur la paroi, sans que le restant de sa largeur touche à la sole. Lorsque cette convexité n'est pas assez prononcée dans toute l'étendue du fer, on dit qu'il n'a pas assez d'ajusture. Dans ce cas, il peut porter sur la sole, la fouler et donner lieu à la contusion que l'on nomme *sole battue*. Si c'est seulement dans un ou plusieurs points de son étendue que le fer pèche par défaut d'ajusture, celle-ci est dite *fausse;* le fer produit alors, sur les parties de la sole sur lesquelles il porte, des accidents analogues à celui désigné ci-dessus et qui prennent le nom de *bleimes*.

Si, au contraire, la convexité est trop forte, l'appui n'est pas franc, le pied vacille sur la surface courbe que lui offre le fer; les mouvements sont raccourcis et précipités par rapport au peu de solidité que les pieds trouvent sur le sol, et les muscles locomoteurs sont obligés à de grands efforts qui amènent bientôt la fatigue. En outre, des accidents pareils à ceux résultants d'une ajusture insuffisante peuvent être produits ici par la facilité qu'ont la terre, les cailloux et autres corps durs à se loger entre le fer et la sole.

L'examen de la distribution des étampures, ordinairement au nombre de huit, complète les observations à faire sur la forme des fers. Ces étampures doivent être placées de manière à ce que les clous auxquels elles donnent passage puissent être implantés dans la partie la plus épaisse de la corne, partie qui occupe une place différente aux pieds de devant et aux pieds de derrière, et, dans chacun de ceux-ci, à la partie interne ou à la partie externe de la paroi; elles seront, en outre, à une distance telle du bord externe du fer, que la pointe des clous ne puisse pénétrer que dans le milieu de l'épaisseur de la paroi.

Trop près du bord externe, elles font dire que le fer est *étampé maigre;* les clous ne prennent pas assez de corne, et, fixant le fer d'une manière peu solide, exposent le cheval à se déferrer promptement. Si, au contraire, elles sont trop éloignées de ce même bord, on dit que le fer est *étampé gras*, et l'on risque alors de piquer ou d'enclouer les chevaux.

Sous ces deux rapports, les étampures sont considérées comme appartenant à un fer juste pour le pied; car, si le fer est trop large, il peut, sans danger que l'on pique, être étampé gras, de même qu'il peut être fixé solidement avec une étampure maigre, s'il n'a pas la même largeur que le pied. Les inconvénients qui peuvent résulter de ces vices de dimensions seront détaillés plus loin.

L'épaisseur de la paroi, dépendante de la forme de

certains pieds , guide encore sur la place que peuvent occuper les étampures relativement à la rive externe du fer.

Enfin les étampures seront espacées régulièrement et de manière à occuper sur le fer le plus de place possible dans les limites qui leur sont assignées par l'épaisseur ou la qualité de la corne. Cette place variera encore suivant que le fer est destiné à un pied antérieur ou à un pied postérieur.

Trop rapprochés, les clous peuvent faire éclater la paroi, et le fer n'est pas solidement attaché ; trop peu nombreux et trop espacés, le fer manque encore de solidité.

Sous le rapport des dimensions, le fer peut pécher par excès ou par défaut de longueur, de largeur et d'épaisseur, soit dans toute son étendue, soit dans quelqu'une de ses parties.

Les fers trop longs ou trop larges s'arrachent aisément par suite des efforts que font les chevaux pour les retirer des obstacles qui agissent sur le rebord qu'ils présentent.

Si , dans les pieds de devant, le fer est trop long de la pince, le mouvement du membre est raccourci et relevé, et le cheval est exposé à butter. Si c'est à un pied postérieur que ce trop de longueur se trouve, ce prolongement peut atteindre le fer du pied antérieur ; d'où

résulte l'action de forger, ou frapper les talons ou les
tendons, et y occasionner, par ses chocs répétés, des
contusions toujours graves (*atteintes, nerf-férures*).

Lorsque ce sont les branches du fer qui sont trop
longues, le mouvement est ralenti, le fer peut porter sur
les talons, les meurtrir et faire naître des bleimes. Si
c'est aux pieds antérieurs, il résulte, du retard que cet
excès de longueur apporte dans le lever, que les pieds
postérieurs les atteignent; d'où résultent non - seulement l'action de forger et les autres accidents qui ont
été signalés, mais encore l'ébranlement du fer et quelquefois son arrachement.

Lorsque les fers sont trop larges (ou *garnissent* trop)
en dedans, ils ont l'inconvénient, à chaque pas que fait
le cheval, de couper ou d'*entre-tailler* le membre opposé
dont le pied peut aussi poser sur le rebord de ce fer,
l'ébranler, l'arracher, ou, ralentissant le lever du pied
auquel il est fixé, faire broncher le cheval.

Si le fer, sans garnir trop, a ses branches trop larges
en dedans ou *trop couvertes*, il est trop pesant ou trop
faible, inconvénients dont il sera parlé plus loin.

Les excès de dimensions rendent donc les fers trop
lourds, gênent la liberté des mouvements, dérangent les
aplombs, fatiguent la corne, exposent le cheval à se déferrer, et ces dangers sont encore plus imminents lorsqu'ils se joignent à une trop grande épaisseur du fer,

épaisseur qui, seule et lors même que le fer aurait la largeur et la longueur convenables, peut produire ces inconvénients.

Quand les fers sont trop courts (et cela ne se rencontre guère que pour les branches), les mouvements sont plus prompts; mais les parties que le fer ne garantit pas sont sujettes aux accidents que peut produire un terrain dur et inégal. Les talons étant plus abaissés que la pince, le poids du corps n'est pas également réparti sur toute la circonférence du pied; les tendons fléchisseurs et les ligaments du boulet sont tiraillés, les muscles sont obligés à de plus grands efforts, et la fatigue survient promptement.

Les fers trop étroits, c'est-à-dire qui ne garnissent pas assez, que la corne déborde, présentant une surface moins étendue que celle du pied, n'offrent pas un appui assez solide; ils tiennent les quartiers et les talons resserrés, ne garantissent pas suffisamment la corne des lésions que peuvent produire les aspérités du sol; et, en les plaçant, on est exposé à piquer les chevaux. Si l'étroitesse du fer dépend de celle de ses branches, qui alors ne sont pas assez couvertes, il laisse la sole trop à nu et ne remplit pas convenablement ce but de la ferrure, qui est de protéger la corne contre l'action du sol. Si le fer est trop mince, il est trop tôt usé, oblige à de fréquentes ferrures et aux accidents qui peuvent accompagner cette opération , peut plier en quelqu'une de ses parties et léser la sole.

Enfin les fers dont l'épaisseur n'est pas également répartie changent les aplombs en élevant davantage une partie aux dépens de l'autre, occasionnent par là, dans les ligaments et les tendons , des tiraillements fatigants , pressent plus fortement sur la corne dans les endroits où ils sont plus épais, la font croître plus vite et augmentent ainsi l'inconvénient qui résulte de leur confection vicieuse. Ceci doit s'appliquer particulièrement aux crampons qui , lorsqu'ils ne sont pas utiles pour retenir les chevaux sur un terrain glissant, ne font que leur nuire , soit en rejetant l'appui sur la pince si on en a placé deux , soit en mettant le pied de travers s'il n'y en a qu'un. Ils sont cause aussi de la gravité des atteintes que les chevaux se donnent eux-mêmes, et de celle des coups de pied qu'ils lancent , soit aux autres chevaux, soit aux hommes.

Les *mouches*, par lesquelles on remplace quelquefois les crampons , et les *bosses*, qu'on lève, dans diverses circonstances , dans la longueur des branches , offrent aussi tous les inconvénients des fers dont l'épaisseur est inégale.

C. *De la ferrure considérée comme servant à pallier certains vices de conformation et les altérations de la corne.* Lorsque le pied a les formes, les dimensions et les conditions de solidité convenables, la ferrure, malgré tous ses inconvénients, est nécessaire pour sa conservation, et sans elle les chevaux de troupe ne pourraient rendre aucun service ; elle l'est bien davantage lorsque, par son moyen, on peut corriger ou pallier certaines imperfections naturelles ou acquises du pied, et qui ne sont pas portées au point d'empêcher les chevaux de servir.

Ces imperfections se rattachent 1° à son défaut ou à son excès, général ou partiel, de volume, et à ses vices de direction ; défectuosités qui sont presque toujours accompagnées de l'excès ou du défaut de densité et du manque de liant de la corne ; 2° à certaines lésions chroniques affectant la corne ou les parties qu'elle recouvre.

Les fers qui conviennent dans la majorité de ces cas ont une forme et un volume qui les rendraient défectueux si on les appliquait à de bons pieds ; ils varient suivant les diverses imperfections auxquelles on les oppose, et leur solidité ainsi que leur durée seront toujours d'autant plus bornées qu'ils diffèrent davantage des fers ordinaires.

a. Excès de volume. Les pieds volumineux chargent les membres, ils nuisent à la liberté des mouvements, exposent les chevaux à butter, et occasionnent bientôt la fatigue. Ces inconvénients seraient aggravés par la ferrure, si les fers avaient une épaisseur proportionnée à leurs autres dimensions; on est donc obligé de les faire plus minces, et, par conséquent, de renouveler leur application plus souvent; comme, dans ces sortes de pieds, la paroi est ordinairement plus faible et moins consistante, les clous y tiennent moins bien, et l'on court le risque de *piquer;* et, comme la sole est peu épaisse, on est plus exposé à la brûler.

Dans beaucoup de ces pieds, l'ongle a si peu de solidité, qu'on les nomme pieds *gras* ou *mous.* Dans ce cas, ils retiennent encore plus mal les clous, qui cèdent au moindre effort, déchirent la corne, surtout quand les chevaux marchent sur le pavé; et, une fois cette corne privée de la protection du fer, son peu de solidité fait qu'elle est bientôt détruite et que le cheval est pendant un certain temps hors de service.

L'inconvénient est encore plus grand quand la paroi, par son obliquité, se rapproche trop de la ligne horizontale et que la sole n'offre aucune concavité. Dans ce cas, le pied est dit *plat*, et l'on est obligé d'élargir les branches du fer sur leur rive interne pour garantir la face plantaire du pied, trop rapprochée du sol, ce qui ne peut se faire qu'aux dépens de son épaisseur et de sa durée.

Les pieds *combles*, c'est-à-dire ceux dans lesquels la sole, au lieu d'offrir une concavité, est convexe, nécessitent des fers dits à bord renversé ; mais, comme c'est un motif d'exclusion du service militaire, il n'en sera pas parlé davantage.

Avec cette exubérance anormale ou seulement ce défaut de concavité, il arrive souvent que la sole se déchire facilement au lieu de s'enlever par écailles comme dans les bons pieds. Ce défaut de consistance, qui lui fait donner le nom de *sole baveuse*, ajoute au peu d'efficacité qu'elle tient de sa forme à protéger la sole de chair, et augmente la fâcheuse influence des pieds plats sur le service et la durée des chevaux en qui on les rencontre.

Le trop grand développement de la fourchette l'expose à des meurtrissures provenant d'une pression trop forte dans l'appui : sa substance peut alors s'altérer, l'adhérence de ses fibres se détruire, ou tout au moins se relâcher ; alors on la nomme aussi *baveuse*, et elle cesse de garantir convenablement le coussinet plantaire. Ce défaut nécessite un fer à crampons ou à fortes éponges qui, outre leur influence fâcheuse sur les aplombs et les allures, augmentent sa pesanteur aux dépens de sa solidité ; car ordinairement le reste de la corne dans laquelle la fourchette est baveuse n'offre pas une grande résistance.

Enfin les pieds plats ont presque toujours des talons

bas et faibles sur lesquels l'appui est douloureux , peu solide, et auxquels il se développe fréquemment des bleimes : cette disposition oblige à tenir les branches du fer plus longues , ce qui nuit toujours à la rapidité et à la franchise des allures, et expose les chevaux à forger.

Les pieds peuvent être trop longs ; cet excès de dimension , qui ne peut avoir lieu que vers la pince , a pour effet de diminuer l'étendue de terrain embrassée à chaque pas en rendant les allures plus relévées , de faire butter les chevaux, de les faire forger et se déferrer quand il se rencontre aux pieds postérieurs. En reportant la masse sur les talons, il occasionne, dans les tendons fléchisseurs et dans les ligaments des articulations inférieures des membres, un tiraillement qui accélère la ruine des aplombs et réagit douloureusement sur tous les organes. Dans ce cas , la manière rationnelle de parer le pied, et qui consiste à ne pas toucher à la pince, s'il est encore possible d'espérer que ce vice de proportion disparaîtra, ajoute à son influence sur les aplombs, à moins qu'on ne la corrige par l'emploi de crampons ou de fortes éponges qui rejettent le poids vers la pince, mais dont les inconvénients ont été signalés.

b. Défaut de volume. Quand le pied est trop petit dans toutes ses parties relativement au volume du corps, l'appui est moins solide ; après l'exercice sur un terrain dur, il est ordinairement douloureux par rapport à la pression que sa corne sèche et dure exerce sur les parties sous-jacentes où le sang abonde. Cette corne est sujette à éclater et retient mal le fer.

Souvent dans ces pieds les talons sont trop hauts ; alors le poids qu'ils doivent supporter est rejeté sur la pince, qui, dans ce cas, a une direction plus perpendiculaire, et le cheval, dit *pinçard*, n'exécute plus que des mouvements raccourcis, près de terre et sans solidité.

A ce défaut se joint fréquemment le resserrement des quartiers et des talons, qui rend le pied *encastelé ;* la pression que la corne exerce sur les parties vives peut ajouter la boiterie aux autres inconvénients de ce vice de proportion.

De la hauteur et du resserrement des quartiers et des talons résulte la concavité de la sole qui fait dire le pied *creux.* Souvent, dans ce cas, la fourchette, comprimée par la paroi, a trop peu de volume, s'altère, devient *échauffée, pourrie,* douloureuse ; et, de même que lorsqu'un trop grand développement est pour cette partie une cause de souffrances continuelles et d'altération de sa texture, l'ulcère nommé *crapaud* peut s'établir sur le coussinet plantaire qu'elle ne garnit plus convenablement.

A ces défectuosités provenant du défaut de volume

se joignent, pour les aggraver, la sécheresse et la rigidité de la corne qu'augmente à chaque ferrure la destruction de ses sucs par l'impression d'un fer brûlant ; aussi éclate-t-elle sous les clous et conserve-t-elle mal les fers, que l'on est souvent obligé d'étamper irrégulièrement pour pouvoir implanter les clous dans les parties où l'on compte trouver encore assez de solidité pour les maintenir. Pour les pieds de derrière, où c'est seulement aux quartiers et aux talons que la paroi offre assez d'épaisseur pour que l'on puisse y brocher des clous sans danger, on est obligé de resserrer les étampures sur l'extrémité des branches ; et ce rapprochement, qui tend à faire éclater la corne, nuit encore à la solidité du fer qui ne se trouve pas fixé dans sa plus grande étendue.

C'est le plus ordinairement aux pieds antérieurs que les défectuosités par excès de volume se rencontrent, et les pieds postérieurs sont plus fréquemment atteints de celles qui tiennent au défaut de développement, quoique cependant les uns et les autres puissent les présenter tous deux.

c. Inégalité de volume. Les pieds, considérés dans l'un des bipèdes antérieur ou postérieur, peuvent être inégaux ; c'est ordinairement par défaut de volume de l'un d'eux que cette différence a lieu. Elle entraîne chez celui-là les inconvénients qui ont été signalés pour les pieds trop petits.

Quand les quartiers ou les talons du même pied ont une inégalité marquée et plus grande, ou en sens inverse de celle qui se rencontre naturellement entre le quartier interne qui est plus faible et le quartier externe, c'est toujours aux dépens de la solidité et de la conservation du cheval. Ce n'est qu'au moyen d'une ferrure bien dirigée que l'on peut empêcher la prompte usure résultant de ce qu'une partie faible supporte le même poids et quelquefois un plus grand que les autres.

Certaines lésions de la corne, de la sole de chair et même de l'os du pied peuvent exister sans que les chevaux soient pour cela susceptibles de réforme ; mais leur influence sur le service de ces chevaux l'abrégerait considérablement si la ferrure, qui souvent les a occasionnées, ne venait les modifier en les palliant ou en les faisant disparaître.

Ainsi les pieds *dérobés,* qui, par suite de sécheresse ou de cassures de la corne, retiennent difficilement un fer que l'on y fixe avec peine ; ceux atteints de fissures longitudinales que l'on nomme *soies* ou seimes, qui, par leur profondeur, peuvent mettre à découvert les parties vives, les pincer et occasionner la boiterie ; ceux sur la sole desquels l'os du pied fait faire une ou deux saillies nommées *oignons* ; ceux dont les talons bas et faibles sont constamment affectés de contusions désignées sous le nom de *bleimes*, etc., réclament des ferrures particulières qui, étant bien appropriées aux indications, facilitent un travail qui serait impossible sans elles.

D. *Influence de la ferrure sur les aplombs.* Les différentes positions que le pied occupe sur le sol en s'y appuyant peuvent dépendre, outre l'action des rayons articulaires et des articulations des membres, de la longueur ou de la brièveté de tout l'ongle ou seulement de quelques-unes de ses parties. On a vu, dans les précédents articles, quelles étaient ces diverses manières d'appuyer, et, par rapport à leur cause, quelle était leur influence sur le service des chevaux de troupe.

Si la ferrure peut remédier, du moins en partie, à cet appui vicieux provenant du pied, elle a à peu près le même effet lorsqu'il est occasionné par une direction des rayons articulaires des membres hors de la ligne des aplombs, direction qui se prolonge jusqu'au pied ; mais on ne doit user des moyens qu'elle offre à cet égard qu'autant qu'ils pourront avoir une efficacité certaine sur le vice d'aplomb que l'on veut corriger, sans amener dans le pied, dans sa contexture et dans sa forme une altération qui pourrait être plus grave que le mal que l'on voudrait détruire.

Pour rectifier les défauts d'aplombs qui proviennent d'un vice dans les dimensions et dans la direction de la corne, c'est seulement à l'épaisseur plus ou moins grande du fer que l'on a recours ; l'action du boutoir sur le pied semblerait le favoriser, dans ce sens qu'il faut se garder d'abattre ou de parer les parties qui pèchent par excès de volume, et que, au contraire, il faut couper le plus possible celles qui ont le plus de développement. Dans le premier cas, on laisse un obstacle mécanique à la croissance de la partie, croissance que l'on favorise dans le second.

Lorsque le pied est bon et bien fait, qu'il n'est déjeté hors de la ligne d'aplombs que par la direction d'une des articulations inférieures, on peut le faire concourir avec le fer pour ramener dans la direction convenable les parties situées au-dessous de cette articulation. Le plus ou moins de longueur de la pince ou la plus ou moins grande élévation des talons, provenant de la quantité de corne que l'on pourra couper ou laisser, de l'épaisseur du fer ou des crampons que l'on y ajoute, peuvent, à la longue, ramener, quand ils ne sont pas exagérés, les vices d'aplombs pour lesquels on désigne un cheval, comme *sous lui, campé de devant ou de derrière, droit de devant, arqué, brassicourt* ou *rampin*.

Il en est de même pour les chevaux *panards* ou *ca- gneux, qui se coupent*, que l'on peut chercher à redresser, soit en agissant sur les quartiers et les talons, soit par l'épaisseur des branches du fer ou par les bosses qu'on lève en différents points de ces branches.

Il ne faut cependant pas que ces défauts prennent naissance dans une partie trop élevée des membres, parce qu'alors l'action que l'on voudrait diriger sur elle se produirait en sens contraire sur les parties les plus voisines qui en seraient tiraillées sans résultat avanta- geux ; en outre, s'exerçant d'abord sur le pied, cette action pourrait y occasionner quelque détérioration qui nécessiterait par la suite une ferrure diamétralement opposée, dont les conséquences seraient de favoriser forcément le vice que l'on aurait intempestivement cherché à corriger.

E. *Influence de la ferrure sur les allures.* D'après ce qui a été dit précédemment, plus les talons sont élevés, moins le pied est porté à abandonner promptement le sol et plus l'allure est raccourcie. Un effet différent ré- sulte nécessairement de la cause opposée. Dans cette hauteur relative des talons et dans la longueur compa- rative de la pince, au bipède antérieur ou au postérieur, soit que ces dimensions proviennent de la corne, soit qu'elles dépendent du fer ou de ses appendices, gît toute l'influence que la ferrure peut avoir sur la rapidité de la progression ; et cette influence se fait sentir quelles que soient les causes qui réagissent sur les allures. C'est assez indiquer que l'on ne doit l'employer que lorsque ces causes pourront être efficacement attaquées par son moyen sans nuire à la conservation du pied ; tandis que l'on devra s'en abstenir lorsqu'elles se trouveront dans la forme ou la longueur du corps, ou dans une direction très-prononcée des membres, motifs trop puissants pour pouvoir être combattus par la ferrure avec un succès constant et sans danger pour les pieds.

F. *Ferrure à froid.* Ainsi qu'on l'a vu précédemment, une grande partie des inconvénients de la ferrure résulte de l'application d'un fer brûlant sur la corne, soit que, produisant des accidents instantanés, il chauffe ou brûle le pied, soit que, n'agissant qu'à la longue, il dessèche le sabot et contribue puissamment à l'altération de la forme du pied. On peut éviter ces accidents et d'autres encore, ainsi qu'il sera dit, en ferrant à froid, c'est-à-dire en ne faisant jamais porter le fer chaud sur le pied, et ne se servant, pour conformer sa configuration et ses dimensions à celles du pied, que du coup d'œil, du tâtonnement, que l'habitude finit par faire disparaître, et de certains moyens mécaniques dont il sera question.

En Espagne, et probablement dans d'autres pays où, comme dans celui-ci, la nature du sol et le climat font un des caractères de race de la petitesse du pied, de la sécheresse et du peu de liant de la corne, on ferre toujours les chevaux à froid. Peut-être cet usage, d'une haute antiquité, provient-il de la nécessité d'éviter les accidents qu'occasionnerait l'application du fer chaud sur une corne pareille; et tout au moins a-t-il ce résultat.

On ne peut pas regarder comme le motif principal de cette manière de faire, ou du moins comme la facilitant beaucoup, la plus grande malléabilité du fer dans ce pays, malléabilité telle que l'on peut ajuster les fers, lever des pinçons et des crampons sans mettre au feu, mais qui, certainement, n'est pas assez grande pour permettre au fer à cheval, ainsi que le pensent quelques personnes, de s'adapter aux irrégularités de la partie de la face plantaire sur laquelle il doit porter; irrégularités que l'empreinte du fer chaud fait disparaître, et qu'il faut une grande habitude pour ne pas laisser exister en ferrant à froid. Il est certain que, si le poids du corps amenait un résultat pareil, rien n'empêcherait, par le même motif, que le fer ne continuât à s'écraser et à déborder tout autour de la paroi, à céder dans celles de ses parties qui seraient en contact avec les cailloux, et, par suite, à blesser la sole.

On a prétendu que les fers appliqués à froid sont moins solides que ceux mis à chaud, et quelques essais ont paru confirmer cette manière de voir, qu'une plus longue expérience prouve non-seulement n'être pas tout à fait juste, mais encore être diamétralement opposée à ce qui arrive, puisque l'usage habituel de la ferrure à froid met la corne à l'abri de l'altération qui la fait éclater et empêche ainsi les clous d'y tenir.

En effet, la solidité de la ferrure dépend du contact exact du fer avec la corne dans toute l'étendue où il doit avoir lieu et du rapport de dimensions des deux parties, de la distribution convenable des étampures, de la bonne qualité des clous et de leur implantation régulière et suffisamment distante du bord plantaire dans un bon pied, de la bonne confection des rivets; or ces conditions peuvent se rencontrer tout aussi bien dans le fer mis à froid que dans celui mis à chaud : la première paraît la plus difficile à remplir, mais elle n'est pas impossible, et il ne faut qu'un peu d'habitude pour l'obtenir. Cependant, si l'on soumet à des allures vives, dans des chemins raboteux, pierreux, montueux, enfin aux conditions qui éprouvent la solidité de la ferrure, des chevaux ayant également de bons pieds et qui seront ferrés avec toutes les conditions de solidité, les uns à chaud, les autres à froid *pour la première fois*, il peut arriver que ces derniers perdent plus de fers et plutôt que les autres ; mais cela ne prouve rien contre la méthode , car les conditions de solidité détaillées plus haut étant également remplies , ce n'est pas le fait, insignifiant par lui-même dans ce cas , d'avoir mis le fer chaud ou froid sur la corne avant de le fixer aussi solidement que possible qui peut amener un résultat défavorable. Il en existe donc une cause qu'il faut chercher ; peut-être se trouve-t-elle dans ce qui s'est passé antérieurement, et peut-être se rencontre-t-elle dans les motifs qui vont être détaillés.

Il est convenu, et personne ne le nie, que la ferrure à chaud amène dans la paroi un certain degré de sécheresse. Le défaut de liant qui en résulte est nécessairement plus marqué à la surface plantaire, où l'action desséchante a été immédiate, qu'au biseau, où elle n'arrive qu'en s'affaiblissant graduellement et où elle est combattue par l'afflux des sucs nourriciers ; et ses degrés varient d'intensité dans l'étendue de la paroi suivant la distance qu'occupent, entre ces deux points extrêmes, les points où on l'examine.

Quand on ferre un cheval, après avoir enlevé l'excédant de corne, on arrive à la partie à laquelle le fer doit être fixé, et qui, très-voisine de celle qui a été abattue, présente un degré de sécheresse fort élevé ; mais, par rapport à son caractère de fusibilité, par rapport à l'action dilatante du calorique, elle se tuméfie, sa consistance prend un certain degré de souplesse et d'élasticité par l'effet premier et momentané du fer rouge que l'on y pose ; et les clous que l'on y implante, lorsqu'elle est ainsi préparée, sont pressés en raison de l'écartement qu'ils occasionnent dans un corps qui tend à revenir sur lui-même.

Mais, si, pour adapter le fer au pied, on le présente froid au lieu de l'appliquer chaud, l'ongle n'éprouve pas cet effet de dilatation et n'acquiert pas ce degré d'élasticité momentanée, et l'on implante les clous dans une corne sèche et sans ressort. Alors manque une des principales causes de solidité du fer, et il n'y a plus, dans les deux cas, l'égalité de conditions nécessaire pour que la comparaison entre eux soit justement établie.

Si, cependant, on ne se décourage pas par un premier essai malheureux ; si l'on n'abandonne pas légèrement une méthode dont le raisonnement prouve l'excellence et à qui il ne manque, pour le confirmer, que la sanction de l'expérience qu'amène le temps ; si ce pied ferré à froid une première fois, et dont la solidité de la ferrure n'a pas été satisfaisante, est de nouveau traité de la même manière, il arrivera qu'à la seconde ferrure la corne qui vient après celle que l'on enlèvera, n'ayant pas été altérée par le fer chaud et ne conservant qu'à un faible degré l'altération résultante de ferrures antérieures, offrira aux clous un appui solide, ce qui ne fera qu'augmenter dans les ferrures suivantes ; et, à la troisième ou à la quatrième, on pourra établir la lutte entre les deux méthodes sans désavantage.

La ferrure à froid sera difficile à introduire dans les régiments ; il faudra y former les maréchaux, et, pour cela, on aura à vaincre la mauvaise volonté qu'ils opposeront à une méthode qui supprime la facilité avec laquelle se coupe la corne chauffée ; et il n'est pas aisé d'enseigner à qui ne veut pas apprendre. Mais le raisonnement, la persuasion, les récompenses, et, au besoin, les moyens coercitifs, amèneront l'emploi de cette méthode importante, non-seulement par rapport au pied, à qui elle évite les accidents instantanés et consécutifs produits par le dessèchement de la corne (ce qui est déjà beaucoup), quoique la ferrure à froid soit sans influence sur la déformation du pied occasionnée par la présence du fer comme il a été dit), mais encore par rapport à la santé générale et au caractère du cheval, qui ne seront plus exposés aux modifications fâcheuses qu'ils éprouvent à la forge. En effet, une fois cette mesure adoptée, on ne conduira plus les chevaux à la forge pour les ferrer ; le maréchal, muni de ses fers tout ajustés et de ses outils, ira ferrer devant les écuries, à la place où le cheval, habitué d'être pansé, n'aura plus de motifs de crainte, où il ne sera ni dérangé par ses voisins, ni effrayé par tout ce qui se passe à la forge dont l'éloignement donnera la certitude que le fer est bien froid quand on le pose sur le pied , et où la présence continuelle de chefs sera un obstacle aux mauvais traitements.

Pour faciliter aux maréchaux la confection des fers tout ajustés et appropriés aux différents pieds, on a inventé le *podomètre*, par lequel on remplace, pour la ferrure à froid, les deux brins de paille au moyen desquels ils prennent quelquefois la longueur et la largeur du pied, modifiant ensuite le fer pour la tournure lorsqu'ils le font porter à chaud.

On se sert de plusieurs de ces instruments qui offrent à des degrés différents les avantages que leurs inventeurs leur ont attribués, mais dont aucun ne présente la même perfection d'action que la lame de plomb qu'on leur substitue et qui, se modelant avec une grande précision sur les diverses courbes qui peuvent se rencontrer dans le contour du bord plantaire de la paroi, donnant exactement la longueur du pied dans chacun de ses côtés , étant d'une manœuvre prompte et facile, portative et point couteûse, mérite à tous égards la préférence.

Les auteurs des divers podomètres regardent comme un des avantages de cet instrument la possibilité de prendre sur un registre le modèle des pieds de tous les chevaux d'un escadron ou d'une batterie , et de ne pas être obligé, à chaque ferrure , d'en prendre la mesure ;

mais cet avantage est à peu près illusoire, car l'effet du
fer étant d'amener la déformation du pied dans une
succession lente et continuelle de temps et d'action, la
mesure d'une année ne peut pas servir l'année d'après,
et il faut quelquefois moins de temps pour amener une
différence sensible. Cet instrument peut donc être regardé comme un objet de luxe et n'a aucune utilité bien
réelle.

Il n'en est pas de même de la râpe au moyen de laquelle on détruit les ondulations produites sur le bord
plantaire de la paroi par les coups successifs du boutoir, et qui, dans les ferrures à chaud, sont nivelées par
le fer rouge. Cet instrument remplace avantageusement
le large boutoir au moyen duquel, dans les pays où la
ferrure à froid est en usage, on enlève d'un seul coup
et d'une manière uniforme le bord de la paroi. Chez
nos chevaux, l'exubérance de la fourchette, qui ne se
rencontre pas chez ceux de ce pays, serait un obstacle
à ce que l'on se servît convenablement de cet outil.

G. *Ferrure sans contrainte.* Soit timidité et ignorance,
ou appréhension de douleurs dont le souvenir se ré-
veille, soit maladresse ou brutalité de la part de ceux
qui tiennent les pieds ou qui ferrent, il se trouve des
chevaux qui s'opposent avec plus ou moins de force à
laisser renouveler leur ferrure. Alors, pour venir à bout

de vaincre leur résistance et de leur pratiquer cette indispensable opération , il n'est sorte de moyens barbares que l'on ne mette en usage. Le torche-nez au nez, aux oreilles , aux lèvres , aux mâchoires , autour de la tête ou du corps, est celui que l'on emploie avec ses variantes ou ses complications, dès que le cheval remue, avant même de chercher quelle est la cause de ses mouvements ou de sa défense. Puis viennent les différents trousse-pieds, et entre autres la longe fixée par une de ses extrémités à la queue et de l'autre embrassant le paturon, enfin les diverses espèces de travails et l'abatage.

Ces moyens violents, auxquels on n'a pas recours sans effrayer le cheval par des cris et des imprécations et sans le meurtrir par des coups , augmentent la répugnance que les chevaux éprouvent pour la ferrure , répugnance qui se traduit même chez quelques-uns par la haine ou l'effroi que leur inspirent les maréchaux ferrants ou tout autre individu affublé de leur tablier de peau. Les accidents qui en résultent , qu'on les connaisse sur-le-champ ou qu'ils ne se décèlent que par leurs suites, sont fort nombreux et amènent la ruine ou la mort prématurée d'une grande quantité de chevaux , sans compter les blessures graves ou mortelles que les hommes peuvent recevoir dans leurs luttes avec les chevaux.

Beaucoup de cavaliers avaient employé ou essayé différents moyens pour éviter ces luttes pénibles et dangereuses ; mais il appartenait au capitaine autrichien Constantin Balassa de les réduire en une méthode qui, convenablement appliquée, réussit pour tous les chevaux, comme l'expérience le démontre, lorsqu'on y porte la patience nécessaire. On ne pourrait rien ajouter ici aux préceptes que renferme la brochure de M. Balassa, traduite par M. le général de Brack, qui doit se trouver entre les mains de toutes les personnes qui aiment les chevaux et s'en occupent, et faire supprimer rigoureusement toute espèce de moyen de contrainte et de torture pour ferrer les chevaux.

HYGIÈNE

VÉTÉRINAIRE MILITAIRE.

LIVRE II.

LIVRE II.

ÉTUDE DES MODIFICATIONS APPORTÉES CHEZ LES
CHEVAUX DE TROUPE, PAR LES DIFFÉRENCES DE
RAPPORT DANS LEURS ORGANES ET LEURS PARTIES,
ET DE LEUR INFLUENCE.

L'action des agents extérieurs qui doivent servir à la
conservation des chevaux de troupe n'est pas la même
sur tous : nuisible ou favorable, elle varie d'intensité
et de mode non - seulement selon sa puissance, mais
encore selon les différences qui se rencontrent chez les
chevaux qui y sont soumis. Produites par plusieurs
causes, ces différences dépendent toutes du rapport qui
existe entre les fluides et les solides et de la nature de
ceux-ci. Ce rapport et cette nature sont les résultats de
l'acclimatement, des habitudes, des âges, des sexes et

de l'influence permanente du climat qui produit les races et constitue les tempéraments et les idiosyncrasies. C'est à l'étude de chacun de ces agents, dont la connaissance est indispensable pour modifier l'action de ceux dont il a été parlé, que ce deuxième livre est consacré.

CHAPITRE Ier.

DE L'ACCLIMATEMENT.

On nomme *acclimatement* le travail d'où résulte le changement d'habitudes que les organes doivent subir lorsqu'un individu quitte le pays où il a été élevé, ou celui dans lequel il a vécu longtemps, pour en habiter un autre dont le climat est différent.

Ce travail et ces révolutions sont d'autant plus pénibles et s'opèrent d'autant plus difficilement que les différences dans les climats sont plus sensibles, que les fatigues de la migration ont été plus considérables, que l'accroissement est plus près de sa fin, que les chevaux sont moins vigoureux ; ils n'ont presque jamais lieu sans des altérations plus ou moins graves, passagères ou permanentes de la santé, et assez souvent ils occasionnent la mort.

C'est à ce travail d'acclimatement qu'il faut attribuer les nombreuses maladies que l'on a à traiter chez les chevaux de remonte. Ces maladies sont plus fréquentes parmi les chevaux provenant des dépôts de la Normandie et du Poitou, plus rares parmi ceux qui proviennent de la Bretagne et des Ardennes, et plus graves chez les chevaux qui arrivent des dépôts de remonte du Midi.

Plusieurs causes établissent les motifs de ces différences ; mais, par rapport à l'âge auquel les chevaux de remonte sont achetés, et si l'on considère que c'est l'époque où l'accroissement se termine, la principale doit être la différence de nourriture.

Dans la Normandie et dans le Poitou, la grande étendue du terrain consacré à fournir des aliments aux herbivores, la fertilité du sol, font que les chevaux sont nourris avec une espèce de prodigalité et le plus longtemps possible avec des aliments verts ; la valeur pécuniaire à laquelle on les estime leur fait donner des soins, souvent plus intéressés qu'éclairés, qui amollissent leur tempérament ; et, au moment où ils doivent être mis en vente, on exagère encore cette nourriture et ces soins. Livrés à l'administration de la guerre, les chevaux trouvent tout à coup, au lieu du superflu de la veille, la stricte ration du jour. Cette différence dans la nourriture suffit pour amener dans les organes digestifs un état de malaise qui réagit sur tous les autres et les rend plus impressionnables à l'action d'agents étrangers aux habitudes.

Si cette cause agit avec force sur des chevaux dont le développement est achevé et qui n'ont besoin de nourriture que pour leur entretien et en proportion de leur travail, elle a une énergie bien plus redoutable sur ceux qui n'ont pas encore atteint le volume auquel ils doivent parvenir, et dont les organes, infiltrés par les sucs blancs du jeune âge, attendent le sang qui doit leur donner l'étendue, la fermeté et l'élasticité nécessaires. Ce fluide, dont la masse est proportionnée d'abord à celle des aliments, ensuite à d'autres causes dont ce n'est pas ici le lieu de parler, étant fourni en trop petite quantité, ne peut porter dans tout le corps les éléments réparateurs et le stimulus qu'attend la nature. Il y a dépérissement par suite de diète et d'anhémie, conséquemment affaiblissement général, et, en résultat, aptitude à contracter des maladies pour les causes les plus légères.

Dans la Bretagne et dans une grande partie des Ardennes, les chevaux sont habitués, dès leur naissance, à une sobriété forcée par rapport à l'espèce du terrain différente de celle des pays cités ci-dessus, et à la petite quantité d'aliments que leur fournissent les landes, les genêts et les bruyères du sol natal. Presque abandonnés aux soins de la nature, ils contractent une force de réaction suffisante pour les soustraire aux influences des changements d'habitudes, et ne peuvent manquer d'éprouver une impression favorable de celui qu'amène le régime militaire dans lequel ils trouvent, comparativement, l'abondance et le bien-être. Aussi, sous l'influence de ce régime, par l'effet de la régularité avec laquelle la nourriture leur est distribuée, par les soins de la peau, etc., voit-on leur accroissement se terminer sans peine, leur développement atteindre un degré au-dessous duquel il serait resté s'ils avaient continué à habiter leur pays, leurs formes ramassées s'étendre, et leur ensemble présenter un aspect dans lequel on ne reconnaît plus les caractères de leur race.

Sous le rapport de la quantité de la nourriture, il en est à peu près de même pour les chevaux du Midi que pour ceux dont il vient d'être parlé ; mais, envoyés plus au nord, ils ne trouvent plus dans leurs aliments ces principes excitants, aromatiques, savoureux, qui remplaçaient la quantité par la qualité, et au stimulus desquels leurs organes étaient habitués. De là l'atonie, principe de presque toutes les maladies des chevaux de troupe, le dépérissement et la mort.

Outre ces différences générales, basées sur les pays d'élève, dans la difficulté de l'acclimatement, il faut constater, comme accidents individuels, 1° l'influence de l'âge, et l'on remarquera que cette difficulté est moins grande chez les chevaux dont le développement est entièrement achevé (pour les raisons qui ont déjà été déduites), ce qui a lieu à des âges différents selon les races, ainsi qu'il sera dit plus loin ; 2° celle du tempérament, disposition ordinairement à peu près identique chez les chevaux des mêmes provenances, mais qui, en raison de certaines circonstances, peut offrir quelques différences. Les chevaux jouissant d'un tempérament favorable à la santé et à la vie (ce qui sera détaillé dans le chapitre suivant) supporteront mieux le travail auquel l'acclimatement les expose que ceux dont les rapports entre les divers agents de la vie seront déjà des chances de maladies.

La difficulté de l'acclimatement, relativement à la différence des climats, se complique encore du caractère hygrométrique de celui dans lequel il doit avoir lieu ; il sera d'autant plus pénible, qu'à l'humidité de l'atmosphère, dépendante de la position géographique, se joindront les émanations nuisibles des marais, établissements industriels, etc., qui, sans action sur les chevaux du pays, donnent aux maladies des nouveaux arrivants un caractère de malignité en rapport avec leur nature et leur abondance.

Le passage d'un pays chaud dans une contrée où la

température est habituellement plus basse est une addition fâcheuse aux autres inconvénients des migrations des chevaux, et l'on ne peut pas dire cependant que le changement opposé, quoique ordinairement moins funeste, soit favorable d'une manière absolue ; ce qui tient à l'influence immense de la température, non-seulement sur les chevaux eux-mêmes, mais encore sur tout ce dont leur vie dépend.

Les différences dans la qualité des fourrages, dans le genre de vie, d'habitations, dans la nature du travail, dans l'espèce des soins, etc., viennent ajouter leur influence à celle du climat et aggraver les difficultés de l'acclimatement.

En raison de la prédominance de l'appareil respiratoire, de ses étroites sympathies avec la peau qui, ainsi que lui, reçoit les premières impressions du corps qui joue le plus grand rôle dans l'histoire des climats, de l'air atmosphérique, les maladies de cet appareil sont celles qui résultent le plus ordinairement de l'acclimatement, quoique leur point de départ se trouve souvent dans les privations qu'a éprouvées l'appareil digestif. Par suite de la perturbation qu'il amène, on voit se développer sur les chevaux de remonte la gourme, les angines, les catarrhes, bronchite, pleurésie, pneumonie, avec leurs complications et leurs différentes terminaisons, selon les prédispositions des chevaux, leur âge, leur énergie et la conformation de leur thorax.

Lorsque les chevaux de remonte arrivent dans les régiments, ils ont déjà subi, dans les dépôts où ils on passé un certain temps, quelques-uns des effets de l'acclimatement, entre autres celui dépendant de la différence dans la quantité et la qualité de la nourriture. Si cette différence est avantageuse, le bien qui en résulte est augmenté par l'influence de l'air natal, de la température habituelle, et, plus encore, des soins de la peau et du logement dans des écuries à peu près bonnes ; si elle est défavorable, les résultats en sont un peu atténués par les mêmes motifs qui ajoutaient au bien-être des précédents. C'est donc dans ces établissements qu'il serait à propos de donner aux chevaux pour lesquels cela serait nécessaire, dès le moment de leur achat, un supplément de nourriture au moyen duquel on se rapprocherait de la quantité qu'ils avaient auparavant et que l'on diminuerait par une lente gradation jusqu'à la ration en usage. Ce moyen serait employé dans les régiments pour les chevaux qui n'y auraient pas été soumis assez longtemps dans les remontes.

Les moyens indiqués dans le livre Ier, pour soustraire les chevaux aux influences atmosphériques nuisibles, ou pour atténuer leurs effets, seront employés avec plus de soin encore lorsque l'acclimatement en nécessitera l'emploi : et l'action des cavaliers sur les jeunes chevaux sera toujours telle par sa modération et sa douceur, qu'elle ne puisse aggraver les dangers auxquels leur position les expose.

Quoique beaucoup plus sensible sur les chevaux de remonte, l'acclimatement n'est pas sans effets sur les chevaux depuis longtemps au régiment ; à chaque changement de garnison, un certain nombre de chevaux les éprouvera dans les rapports de force, de vigueur, d'âge, de santé, de tempérament dont il a été question ; et ils seront d'autant plus marqués que ces changements auront eu lieu du midi au nord, ou d'un climat favorable dans un autre malsain. Les maladies qui se déclarent après les longues routes peuvent, sauf d'autres causes également puissantes, être attribuées à l'acclimatement ; et, pour les éviter, on soumettra tous les chevaux des régiments aux précautions qui ont été indiquées pour les jeunes chevaux, excepté peut-être en ce qui concerne la quantité des aliments, quoiqu'en arrivant à la garnison la ration soit moins forte qu'en route et que cette différence soit établie brusquement.

CHAPITRE II.

DES TEMPÉRAMENTS.

On nomme *tempérament* une prédominance plus ou moins marquée d'un appareil organique ou d'organes importants qui, par la proportion de leur volume et de leur activité, compatibles cependant avec la vie et la santé, réagissent sur toute l'économie.

L'action des tempéraments, chez les chevaux, se montre dans leurs formes extérieures, dans la couleur de leur robe, dans la nature de leur corne, de leur peau et de leurs poils ; elle exerce son influence sur leurs moyens, sur leur intelligence, sur la durée de leurs services et de leur vie, et elle est presque toujours le résultat de l'effet des climats, qui en même temps donnent les caractères aux races.

Les systèmes sanguin, lymphatique, nerveux et musculaire étant ceux dont la réaction est la plus sensible, c'est sur leurs rapports mutuels que l'on s'est basé pour faire la classification ou la division des tempéraments.

Ainsi le *tempérament sanguin* est produit par la prédominance de l'appareil respiratoire et du système sanguin ; on nomme *tempérament lymphatique* celui qui résulte du développement proportionnellement plus grand du système lymphatique ; la prédominance du cerveau et de l'appareil sensitif forme le *tempérament nerveux ;* et le tempérament *athlétique* tire son nom du développement que présentent les organes locomoteurs actifs.

a. Tempérament sanguin.

Le tempérament sanguin, qui offre des variétés plus admissibles en théorie qu'en pratique, selon qu'il dépend de la prédominance de l'appareil respiratoire, du système artériel ou du système veineux, se décèle par les caractères suivants : vivacité, gaieté, ardeur, pétulance, embonpoint modéré, finesse de la peau, abondance de vaisseaux sanguins dans son tissu, rareté d'un poil court, doux et luisant ; ondulation des crins, qui sont fins et peu abondants ; rougeur assez prononcée des muqueuses apparentes ; intelligence marquée par une certaine expression du regard et par les mouvements des oreilles ; exécution facile des exercices enseignés par l'éducation; obéissance et attachement au cavalier soigneux.

Chez les chevaux doués de cet heureux tempérament, les fonctions s'exécutent facilement ; la poitrine, très-développée, soit en largeur, soit en hauteur, renferme un vaste poumon dont chaque inspiration admet une grande quantité d'air, vivifie un grand volume de sang qui, à son tour, porte sur les organes une favorable excitation, entretient leur jeu et les rend moins impressionnables à l'action des agents destructeurs. La fibre musculaire est ferme et élastique ; les tendons des membres sont secs et détachés ; la corne, petite et ferme, est quelquefois peu liante ; les autres productions cornées sont dures et très-peu apparentes ; les os, peu volumineux, sont denses ; les mouvements sont étendus, légers et faciles.

On rencontre rarement ce tempérament chez les chevaux à teintes lavées, claires, indécises ; le noir, les bai et alezan foncés, le rouan et le gris pommelé sont les nuances les plus ordinaires de leur robe.

La douce influence du printemps, les chaleurs sèches de l'été développent encore ce tempérament que l'on rencontre le plus ordinairement chez les chevaux des races méridionales, et qui paraît être celui de l'espèce du cheval à son origine.

Les chevaux chez lesquels se montre le tempérament sanguin seront d'autant moins sujets aux maladies qu'il sera plus complet, sans cependant être exagéré : à moins qu'il ne soit altéré chez eux par un long séjour sous un climat humide, dans un pays marécageux, dans des écuries malsaines, ils ne contracteront jamais d'affections chroniques. Les inflammations très-aigües de la poitrine et des organes digestifs seront le résultat de surexcitations accidentelles, et céderont facilement à un traitement dont l'énergie sera calculée sur leur caractère.

b. Tempérament lymphatique.

Des formes empâtées, des mouvements lents, le regard fixe et morne, une peau épaisse, des membres infiltrés et chargés de crins ; un poil touffu, gros et long ; la queue et la crinière abondamment fournies ; de gros crins roides et sans élasticité ; peu de sensibilité sous l'action des excitants externes ; la pâleur et l'infiltration des muqueuses apparentes : tels sont les principaux caractères extérieurs des chevaux doués du tempérament lymphatique.

Un tissu cellulaire lâche et abondant noie les vaisseaux sanguins, arrondit les formes sous l'apparence d'un embonpoint souvent fictif, détruit l'élasticité des muscles, donne de l'ampleur aux os et diminue leur densité. Chez ces chevaux, la poitrine est peu vaste, la respiration est lente et peu étendue, la circulation sanguine peu active ; c'est avec peine qu'on leur fait exécuter des mouvements prompts, des courses rapides, et la fatigue vient bientôt les empêcher de s'y livrer : leurs pieds volumineux sont formés par une corne mince, molle, se déchirant facilement et retenant mal les fers ; la châtaigne et l'ergot acquièrent un grand développement.

Plus on avance vers le nord, plus le climat est humide, plus le sol est mouvant et marécageux, et plus les chevaux offrent ces caractères qui n'appartiennent absolument à aucune race proprement dite, par rapport aux soins par lesquels on cherche à les éloigner, mais qui se rencontrent assez souvent parmi les chevaux communs des races septentrionales, ou qu'on élève dans les conditions qui peuvent favoriser son développement.

Les robes alezan clair, bai lavé, aubère, ou bien ayant beaucoup de ladre, sont souvent un indice de ce tempérament.

C'est surtout parmi les chevaux chez lesquels on remarque cette constitution que la morve et le farcin font leurs ravages, soit qu'ils la tiennent de leur origine et de leur éducation, ou bien qu'elle se soit développée sous l'influence des écuries militaires ou d'une nourriture insuffisante par la quantité ou la qualité ; circonstances qui, dans tous les cas, ne peuvent manquer d'aggraver les prédispositions que cette constitution annonce. Les hydropisies du tissu cellulaire et des cavités splanchniques, les engorgements glanduleux, les affections chroniques de tous genres sont, en outre, le triste apanage des chevaux de ce tempérament.

c. *Tempérament nerveux.*

Les chevaux chez lesquels existe le tempérament nerveux offrent beaucoup des caractères extérieurs qui sont les signes du tempérament sanguin. Comme chez ces derniers, la peau est fine, le poil rare, les muscles sont fermes ; mais l'habitude générale du corps est plus sèche ; les apophyses, surtout celles de la tête, sont plus saillantes ; les muqueuses apparentes plus rouges. Le ventre est levretté ; la courbure de l'encolure, habituellement renversée ; les membres sont grêles et longs ; le sabot est encastelé ; la peau a quelque chose de rigide : les yeux hagards, les oreilles toujours en mouvement, annoncent l'impatience nerveuse qui agite ces chevaux ; timides ou méchants, ils s'écartent de leurs compagnons d'écurie ou les frappent.

Leur sensibilité, excessivement exaltée, ne leur permet pas de rester un instant tranquilles lorsqu'ils sont

hors de l'écurie ; on les approche avec peine , ils se dé-
robent à l'action du pansage , fuient l'application du
harnachement et sont difficiles au montoir. Extrème-
ment impressionnables aux aides, ils battent à la main,
piaffent, trépignent, prennent difficilement le pas et
s'emportent facilement.

Les objets extérieurs attirent continuellement leur
attention et les effrayent ; ils sont sans cesse occupés à
les éviter, et, trouvant du côté où ils fuient de nouveaux
motifs d'alarme, ils se livrent à des mouvements désordonnés qui rendent leur service pénible pour le cavalier,
fatigant pour eux et de peu de durée.

L'impatience qu'ils font naître chez les militaires
chargés de les soigner ou obligés de les monter se résout en brusqueries, en mauvais traitements qui exas-
pèrent leur tempérament , aigrissent leur caractère , et
finissent par les rendre méchants, puis féroces, de sensibles et timides qu'ils étaient. Ils causent alors le plus
grand embarras : à l'écurie, on ne peut les approcher
sans de grandes précautions, ils ruent, mordent, frappent de devant ; hors de l'écurie, ils portent le désordre
dans les rangs ; ils finissent toujours misérablement.

Ces chevaux sont sujets aux mêmes maladies que
ceux du tempérament sanguin, mais elles sont plus fréquentes par rapport à leur caractère facilement irri-
table. C'est chez eux, en outre, que se rencontre le plus

souvent le vertige essentiel, soit par suite de leur constitution, soit par rapport aux coups qu'ils reçoivent. Les causes les plus légères les exposent au tétanos ; leur vie est une longue souffrance.

C'est parmi les chevaux des races méridionales que se rencontre ce tempérament malheureux.

d. Tempérament athlétique.

Un ample développement du corps en général, une taille élevée, une tête forte, des lèvres épaisses, une encolure courte et très-musculaire, un garrot volumineux, des épaules chargées, le poitrail proéminent, la croupe double, des membres musculeux, la poitrine et l'abdomen annonçant une grande capacité, des mouvements fermes et mesurés sans être lents, une certaine énergie dans l'action, sont les indices du tempérament athlétique.

Les chevaux de ce tempérament ont ordinairement les yeux petits, la queue et la crinière abondamment fournies, le sabot volumineux, la corne bonne. Les fonctions digestives sont celles qui ont le plus d'activité. Doués d'une médiocre portion d'intelligence, ils sont soumis et faciles à dresser et à conduire par rapport à la douceur de leur caractère et à la facilité que leur puissance musculaire leur donne pour exécuter ce qu'on leur demande.

Cette espèce de tempérament peut être modifiée par son association au tempérament sanguin ou au lymphatique plus ou moins prononcés, et présenter, outre ses caractères distinctifs, les attributs de ces tempéraments selon le degré de leur développement.

C'est parmi les chevaux du nord et du centre de la France qu'on le rencontre le plus ordinairement, et la race boulonnaise en offre le type le plus parfait.

Considérations générales sur les tempéraments.

On ne rencontre pas chez tous les chevaux de guerre les tempéraments dessinés d'une manière aussi distincte qu'ils le sont ici. Cette description des types trouve rarement des applications exactes, surtout chez les chevaux de troupe, en raison des causes nombreuses et puissantes qui peuvent les modifier, telles que leur origine ordinairement fort mélangée, leur éducation première, le genre de la nourriture qu'ils ont reçue, le travail auquel ils ont été soumis, l'espèce d'habitations où ils ont été élevés, tout cela relativement encore à la fortune et au genre d'industrie de leurs premiers propriétaires.

La prédominance des systèmes sur lesquels on a établi la distinction des tempéraments peut en outre exister à différents degrés, depuis l'état d'un équilibre presque parfait, ce qui constitue le tempérament mixte, jusqu'au point de développement le plus élevé, où les tempéraments offrent les phénomènes dont le tableau a été esquissé. De ces divers degrés de prédominance résultent des tempéraments mitigés, auxquels on a donné des noms qui indiquent les rapports des systèmes entre eux ; ainsi l'on reconnaît les tempéraments athlétique sanguin, athlétique lymphatique, sanguin lymphatique, etc., qui donnent, aux chevaux qui en sont doués, des caractères physiques et moraux plus ou moins rapprochés des types, selon la prédominance des systèmes.

Les tempéraments originels, c'est-à-dire, ceux qui dépendent de la race, qui sont transmis par le père et la mère, peuvent être altérés par l'influence du climat.

C'est ainsi que, chez un cheval né sous un climat chaud et sec, d'une race méridionale, et présentant dès son jeune âge tous les signes attribués au tempérament sanguin, on verra, s'il est transplanté au nord, abandonné dans des pâturages marécageux, sa vivacité faire place à la nonchalance ; ses interstices musculaires disparaître, et ses formes s'arrondir ; son tissu cellulaire s'infiltrer par suite de la quantité d'eau que l'air et les aliments verseront dans le torrent circulatoire ; sa peau devenir plus épaisse et se couvrir d'un poil plus touffu, ses pieds s'évaser ; et son intelligence, qui dépendait de l'activité de ses fonctions organiques, devenir obtuse sous l'influence de la lenteur croissante de la respiration et de la circulation.

Le contraire arrivera dans des circonstances opposées ; et ces changements, toujours proportionnés à l'activité des causes, ainsi qu'il a été dit à l'article *acclimatement*, n'auront pas lieu sans une réaction quelquefois funeste et toujours dangereuse.

Il serait bien à propos d'apporter, selon chaque tempérament, quelque modification aux agents hygiéniques sur lesquels s'étend le pouvoir de l'homme, tels que la nourriture, le logement, l'exercice, les soins de la peau, etc. Mais ces précautions, praticables pour des chevaux isolés, deviennent impossibles à prendre pour ceux d'un corps où tous sont soumis au même régime, hors le cas de maladie qui sort de la spécialité de cet ouvrage. Cette similitude dans l'application des agents hygiéniques peut être considérée comme une autre espèce d'acclimatement, ou du moins comme une addition quelquefois favorable, suivant les antécédents et le tempérament des chevaux, à l'acclimatement proprement dit.

Il faut donc se borner à suivre, à l'égard des changements accidentels qui peuvent survenir dans la composition de la ration et la nature des denrées, les prescriptions qui ont été faites dans le chapitre des aliments et surtout à celui du vert, et en agir de même pour les autres agents hygiéniques susceptibles de modifications, lorsque leur application pourrait être par trop désavantageuse à quelques chevaux.

Par exemple, si, chez un très-petit nombre de chevaux, et il s'en trouve presque toujours dans les régiments, on rencontrait l'assemblage complet des caractères assignés aux tempéraments types, il serait nécessaire, pour ne pas courir le risque de les voir bientôt mourir, de les soumettre à un régime particulier en rapport avec leur

constitution. L'application de ce régime serait rendue
plus facile et son succès plus certain, en donnant ces
chevaux à de bons cavaliers qui prendraient pour eux
une affection d'autant plus grande qu'ils leur donne-
raient plus de soins et *vice versâ*, et qui finiraient par
en tirer un parti convenable.

Pour les chevaux des tempéraments sanguins et nerveux, la substitution d'aliments aqueux et farineux,
l'usage du vert aussi longtemps que possible, tempére-
raient leur excitation naturelle; la douceur, les caresses,
la suppression de toute espèce de correction et même
de menaces, la patience opposée à leurs écarts, aide-
raient puissamment à l'action des aliments. C'est pour
ceux-là surtout que l'approche de la forge et l'application du fer chaud sur le pied seraient sévèrement inter-
dites ; la sensibilité de leur peau serait ménagée en
remplaçant le pansage habituel par des frictions faites
doucement avec de la paille, du foin, l'époussette, etc.;
dans la saison convenable on leur prodiguerait les
bains : avec toutes ces précautions et d'autres qu'inspirent l'affection et l'intelligence, l'âge et les fréquents
changements de garnison aidant, on finira par avoir de
bons chevaux de guerre.

On emploiera nécessairement d'autres moyens pour les
chevaux doués de tempéraments différents. Pour ceux
que la prédominance des sucs blancs rend lourds et pa-

resseux, le choix des meilleures denrées, l'addition dans l'avoine d'un peu de sel de cuisine ou de quelques pincées de paille de fer tamisée, de vigoureux pansages renouvelés même hors des heures consacrées à ce soin, le choix dans l'écurie d'une place telle que l'air extérieur y arrive en abondance, de la litière bien sèche, etc., amèneront une modification favorable et auront certainement au moins pour résultat de faire échapper les chevaux aux funestes conséquences de leur tempérament et de la vie militaire.

Le soin de ne laisser perdre aucune parcelle de fourrage, soit à la porte des magasins ou dans les greniers, soit dans les râteliers où quelques chevaux délicats ou mangeant peu en laissent quelquefois, sera le principal pour les chevaux du tempérament athlétique dont l'appétit est toujours en raison de leur développement.

Mais, pour le plus grand nombre de ces chevaux, comme de ceux dont il a été parlé précédemment, ce n'est qu'au commencement de leur carrière militaire, tout au plus dans les deux ou trois premières années, qu'il est nécessaire de mettre en usage les conseils donnés ici. Le temps, les changements de pays, l'habitude, peut-être aussi l'imitation, viennent passer leur niveau ; et tous les chevaux de troupe, lorsqu'on s'en est occupé, prennent ce caractère uniforme qui les distingue, ce tempérament mixte qui, comme aux hommes voués à la même vie, leur permet de vivre sous toutes les latitudes et dans toutes les circonstances. Ils ne demandent plus alors d'autres soins que ceux généralement employés, et qui, quoique également basés en apparence sur le règlement, diffèrent sensiblement d'un corps à un autre selon divers motifs

CHAPITRE III.

DES IDIOSYNCRASIES.

L'influence prédominante des systèmes organiques sur lesquels on s'est basé pour établir la division des tempéraments ne détruit pas celle que peuvent acquérir des organes dont l'importance à cet égard est moindre. Cette influence, moins marquée dans ses effets généraux sur l'ensemble de l'organisation des chevaux, se fait cependant sentir en quelques circonstances, et, sans changer la nature ni les résultats du tempérament, détermine quelques variations dans ses rapports avec les agents extérieurs. C'est à cet état particulier à chaque individu et qui dépend non-seulement des organes viscéraux, mais encore de ceux des sens et de la locomotion, que l'on a donné le nom d'idiosyncrasie. On peut donc définir l'idiosyncrasie une modification du tempérament produite par une disposition souvent inappréciable de quelque organe, qui, parmi les individus de la même constitution, rend chacun d'eux susceptible d'être affecté d'une manière particulière par l'influence de certains agents extérieurs.

Ainsi, par exemple, l'aptitude à contracter des maladies différentes par l'effet de la même cause, agissant sur des chevaux du même tempérament, dépend de l'idiosyncrasie; c'est encore à elle qu'il faut attribuer la différence d'efficacité du même traitement dans les maladies qui paraissent semblables, l'action de certaines substances alimentaires, le résultat de certains exercices, etc.

Chez les chevaux, l'étude de cette disposition particulière est fort difficile, fort obscure, et cependant fort importante. Elle ne peut s'acquérir que par une longue expérience et la connaissance exacte des chevaux auxquels on doit donner des soins. Elle guide non-seulement dans les indications thérapeutiques et hygiéniques proprement dites, mais encore, quelquefois, par rapport à son action sur le caractère et les moyens des chevaux, dans la manière dont on doit leur donner leur instruction et dont les cavaliers doivent se conduire avec eux lorsqu'elle est terminée.

CHAPITRE IV

DES HABITUDES

On nomme *habitude* une modification imprimée aux organes par la répétition ou la suspension de leurs fonctions, ou de certains actes en dépendant, ou bien par la continuité ou l'absence de certaines impressions.

De cette modification résultent le plus ou moins d'aptitude à l'exercice de ces fonctions ou de ces actes, et le plus ou moins de sensibilité à ces impressions.

Le degré d'influence des habitudes sur les chevaux de guerre dépend de leur qualité bonne ou mauvaise, de l'étendue de leur développement, et de leur rapport avec le service auquel ces chevaux sont soumis.

Elles peuvent être contractées avant l'admission des chevaux au service militaire ; et si, dans ce cas, elles doivent se perdre, le travail que nécessite ce changement vient ajouter aux difficultés de l'acclimatement, selon l'espèce d'habitudes et le temps accordé pour les quitter Les habitudes prises sous le rapport du travail, de la nourriture et du climat sont celles qui ont le plus d'importance, et auxquelles les chevaux doivent renoncer le plus brusquement.

Tous les organes contractent des habitudes; les plus sensibles à nos yeux sont celles qu'affectent les organes destinés à mettre les chevaux en rapport avec les objets extérieurs; c'est sur cette disposition qu'est basée leur éducation, que l'on peut définir l'acquisition d'habitudes conformes au service et au genre de vie auxquels on destine les chevaux, et la perte de celles qui s'opposent à ce même service et peuvent nuire à cette manière d'être.

Ainsi, par exemple, chez un cheval habitué à tirer, les muscles qui se contractent le plus dans cet exercice auront acquis une certaine force, résultat de l'habitude; le centre de gravité se trouvant habituellement dans un certain rapport avec la masse, la position ordinaire du cheval se sera modifiée sur ce rapport. Que par son admission dans un régiment de cavalerie ce cheval ne soit plus soumis à ce travail, qu'il ne soit plus destiné qu'à porter un cavalier, il faudra qu'il survienne chez lui déplacement de ses forces, changement dans sa position, dans ses mouvements et ses allures.

L'éducation d'un cheval sera parfaite sous le rapport du service, lorsque l'organe du tact, qui réside par toute la peau, et, dans ce cas, particulièrement aux hypocondres et sur les barres, sera habitué à percevoir la volonté que le cavalier lui transmet au moyen de la bride et des jambes; lorsque ses membres et autres parties destinées à accomplir les mouvements exécuteront avec précision ceux auxquels on les aura habitués; lorsque la vue d'objets effrayants, le son de bruits redoutables cesseront de produire leur effet sur des organes chez lesquels l'habitude l'aura émoussé.

Les nuances de caractère, indépendantes du tempérament, ou qui existent malgré la disposition constitutive que l'on peut remarquer chez les chevaux, tiennent aussi aux habitudes. C'est en les habituant à ne voir dans le cavalier qu'un maître rempli d'attention, de douceur et de bons procédés qu'on les rend doux, caressants, obéissants; de même qu'on les rend difficiles, rétifs, hargneux, méchants et féroces lorsqu'ils sont habituellement négligés, maltraités et brutalisés; et autant leur service est agréable et prolongé dans le premier cas, autant il est pénible et dangereux pour eux et les cavaliers, autant sa durée est courte dans le second.

Les agents extérieurs, par leur degré de continuité ou de leur fréquence d'action, produisent, a-t-il été dit, des habitudes dont le développement et l'influence sont en raison de la puissance de ces agents. Cette puissance peut être faible, et son effet sera peu sensible; elle peut être modérée, et son résultat sera favorable ou peu nuisible selon l'espèce d'agent; enfin elle peut être très-active, et, quelle que soit son espèce, elle portera un préjudice notable à la santé et à la conservation des chevaux.

En prenant l'exercice, l'action du saut, par exemple, pour point de comparaison, il est bien certain que le cheval qui y sera rarement exercé ne franchira pas un obstacle avec la même légèreté que celui qui, avec des moyens pareils, sera habitué à sauter fréquemment, et que celui chez lequel on abusera de ce genre de travail perdra bientôt, par la fatigue, la force et la souplesse nécessaires pour l'exécuter.

De même, sous le rapport de l'air atmosphérique, auquel les organes s'habituent suivant sa qualité, une légère quantité d'humidité, par exemple, répandue dans l'air, n'aura presque aucune influence sur les chevaux; que cette quantité augmente au point d'imprimer à l'atmosphère le caractère du printemps ou du commencement de l'automne, son effet peut être favorable si elle est accompagnée d'une certaine chaleur, et il sera peu nuisible si elle se complique d'un froid modéré; tandis que, plus abondamment répandue autour des chevaux, ils ne pourront en supporter l'action, soit chaude, soit froide, s'y habituer, sans que leur organisation n'en soit

altérée, et sans que, suivant leur âge, leur énergie et
leur tempérament, leur santé n'en souffre.

Les chevaux contractent des habitudes, soit sous l'influence d'une volonté étrangère à la leur, soit par leur
volonté propre. Dans la première catégorie, il faut ranger toutes celles qui dépendent de leur état de domesticité, comme l'exercice, la nourriture, le logement, les
climats, etc. Les autres sont le produit de l'instinct ou
de la souffrance. Dans cette classe, il faut placer l'habitude qu'ont certains chevaux de troupe de se délicoter
et de s'échapper pour se livrer à un exercice qu'on leur
ménage trop et dont ils sentent le besoin ; celle de quelques-uns qui, doués d'un bon appétit, commencent par
manger les aliments placés devant leurs voisins de droite
et de gauche avant de toucher à ceux qui sont vis-à-vis
eux, et qui ensuite défendent ceux-ci contre l'appétit de
leurs voisins ; le tic de l'ours, dont le balancement, produit par l'impatience et l'ennui, devient habituel et ma-
chinal, et se communique quelquefois par imitation, etc.

Quant aux habitudes qui sont le produit de la souffrance, elles paraîtraient devoir appartenir à la pathologie ; mais le peu de gravité apparente de leurs causes,
et le peu d'importance que l'on met en général à les
faire disparaître, permettent d'en faire mention ici, et de
citer le tic d'appui, soit avec les dents, soit avec la
barbe, sur le râtelier, sur le bord ou sur le fond de la

mangeoire, sur la longe, etc., qui, ainsi que le tic en
l'air, provient le plus souvent de digestions pénibles
et s'accompagne d'éructations plus ou moins fréquentes ; l'habitude de manger le crottin, le mortier qui recouvre les murs, jusqu'à des souris, et qui ne peut reconnaître pour cause qu'un état anormal de l'estomac ;
la position vicieuse à laquelle on a donné la ridicule
dénomination de *montrer le chemin de Saint-Jacques*, qui
dépend ordinairement de fatigue des membres, etc.
L'influence de ces habitudes naît plutôt de la cause qui
les produit que d'elles-mêmes.

Quant aux préceptes hygiéniques concernant les habitudes, ils se bornent à prescrire d'employer, toutes
les fois qu'on le peut, la gradation la plus lente et la
plus sagement mesurée, pour les faire contracter si elles
doivent être favorables ou si elles sont indispensables,
et, lorsque les agents hygiéniques sous l'influence desquels elles doivent se prendre peuvent être nuisibles,
de mettre en usage, selon leur nature et selon la possibilité, les différents moyens indiqués dans le cours
de cet ouvrage aux différents articles qui en traitent.
On ne doit pas perdre de vue que tout changement brusque, quel qu'il soit, ne s'opère jamais sans que la santé
n'en soit altérée plus ou moins fortement et d'une manière plus ou moins apparente.

CHAPITRE V.

DES AGES.

En le prenant d'une manière absolue, le mot *âge*
signifie le temps qui, pour chaque individu, s'est écoulé
depuis sa naissance, et n'indique alors qu'un certain laps
de temps. Sous le rapport physiologique, on entend par
âges les diverses périodes pendant lesquelles les changements importants qui surviennent depuis la naissance
jusqu'à la mort établissent des différences remarquables
chez les mêmes individus : c'est aussi de cette manière
qu'il faut considérer les âges lorsqu'on étudie quelle est
leur influence sur les chevaux et quels sont leurs rapports avec les autres agents hygiéniques.

Chez le cheval, la vie se divise en trois âges : le jeune âge ou âge d'accroissement, l'âge stationnaire, et l'âge de décroissement ou vieillesse.

Lorsque les chevaux sont achetés pour l'armée, leur âge d'accroissement le plus souvent est près de sa fin, et ce n'est que pendant une courte période de cette époque de la vie qu'il sera considéré ici. Le petit nombre de ceux qui atteignent, au service, l'âge de décroissement quitte bientôt les régiments par la réforme ; de manière qu'il ne reste guère à parler que de l'époque moyenne ou âge stationnaire.

Ces trois époques de la vie n'ont pas la même durée pour tous les chevaux ; cette durée varie selon les races, les tempéraments, le genre de service, les soins qui ont accompagné la première époque, et ceux dont les chevaux sont l'objet pendant la deuxième.

Le développement complet du corps, qui s'opère pendant le premier âge, n'est achevé chez les chevaux des races méridionales qu'à sept ou huit ans ; tandis que, chez ceux des races du Nord, il arrive à son terme vers cinq ans.

Les chevaux qui entrent dans les régiments vers cette époque offrent des formes plus arrondies que celles qui appartiennent à leur race ; il y a prédominance du tissu cellulaire et du système lymphatique ; leurs membres n'ont pas encore toute l'élasticité et toute la force qu'ils doivent acquérir par la suite ; les os sont moins denses, la corne est plus molle ; la dentition n'est pas achevée ; le travail auquel elle donne lieu, travail d'autant plus pénible que l'âge plus avancé a donné plus de consistance aux parties, fait de toute la tête un centre de fluxion d'où résulte son empâtement général, et particulièrement celui des paupières, des joues, de l'auge et des lèvres ; le tempérament, non encore dessiné, commence seulement à faire soupçonner ce qu'il sera.

La faiblesse relative qui accompagne la fin de cet âge sera d'autant plus grande que ces jeunes chevaux auront été soumis à des travaux au-dessus de leurs forces et à une alimentation médiocre qui auront nui au développement progressif de leur corps et de l'énergie journellement croissante de leurs organes.

A cette époque de la vie, les chevaux de troupe sont sujets à la gourme, maladie inflammatoire des premières voies aériennes et de leurs annexes, et qui, par la prédominance des fluides blancs dans le tissu des organes, se résout en flux muqueux abondant, ou en abcès plus ou moins volumineux, et qui se montrent surtout dans l'auge et aux parotides ; d'où on lui a attribué un caractère dépuratoire.

C'est aussi, le plus souvent, à cette époque que les chevaux subissent l'acclimatement. Envoyés des dépôts de remonte dans les régiments plus ou moins éloignés, ils éprouvent à la fois l'influence du changement de climat, du genre d'aliments, de travail, etc. ; ils font des routes fatigantes, et arrivent au corps pour être logés dans des écuries souvent malsaines. Cette perturbation générale sur des organes encore faibles, au moment pénible de la dernière dentition, accompagnée d'une alimentation le plus souvent insuffisante, donne de la gravité à la maladie habituelle à cette époque, et, par l'état général d'irritation qu'elle occasionne, la transforme, soit par sympathie, soit par continuité de tissus, en bronchite, pneumonie, pleurésie, angine, souvent très-graves, et qui fréquemment, malgré leur guérison, c'est-à-dire la conservation de la vie, laissent des traces qui influent sur le reste de la carrière et bornent la durée de l'existence.

Lorsque l'accroissement est entièrement achevé, que les organes jouissent de toute la plénitude de leurs forces, la seconde époque de la vie est arrivée : c'est l'âge stationnaire qui, comme il a été dit, est plus ou moins éloigné de l'époque de la naissance selon les races de chevaux. Les changements qui se sont faits pour arriver à cet état n'ont rien eu de brusque ; comme dans toutes ses autres œuvres, la nature a procédé par une gradadation tellement insensible, qu'il est impossible de reconnaître quand finit le premier âge et quand le deuxième commence ; c'est seulement par l'ensemble des phénomènes qui caractérisent cet âge que l'on sait que le cheval y est parvenu. Alors seulement on peut exiger des chevaux de guerre l'étude des différents travaux auxquels leur genre de service les appelle.

Mais, pour avoir un point de départ déterminé et uniforme, on a fixé à cinq ans, pour tous les chevaux, le moment où doit commencer leur instruction ; et l'on ne se base habituellement, pour la certitude de cette époque de la vie, que sur la sortie plus ou moins complète des dernières incisives d'adulte ; indication qui, comme tout le monde le sait, pèche souvent par la justesse.

Des erreurs que peut faire commettre cette preuve de l'âge, et de la fâcheuse habitude que l'on a de commencer l'instruction de tous les chevaux, à peu près indistinctement, lorsque les dernières incisives sont sorties, résulte, pour beaucoup de ces animaux, une fatigue qui abrége la durée de leur âge stationnaire, de celui seul où ils peuvent rendre convenablement les services que l'on s'en était promis. Cette fatigue ne se fait pas sentir seulement sur les organes locomoteurs ; l'irritation qu'elle a déterminée sur ces agents du mouvement se propage aux viscères, et, selon la prédisposition que ceux-ci ont contractée par suite des maladies du premier âge, qu'ils tiennent de leur tempérament, etc., il se déclare des affections incurables, ou dont les suites mettent prématurément les chevaux hors de service.

Dans tous les autres cas, les maladies de l'âge stationnaire sont celles que peuvent amener le tempérament, le climat, le travail, la nourriture, etc. , et qui ont été ou seront indiquées, avec les précautions hygiéniques que l'on peut opposer à leur invasion, à leurs articles respectifs.

Après un laps de temps plus ou moins long (on évalue le service des chevaux de troupe, l'un dans l'autre, à six ans), suivant l'influence plus ou moins active des divers agents nuisibles à la conservation, arrive le troisième âge ou âge de décadence ; les mouvements deviennent plus difficiles, il y a de la roideur dans le jeu des articulations ; les muscles ont perdu leur élasticité ; la circulation est plus lente ; la digestion se fait moins bien ; l'encolure s'amaigrit ; la crinière penche ; le dos et les reins se creusent ; le ventre s'avale ; les pieds s'allongent ; l'habitude générale du corps, amaigri chez les chevaux d'un tempérament sanguin , empâté , infiltré chez ceux d'un tempérament lymphatique, indique la faiblesse que confirment les boiteries, les chutes, l'inappétence, la tristesse et l'abattement du regard.

On n'attend pas que cet état, qui rend les chevaux impropres au service, ait acquis tout son développement, et l'on réforme ceux chez lesquels il est parvenu à un certain degré. Chez plusieurs chevaux réformés pour cet état, et qui le doivent plutôt à un régime con-

traire à leur tempérament, à un genre de travail peu en
harmonie avec leur conformation, qu'au nombre d'années qu'ils ont vécu, on voit les symptômes de décadence disparaître, les signes de l'âge stationnaire revenir avec la vigueur qui le caractérise, sous l'influence
d'agents tout différents qu'ils rencontrent chez les nouveaux propriétaires que le sort leur donne ; et l'on doit
tirer de là cette induction : qu'il est de la plus haute
importance, pour le bien de l'État et du service, d'apporter des connaissances exactes et une attention soutenue dans le premier choix des chevaux de guerre, afin
que leur conformation, leur caractère et leur tempérament ne viennent pas ajouter aux causes de pertes inhé-
rentes à la manière dont on les gouverne et au genre de
travail qu'ils ont à faire.

Les changements de garnison sont trop fréquents
pour que l'on puisse établir d'une manière bien positive
les rapports des âges avec les climats. Cependant, si une
circonstance heureuse, qui se rencontre quelquefois,
retenait pendant plusieurs années des chevaux de guerre
dans un même pays, que son climat sec, que son sol légèrement montueux, que son terrain fertile répandissent
leur influence favorable et prolongée sur des chevaux à
tempérament modérément sanguin, l'âge stationnaire
aurait une durée plus longue que dans des circonstances
opposées, l'âge de décadence arriverait beaucoup plus

tard que chez les chevaux casernés dans les départements du nord, dans les contrées marécageuses, et les
maladies seraient moins fréquentes.

L'influence des tempéraments sur les âges est très-
marquée ; et, si les chevaux doués du tempérament lymphatique acquièrent dans le jeune âge un développement plus rapide que les chevaux à tempérament sanguin, la durée de l'âge stationnaire, la vigueur et l'énergie
qui l'accompagnent sont bien moins grandes, et les services moins bons chez les premiers que chez les autres.
Ces proportions de durée et de qualité sont en rapport
avec le développement du tempérament.

CHAPITRE VI.

DES SEXES.

Les chevaux entiers sont généralement exclus du service militaire; ce n'est que rarement, et en raison de
séjour sur un territoire étranger que l'on en voit figurer
quelquefois dans les rangs. Il est fâcheux que, par défaut d'habitude ou par suite de l'organisation régimentaire, on soit privé dans la cavalerie de l'excellent service que l'on tirerait de ces chevaux chez lesquels
l'énergie, la vigueur, la force, la santé et la durée sont
bien supérieures aux mêmes qualités chez les chevaux
hongres et chez les juments. Il n'y a donc pas lieu à s'en
occuper davantage.

Il est bien entendu qu'ici il est fait abstraction des
juments qu'on livre à la reproduction.

L'opération de la castration, en rendant les chevaux plus facilement dociles, détruit chez eux, outre une partie de leur vivacité, beaucoup des caractères extérieurs qui distinguent les mâles des femelles dans l'espèce chevaline, et, en assimilant les tempéraments chez les deux sexes, les confond, sous le rapport de leur aptitude, à être influencés par les divers agents extérieurs. Il est seulement à observer que les chevaux hongres vivent généralement moins longtemps que les juments, que leur âge stationnaire est moins prolongé, et que, à égalité de tempérament, ils éprouvent d'une manière plus marquée les effets de l'âge de décadence.

D'après les instructions sur les remontes, les juments ne doivent entrer dans les achats que dans une proportion bien moindre, et différente suivant les circonstances, que les chevaux. Cette prescription a lieu plutôt pour ne pas nuire à la reproduction, en supprimant le débouché aux juments que possèdent les éleveurs, que pour tout autre motif tiré de leur degré d'aptitude au service, quoique, cependant, elles soient généralement plus irascibles et que quelques-unes, à l'époque des chaleurs, soient fort indociles. Dans ce cas, il convient de les séparer des autres chevaux pour éviter les accidents que peut amener leur sensibilité exaltée, et chercher à la tempérer par l'usage d'aliments rafraîchissants, l'exercice et les bains.

Il est important, au moment des achats, de s'assurer, autant que possible, que les juments que l'on propose à la remonte n'ont pas déjà fait quelques poulains. Dans les pays où l'on élève beaucoup de chevaux, il n'est pas rare que l'on présente à l'étalon des juments de deux à trois ans, et de faire renouveler la saillie tous les ans. Cette fécondité prématurée altère puissamment la force, l'énergie et la santé de ces animaux, et leur service dans les régiments s'en ressent d'une manière fâcheuse, tant pour la qualité que pour la durée. L'ampleur des lèvres de la vulve, le développement des mamelons, l'affaissement du ventre sont les signes certains de cette précocité que fait souvent soupçonner un certain air d'abattement et de mollesse.

Lorsqu'il arrive, dans un régiment, qu'une jument fait un poulain, il faut le lui enlever le plus tôt possible. Ces petits animaux réussissent ordinairement fort mal, et, outre qu'ils privent du service de la mère pendant la plus grande partie de la durée de l'allaitement, ils altèrent sa santé et détruisent ses forces, le régime militaire ne convenant nullement à l'élève des chevaux. La diète et l'exercice suffisent le plus souvent pour détruire la tendance qu'ont les mamelles, dans ce cas, à fournir du lait.

Il se rencontre quelquefois dans les régiments des chevaux dont la castration a été incomplète, parce que les testicules, ou seulement l'un d'eux, sont restés dans l'abdomen. Ces animaux sont un sujet d'embarras et sont eux-mêmes exposés à beaucoup d'accidents : ils se détachent, frappent les autres chevaux ou sont frappés par eux, portent le désordre dans l'écurie et sont mal-traités pour cela par les cavaliers chargés de les garder ; ou bien, excités par les cavaliers, ils saillissent les ju-ments qu'ils ne fécondent pas, il est vrai, mais qu'ils entretiennent ou font devenir en chaleur ; ils s'énervent et sont bientôt ruinés. Ces chevaux sont d'autant plus incommodes qu'ils sont plus jeunes, et que leur tempé-rament est plus sanguin.

Il est difficile, sinon impossible, de reconnaître l'exis-tence de ce vice au moment de l'achat, à moins que, le soupçonnant, par la persistance de quelques-uns des signes qui distinguent le cheval entier du cheval hongre, on ne fasse approcher une jument dont la présence dé-termine les symptômes de cette émasculation incom-plète. Mais, une fois que les chevaux chez lesquels il se rencontre sont incorporés, on ne peut que se soustraire à ses effets par beaucoup de précautions, et surtout par l'emploi d'un licou et d'une longe solides fixés à la tête et à la mangeoire au moyen d'un cadenas. Ce sont princi-palement ces chevaux qu'il faut confier à de bons cava-liers, qui s'y attacheront d'autant plus qu'ils ont ordi-nairement beaucoup de moyens et d'intelligence.

CHAPITRE VII.

DES PROPORTIONS ET DES APLOMBS.

On entend par *proportions*, chez les chevaux, le juste rapport de dimensions qui existe tant dans leurs parties qu'entre elles, rapport d'où résulte un ensemble qui annonce une répartition convenable des forces, et d'où dépendent, avec le libre jeu des organes, l'harmonie et la sûreté des mouvements pour le service auquel les chevaux sont destinés, et, par conséquent, l'aptitude à ce travail. L'agrément du coup d'œil qu'elles donnent, ou, pour mieux dire, la beauté qu'elles constituent, est un accessoire sur lequel on les juge, mais qui n'entre pas dans les considérations qui les font examiner ici.

D'après cette définition des proportions, elles doivent

varier suivant que les chevaux sont destinés à la selle ou au trait ; et, en effet, pour ne parler ici que d'une partie, l'avant-main chargée et volumineuse, qui fait le prix des chevaux de charroi et contribue à leur force de traction, serait un défaut majeur dans le cheval de selle, qu'elle empêcherait d'embrasser le terrain avec la légèreté et la souplesse qui lui sont toujours nécessaires. Les règles établies à ce sujet sont donc sujettes à varier dans leur application ; l'habitude et le coup d'œil peuvent seuls les compléter et en rendre l'emploi fructueux.

De la répartition convenable des forces sur tout le corps résultent la facilité et la durée du service, en tant qu'aucune autre cause ne puisse lui nuire ; tandis que les efforts auxquels sont obligées les parties douées d'une énergie relativement plus grande, pour remplir la tâche de celles qui en sont dépourvues, amènent promptement leur fatigue et la ruine générale. C'est presque toujours au défaut de proportions, apparent ou caché, qu'il faut attribuer les difficultés que font certains chevaux pour obéir à quelques-uns des mouvements qu'on leur demande, et, par suite, les mauvais traitements au moyen desquels on cherche à en obtenir ce qu'il leur est impossible de faire ; et enfin les tares, les maladies, la réforme ou la mort, suites de ces combats entre l'ignorance et l'impuissance.

Il peut arriver quelquefois que les proportions géométriques ou physiques ne soient pas en rapport avec les proportions organiques ou vitales ; de même qu'il peut se rencontrer que telle partie s'harmoniant parfaitement avec les autres manque de la force qui, d'après sa conformation, semble devoir lui être départie. L'influence des races explique la première de ces contradictions à la règle, et c'est surtout au moment du dernier accroissement, lorsqu'on commence à dresser les chevaux, que la dernière anomalie se présente ; c'est du moins à cette cause, à ce manque du développement de l'énergie qu'amène l'âge, qu'il faut souvent rapporter les difficultés qu'offre le travail et ses fâcheux résultats, lorsqu'il n'est pas confié à un cavalier habile, judicieux et patient.

La mollesse générale, qui peut accompagner un ensemble de formes parfait, est un des accidents que l'on appelle *erreur de la nature*, ce qui est souvent plus aisé que d'en trouver la cause, et un cas exceptionnel qui rend bien excusable l'espèce de faute commise par l'acquisition des chevaux chez lesquels se trouve cette étrange réunion, mais qui ne les rend pas moins impropres au service militaire, dont les premières conditions sont la force et la vigueur de tous les moments. Ceci doit s'entendre, du reste, sous la réserve de l'influence de l'âge, du tempérament et de la race, ainsi qu'on le verra plus loin.

On entend par *aplomb* une direction des membres telle que chacun supporte la masse du corps dont il est destiné à être chargé, et que ce poids soit également réparti dans toute leur étendue.

Il en est de même de l'importance des aplombs que pour celle des proportions, puisque la fatigue et l'usure atteindraient bientôt les membres surchargés, ou bien ceux chez lesquels une mauvaise direction de quelque rayon articulaire obligerait à de plus grands efforts de la part des muscles et déterminerait le tiraillement des ligaments.

CHAPITRE VIII.

DES ROBES ET DES MARQUES.

L'influence de la robe n'est pas aussi grande sur les qualités et la santé des chevaux que certains hippiatres l'ont dit; mais elle n'en existe pas moins jusqu'à un certain point. Ce sont sans doute les observations faites sur cette influence qui ont produit, dans quelques contrées de la France, la répugnance ou la préférence pour telle ou telle robe. Ainsi, entre autres exemples, dans le département de la Manche, on ne trouverait pas à faire saillir une jument par le plus bel étalon possible s'il était alezan, tant est forte la croyance que les chevaux de cette robe sont rétifs, méchants et maladifs, surtout quand elle est claire.

En Bretagne, les robes mélangées rouan, aubère, fleur de pêcher, qui du reste y sont excessivement communes, sont un motif pour élever la valeur des chevaux. « Il est pêchard, » vous dit le cultivateur breton, pour couronner l'énumération des qualités de son cheval ; attachant à cette robe l'idée de la force, de la vigueur, de la durée, qui, très-souvent d'ailleurs, sont le partage des chevaux bretons, chez lesquels on ne trouvait guère que ces robes mélangées avant l'introduction d'étalons étrangers.

Mais, si l'on peut contester aux robes de servir spécialement d'indication de tels ou tels vices du caractère ou du corps, il n'en est pas de même lorsqu'on les considère comme un des apanages des races, et conséquemment comme un indice du tempérament qui est propre aux chevaux de ces races, sauf les exceptions qu'a amenées leur promiscuité. Ainsi, dans le nord de la France, on voit avec le tempérament lymphatique les bais et les alezans plus ou moins lavés mêlés de grandes taches blanches à la tête et aux extrémités ; l'aubère, le fleur de pêcher, le gris clair, avec du ladre. Les bons boulonnais, les percherons, les bretons, dont la fibre est moins molle, sont presque tous gris ou rouans. Dans le Midi, le gris pommelé, le bai marron, le bai brun, le rouan foncé, sans pelotes ni balzanes, s'allient aux tempéraments sanguin ou nerveux qui se développent sous l'influence de la chaleur et des propriétés excitantes des aliments.

Dans l'artillerie et les trains, on accouple les chevaux par robe, et l'on tient même à ce que les quatre ou six chevaux attelés ensemble offrent la même nuance. Cette uniformité peut ne pas exclure les conditions les plus importantes à réunir dans ces accouplements, telles que l'égalité d'allures, de force, d'âge, et la parité de tempérament, lorsqu'on la recherche parmi les robes communes, comme les bais, les alezans, les noirs ; mais elle expose à leur ruine les chevaux de robes plus rares et dont la couleur est la seule cause de leur réunion pour le même service, tandis qu'il arrive souvent qu'il y a disparité complète dans leurs moyens.

Soit mode et caprice, soit que réellement les grandes taches blanches à la tête indiquent un animal rétif ou peureux (peut-être parce que leur présence porte dans la perception visuelle des objets un trouble qui les rend effrayants jusqu'à ce que l'habitude ait détruit cette impression), le fait est que de pareilles bigarrures ne se rencontrent ni dans les haras , ni dans les chevaux de luxe. Il en est de même pour les balzanes, dont les trop grandes dimensions font exclure des écuries distinguées les chevaux chez qui elles se rencontrent, soit parce que le disparate qu'elles forment déplaît aux yeux , soit parce que les membres qui en sont marqués seraient plus sujets aux engorgements, crevasses, etc., et que la corne blanche, qui souvent les termine, offre moins de solidité.

Il paraît convenable de croire, au sujet de ces marques en général, que la délicatesse du goût est le seul motif raisonnable que l'on puisse avoir pour rejeter les chevaux qui les portent, et que tous les autres prétextes sur lesquels on a voulu s'appuyer sont plus ou moins spécieux : elles ne sont, du reste, jamais des raisons d'exclusion des remontes, et c'est souvent à leur existence que l'on doit de pouvoir acheter de très-bons chevaux qui, sans elles, auraient été vendus à un bien plus haut prix pour le luxe.

CHAPITRE IX.

DES RACES

On appelle *race* un ensemble de chevaux nés dans le même pays, sous le même climat, ou bien quelquefois y habitant dès leur très-jeune âge, provenant de pères et de mères semblables à eux et entre eux, et présentant, sauf les légères variations que peuvent apporter les idiosyncrasies et les habitudes, les mêmes caractères extérieurs et le même tempérament, développés sous l'influence des conditions physiques et naturelles du pays.

On peut, au moyen de soins et de croisements, changer la race des chevaux d'un pays, en créer une nouvelle, ou bien en importer une et la conserver dans une contrée où il n'en existait pas ; mais ce ne sont alors que des productions artificielles pour lesquelles la définition précédente manque de justesse dans quelques-uns de ses points, et qui finiraient par disparaître du sol ou par retourner à leurs caractères primitifs dès que la main de l'homme cesserait de contrarier l'action de la nature et d'agir sur les animaux et sur la terre qui les nourrit.

Ces races artificielles, créées ou conservées à grands frais en France, ont pour souche des chevaux de races naturelles dans d'autres pays, tels sont ceux que l'on tire de l'Orient, ou bien des chevaux provenant d'autres races artificielles, mais qu'une longue conservation et une succession non interrompue de soins bien entendus ont, pour ainsi dire, naturalisés dans le pays d'où on les tire ; tels sont les chevaux anglais.

Ce n'est pas ici le lieu de s'occuper de l'origine des races et de l'influence des races étrangères sur les chevaux français ; on doit laisser à des plumes plus savantes et plus habiles le soin de discuter si tous les chevaux des différentes contrées du globe, et surtout si ceux des différentes provinces de la France, qui seuls figureront ici, ont pour origine le cheval arabe ou le cheval boulonnais, suivant qu'ils sont propres à la selle ou au trait, ou si cette espèce d'animaux a été originairement placée par la nature dans un seul coin du globe d'où elle se serait ensuite répandue par toute la terre, ses formes se modifiant à la longue sous l'influence des agents extérieurs ; et de dire si, pour améliorer les races françaises, il faut recourir aux producteurs des races naturelles ou à ceux des races artificielles.

Ces discussions mises de côté, les races seront prises telles qu'elles sont, et l'on ne fera qu'indiquer les pays d'où on les tire, les qualités saillantes que l'on reconnaît en elles, leurs principaux caractères distinctifs, quelles peuvent être les ressources qu'elles offrent pour notre cavalerie, et quel est le genre de service auquel elles peuvent convenir.

On trouve en France douze races principales, dont plusieurs offrent quelques variétés. Toutes ne fournissent pas également des chevaux à l'armée, soit par l'éloignement des dépôts de remonte, soit plutôt parce que les individus qui les composent sont peu nombreux ou peu propres au service militaire. Cependant, comme, dans quelques circonstances, ces chevaux pourraient être utilisés, il sera fait mention de toutes.

Ces races se divisent en races du Nord et races du Midi.

Les races du Nord sont : la Boulonnaise, la Percheronne, la Normande, la Bretonne, l'Ardennaise, la Lorraine ou de Deux-Ponts et la Comtoise.

Les races du Midi sont : la Poitevine, la Limousine, l'Auvergnate, la Navarrine et la Camargue.

Sous le rapport des caractères qui distinguent entre elles les races françaises, il est bon de faire remarquer, avant de passer à l'exposé qui en sera fait, que beaucoup de causes les ont altérés. La plus directe est l'introduction de producteurs étrangers, nécessitée par les grands événements politiques qui supprimèrent les haras, bouleversèrent les fortunes et les propriétés, et amenèrent des guerres dont une des suites fut une consommation ou une exportation de chevaux tout à fait hors de proportion avec leur reproduction. Aussi n'est-ce plus que rarement que l'on retrouve ces formes arrêtées qui, autrefois, empêchaient de confondre les chevaux d'une province avec ceux nés ou élevés dans une province voisine. Partout l'influence des étalons étrangers au sol et des appareillements hasardés se mêle à celle qu'exerce le climat ; et la variété de formes qui en résulte, pour chaque province, tend à donner aux chevaux français une configuration dont l'uniformité ne sera bornée par l'influence des localités que sous le rapport du volume du corps.

On peut cependant essayer de donner une idée des caractères les plus saillants, propres aux chevaux de chaque partie de la France, de chaque *race*, pour se servir encore de ce mot, avant qu'il ait perdu sa signification pour les chevaux de notre pays (1).

(1) Dans ce travail, que l'auteur n'aurait pu faire seul, il a été

aidé par les notes qu'ont bien voulu lui adresser ses confrères des dépôts de remonte, savoir : MM. Berthier, d'Auch ; Bouin, de Villers ; Diolot, d'Aurillac ; Martin, de Saint-Maixent ; Lacoste, de Caen ; Duthreil, de Guéret ; Vuillecart, vétérinaire au 2e de dragons, pour ce qui concerne les chevaux comtois ; et Édouard Seon, vétérinaire à l'école de cavalerie, détaché à Tarbes, pour la race navarrine.

A. *Races du Nord.*

Les caractères généraux des races septentrionales sont, d'abord, un développement plus précoce et une durée moindre. La taille est plus élevée, les formes sont plus massives ; les systèmes osseux, musculeux et lymphatique prédominent ; le tempérament sanguin ne s'allie que dans de faibles proportions à l'athlétique et au lymphatique, qui sont les plus communs ; des poils longs et épais couvrent la peau ; ceux du bas des membres acquièrent une grande dimension ; les crins sont rudes et abondants ; les productions cornées sont volumineuses et molles ; les mouvements annoncent plus de force que de vigueur ; les maladies chroniques sont les plus fréquentes.

La nature du sol généralement humide, la température peu élevée et rarement sèche du climat, les aliments contenant peu de principes nutritifs sous un grand volume, telles sont les causes de la constitution de ces chevaux ; constitution modifiée dans diverses provinces, et même dans quelques localités assez circonscrites, par des causes analogues et d'où résultent les variétés des races de cette division de la France dont on va essayer de décrire les caractères.

a. Race boulonnaise. Dans les départements du Nord, du Pas-de-Calais, de la Somme et de l'Aisne, on achète, pour l'artillerie et pour les trains, quelques chevaux parmi les moins étoffés de cette race dont les caractères, annonçant le plus haut degré de force, ne proscrivent cependant pas toujours la légèreté nécessaire au service militaire.

Dans les départements de l'Oise et de la Seine-Inférieure, surtout dans le pays de Caux, les formes moins massives, l'énergie plus grande, rendent les chevaux boulonnais plus souples et plus légers : on en trouve un assez grand nombre qui remontent très-bien les régiments de cuirassiers.

Les premiers sont achetés par les officiers du dépôt de remonte de Villers (Ardennes) ; les seconds trouvent un débouché à la succursale des remontes du Bec.

Les chevaux boulonnais ont la tête forte, courte, carrée, assez bien attachée ; le front et le chanfrein droits ; la ganache large et brusquement coupée, ce qui fait paraître petite l'extrémité inférieure de la tête ; les yeux petits ; les oreilles courtes et bien placées ; l'encolure assez fournie et légèrement rouée ; le garrot rond ; le dos un peu déprimé ; la croupe arrondie, un peu courte et un peu inclinée ; les hanches peu saillantes ; la côte ronde ; le poitrail large ; l'épaule musculeuse, peu inclinée, mais libre ; les aplombs parfaits ; les extrémités fortes sans être empâtées ; les canons un peu courts et grêles ; les tendons détachés et forts ; le pied proportionné à la masse du corps et bien fait.

Dans le département de la Somme, les chevaux du Vimeu, du Ponthieu et du Santerre offrent à peu près les mêmes caractères, mais ils sont plus ramassés ; leur dos, un peu ensellé, porte, ainsi que la croupe, dans son milieu un sillon longitudinal qui s'étend quelquefois jusqu'à l'origine de la queue, et l'on trouve chez eux beaucoup d'analogie avec les percherons.

Dans le département de l'Aisne, la taille moins élevée, les muscles plus dessinés, l'organisation plus énergique sous un plus petit volume, font pressentir le voisinage des Ardennes, et permettent d'acheter de bons chevaux de dragons.

Les chevaux boulonnais, autres que ceux qui ont été cités, sont plus lourds, plus empâtés, ont les formes moins bien dessinées, et ne conviennent qu'aux trains des parcs ou des équipages : on en achète peu, par rapport à la grande distance entre les dépôts de remonte et les contrées où ils s'élèvent, et par rapport au grand nombre de chevaux propres à ce service que l'on rencontre partout à moins de frais.

Quelle que soit d'ailleurs leur origine, les chevaux boulonnais sont d'un tempérament athlétique et lymphatique ; ils sont dévloppées de bonne heure, et l'on com-

mence à s'en servir avant que leur développement soit
complet. Ils sont habitués à prendre une quantité d'aliments proportionnée au volume de leur corps et au peu
de principes nutritifs que ces aliments renferment comparativement ; lorsqu'ils arrivent dans les corps, la
diète qu'ils subissent vient ajouter sa fâcheuse influence
aux autres circonstances de l'acclimatement et en rendre
le travail pénible.

Les étalons du dépôt d'Abbeville, dans le département de la Somme, et de celui de Braisne, dans le département de l'Aisne, en modifiant quelques-uns des caractères des chevaux de cette race, apportent une grande
amélioration parmi ceux qui peuvent servir à l'armée,
et en augmentent le nombre d'une manière sensible.

La vraie race boulonnaise, regardée comme type par
quelques hippiatres, celle qui fournit ces énormes et ma-
gnifiques chevaux employés au halage et dont les Anglais enlèvent le plus possible les meilleures juments,
se trouve dans les arrondissements de Saint-Omer,
de Montreuil et de Boulogne, dans le Pas-de-Calais ;
ceux du canton du Bourbourg sont les plus estimés.
Cette race s'entretient très-bien sans secours étrangers
qui ne pourraient que lui être nuisibles. Mais le volume,
la haute taille, et surtout le prix élevé de ces chevaux,
empêchant qu'ils ne soient admis dans l'armée, il n'en
sera pas parlé davantage.

b. Race percheronne. On achète peu de chevaux de la vraie race percheronne pour l'armée ; ils sont trop recherchés pour le service des postes et des diligences, et par conséquent d'un prix trop élevé. Le volume qu'ils acquièrent souvent les rend peu propres au service de la cavalerie, et l'on trouve assez de chevaux plus communs et moins chers pour le trait. Cependant, si l'on y mettait le prix et qu'on les coupât de bonne heure, ils feraient d'excellents chevaux de carabiniers et de cuirassiers. L'établissement des chemins de fer, diminuant la consommation qu'en fait le commerce, les amènera probablement en plus grand nombre dans l'armée.

Les chevaux percherons ont quelques rapports avec les boulonnais du pays de Caux et du Vimeu ; et il arrive souvent que des poulains de ces deux dernières contrées sont achetés par les cultivateurs du Perche, élevés sur les bords de l'Eure, du Loir, dans les environs de Dreux, de Châteaudun, de Nogent-le-Rotrou, ou de Chartres, puis revendus dans le Boulonnais.

Proportionnellement au volume de leur corps, les chevaux percherons ont la tête petite, bien attachée, portée haut ; le front plat, le chanfrein un peu déprimé, la ganache forte, les yeux assez grands ; les oreilles bien placées, courtes et hardies ; l'encolure rouée, le garrot assez élevé et arrondi ; le corps court, le dos un peu bas ; la croupe forte et double ; la queue bien attachée ;

la côte ronde ; l'épaule musculeuse sans être chargée ;
l'avant-bras fort, le canon un peu grêle et chargé de
poils, le paturon et le pied courts ; la cuisse charnue et
ronde, la jambe un peu menue, les jarrets bien ouverts
et un peu droits.

Les chevaux du Perche que le dépôt de remonte
d'Alençon achète pour les cuirassiers, les dragons et
l'artillerie sont les bâtards de cette race que l'on se
procure aux environs de Mortagne, dans le département
de l'Orne, dans les départements de la Sarthe et de la
Mayenne. Ces chevaux, chez lesquels on ne reconnaît
plus aucun type de race, sont lourds, mous, gloutons,
s'acclimatent difficilement et rendent un médiocre service. Le peu de soins qu'on leur donne chez leurs premiers propriétaires, les travaux dont on les surcharge dès
qu'ils peuvent servir au labour, qu'ils font exclusivement, et aux charrois de tous genres, ainsi que les mauvaises écuries qu'ils habitent, altèrent leur constitution,
et ce ne sont presque jamais que des chevaux fatigués
et refaits qui viennent de ces pays dans les régiments.

Les étalons que le gouvernement envoie dans les
contrées habitées par la race percheronne viennent du
dépôt de Blois ; mais la bonne race se multiplie sans
leur secours.

c. *Race normande.* Les chevaux de cette race se trouvent dans les départements du Calvados, de la Manche, de l'Eure, et dans une partie de ceux de la Seine-Inférieure et de l'Orne, formant l'ancienne Normandie.

On attribue aux chevaux normands les caractères suivants : tête forte, plus ou moins busquée et bien attachée, oreilles longues, yeux petits ; encolure rouée et peu épaisse ; garrot peu saillant ; côtes arrondies ; croupe droite et gracieuse faisant suite à un dos assez droit et un peu long ; queue bien attachée ; ventre assez développé ; poitrail ouvert ; membres musculeux ; jarrets larges et un peu coudés ; du reste, beaux aplombs ; articulations larges ; sabots un peu volumineux ; mouvements libres et fermes ; douceur et docilité ; tempérament plutôt lymphatique que sanguin.

Mais cette description, qui convient, il est vrai, à la variété la plus nombreuse, à celle des chevaux de la plaine de Caen, du Cotentin et du Bessin qui ont beaucoup d'analogie de formes, ne s'applique nullement à celle des chevaux qui s'élèvent dans d'autres parties de la Normandie.

Cette ancienne province, vu son étendue, offre des variétés de terrain qui amènent des différences dans les habitudes du pays, dans le genre de culture, etc., qui, à leur tour, influent sur les attributs physiques et sur le caractère moral des chevaux.

Dans une grande partie du Calvados, où il naît fort

peu de poulains et où on en élève une quantité considérable que l'on importe des départements limitrophes ou
des provinces voisines, les caractères varient selon le pays
d'où on les tire, malgré la tendance du sol et de l'éducation à leur donner une configuration à peu près semblable.

Dans la vallée d'Auge, les chevaux sont plus lourds,
plus communs que dans la plaine ; leur tête infiltrée,
leurs membres chargés de poils, la rondeur de leurs formes, annoncent le tempérament lymphatique qu'ils
doivent à leur oisiveté, aux gras pâturages et au terrain
humide du pays.

Tout à fait au nord du département de la Manche,
dans la petite presqu'île de la Hague, séparée du reste
du département par une barrière de rochers, existe une
race peu nombreuse de chevaux entièrement distincts
de tous les autres chevaux de la Normandie. Chez eux,
la tête petite et légère, le chanfrein déprimé, les yeux à
fleur de tête et expressifs, les oreilles minces et hardies,
l'encolure de cerf, les épaules plates et inclinées, le
garrot évidé et bien sorti, les membres secs, les jarrets
un peu crochus, les pieds petits, le corps court, à côtes
rondes, à croupe droite et peu chargée, leur légèreté,
leur force et leur sobriété, annoncent une origine orien-
tale dont les caractères se seraient conservés sans mélange et presque sans altération.

Au sud du Cotentin, dans les environs de Saint-Lô,

d'Avranches et de Coutances, pays où la culture est fort variée et où le terrain est très-divisé, les chevaux ont généralement la tête un peu grosse, le chanfrein droit, l'encolure fournie et peu rouée, le garrot bien sorti et gras, la côte ronde, le dos et le rein droits, la croupe un peu avalée, les membres musculeux, les articulations larges, le pied un peu fort mais bien fait, beaucoup de force et de vigueur.

Dans la portion du département de l'Orne qui fait partie de l'ancienne Normandie, se trouve la race dite du Mellerault, qui s'élève dans la contrée du même nom et dans la plaine d'Alençon. Ces chevaux, les plus distingués des variétés de la race normande, ont les caractères suivants, qu'ils doivent en partie aux pâturages secs et à l'herbe fine et savoureuse qu'ils produisent : tête petite, légère et bien attachée ; yeux à fleur de tête, grands et vifs ; oreilles un peu longues, fines et expressives ; chanfrein droit ; ganache un peu large ; bout du nez menu ; naseaux bien dilatés ; menton prononcé ; l'encolure, sans être rouée, est gracieuse, légère et élevée ; le garrot bien sorti ; le dos, les reins et la croupe, qui est un peu tranchante, sont sur la même ligne ; la queue est bien dégagée ; les épaules sont un peu plates et obliques ; les muscles des membres bien dessinés ; les aplombs parfaits ; le sabot est rond, le poil fin ; les crins sont soyeux et peu épais.

Ces chevaux, élevés en liberté dans de vastes prairies, et qui sont rarement approchés par l'homme, tiennent de cet isolement et de leur tempérament très-sanguin un caractère un peu sauvage et une extrême sensibilité ; on les approche avec peine, et leur éducation est fort difficile à faire : il en est même qui, soit par suite de leur excessive sauvagerie, soit par insuffisance des moyens employés, ne sont jamais complétement dressés.

Au nord du département de l'Eure et dans le département de la Seine-Inférieure, les chevaux ont des formes plus amples, une taille plus élevée et des caractères qui les rapprochent plus de la race boulonnnaise que de la race normande.

En général, chez les chevaux normands que l'on achète pour les régiments et qui sont compris sous le nom de chevaux de troupe, on rencontre le tempérament lymphatique plus ou moins développé. Le peu d'énergie des organes, la mollesse de la fibre, qui accompagnent cé tempérament, et surtout l'âge auquel on les achète et pendant lequel il est plus marqué, rendent, pour ces chevaux, l'acclimatement difficile. Il en est peu qui, en arrivant dans les régiments, ne soient atteints de maladies très-graves dont la terminaison est quelquefois funeste et la convalescence toujours très-longue.

Ce qui ajoute encore à leurs souffrances, c'est le passage brusque de l'alimentation copieuse à laquelle ils étaient habitués chez leurs premiers propriétaires, et surtout quelque temps avant d'être vendus, à la modique ration régimentaire. Cette diète forcée, avant que leur accroissement soit complet, au moment où ils éprouvent dans toutes leurs habitudes un changement important, augmente leur mollesse constitutionnelle et ajoute à la gravité des causes de maladies.

Si cependant ces maladies ne laissent pas de traces, inapercevables d'abord, mais qui ne tardent pas à dégénérer en affections chroniques incurables, si ces chevaux n'éprouvent pas trop de fatigues d'une instruction quelquefois prématurée, si les écuries qu'ils habitent à leur début ne sont pas trop mauvaises, s'ils parviennent à se faire à la ration militaire, et surtout s'ils sont arrivés dans les régiments exempts de tares ou de lésions internes qui annoncent qu'on les a soumis de trop bonne heure à un travail trop fort pour eux et qui aurait altéré leur organisation, les chevaux normands font d'excellents chevaux de troupe ; leur docilité, sauf quelques exceptions, rend leur instruction facile ; leurs justes proportions et leurs bons aplombs leur font exécuter sans peine les mouvements qu'on leur demande avec discrétion ; et le calme qu'ils tiennent de leur tempérament les empêche de se livrer à des actes désor-

donnés et fatigants. Une fois dressés , ils sont doux ,
obéissants , solides et assez vites.

Dans tout ce qui vient d'être dit , il ne faut pas comprendre le cheval du Mellerault, qui, du reste, se trouve
rarement dans les rangs des chevaux de troupe depuis
que l'on a supprimé la maison militaire du roi et la
garde royale, seuls corps où l'on en trouvât autrefois.

Les étalons des haras du Pin et ceux du dépôt de
Saint-Lô, avec quelques-uns qui, du dépôt d'Abbeville,
viennent dans le département de la Seine-Inférieure ,
seraient insuffisants pour féconder l'immense quantité
de juments qui existent en Normandie , s'il ne se trouvait un grand nombre d'étalons approuvés appartenant
à des particuliers. Cette pénurie d'étalons du gouvernement ralentit la progression d'amélioration et d'homogénéité dans la race , et répand dans les caractères
extérieurs des chevaux actuels une confusion qui empêche de les classer d'une manière bien exacte.

Ces chevaux sont achetés pour le gouvernement au
dépôt de remonte de Caen et aux succursales d'Alençon,
de Saint-Lô et du Bec. Le plus grand nombre est destiné
aux régiments de carabiniers, de cuirassiers, de dragons
et d'artillerie.

d. Race bretonne. Cette race de chevaux est renfermée
dans les départements du Morbihan, des Côtes-du-Nord,

du Finistère et quelque peu dans celui d'Ille-et-Vilaine, qui forment la plus grande partie de l'ancienne Bretagne.

De même que parmi les chevaux normands, on rencontre chez les bretons plusieurs variétés plus ou moins distinctes dues à des croisements très-anciens et à l'influence des localités.

Les caractères extérieurs du cheval breton, en général, sont les suivants : tête forte et volumineuse chargée de ganache ; l'encolure courte, droite et souvent presque horizontale ; la poitrine large ; les côtes arrondies ; le dos et les reins sur une ligne droite ; la croupe coupée et avalée, son sommet proéminent ; les hanches saillantes ; les épaules rondes et charnues ; l'avant-bras long ; le canon chargé de poils et large ; le pied un peu gros, mais bien fait ; les jarrets un peu coudés et rapprochés.

Quelles que soient, du reste, les différences qu'offrent les variétés auxquelles dans le pays on donne le nom de *race* en ajoutant le nom du canton où on les rencontre, les chevaux bretons sont doués d'une constitution robuste due au développement des systèmes osseux et musculaire et à leur tempérament sanguin et lymphatique : ils sont sobres, durs à la fatigue, dociles et pleins d'énergie ; leurs allures sont franches, et les mouvements en sont étendus.

Dans certaines parties de la Bretagne, la pauvreté du sol et des habitants, le peu de soin que l'on donne aux chevaux, empêchent qu'ils acquièrent la taille nécessaire pour être admis dans l'armée. Ce n'est que rarement que l'on achète quelques chevaux de cavalerie légère dans le département d'Ille-et-Vilaine, surtout dans les environs de Rennes, de Vitré, de Montfort et de Redon, et dans quelques cantons du Morbihan. Le genre de vie auquel les chevaux de ces localités sont habitués les endurcit de bonne heure à la fatigue, il est vrai, mais empêche leur développement. Ceux qui peuvent être admis aux remontes ont la tête bien attachée, le front plat et large, les arcades orbitaires saillantes, l'encolure mince et droite, le garrot élevé, la croupe carrée, les épaules peu chargées ; les membres secs, peu garnis de poils ; les aplombs antérieurs parfaits ; la cuisse plate ; les jarrets larges et bien évidés, mais très-clos.

Dans le Finistère, et surtout dans les environs de Briec, on rencontre une *race* de chevaux plus élevés en taille et plus étoffés. Leur tête est mal attachée, et devient effilée à sa partie inférieure ; leur encolure est presque rouée et assez mal fournie, le garrot est peu élevé ; la croupe est arrondie ; les membres sont forts et chargés de poils. On trouve parmi ces chevaux d'excellentes remontes pour la cavalerie légère, les lanciers et les dragons.

Les chevaux de trait qu'on élève dans les environs de Saint-Brieuc, de Saint-Pol de Léon et de Lannion, dans le département des Côtes-du-Nord, et aux environs de Morlaix, dans le Finistère, sont les meilleurs que l'on puisse trouver pour l'artillerie ; les plus distingués font d'excellents chevaux de cuirassiers et de dragons.

Les premiers ont la tête presque carrée, le front et le chanfrein déprimés ; les oreilles petites, bien placées ; les orbites saillants ; les yeux vifs ; les joues chargées ; les naseaux bien ouverts ; leur encolure est courte et épaisse ; le garrot est rond ; presque tous ont sur le dos et sur les reins une gouttière plus ou moins profonde qui se continue jusqu'à l'origine de la queue ; la croupe, bien fournie, est coupée, son sommet est saillant ; les épaules sont libres, quoique chargées ; l'avant-bras et la jambe sont secs et musculeux ; le canon est court, fort et chargé de poils ; les jarrets sont étroits et bien évidés : on trouve chez ces chevaux beaucoup d'énergie, de vigueur et de vivacité.

Dans le Finistère, ces chevaux sont moins étoffés ; leur tête est plus longue et moins forte, leur croupe est arrondie et presque droite ; les membres sont moins chargés de poils et moins secs ; les jarrets sont plus gras ; mais on leur reconnaît les mêmes qualités qu'aux précédents.

Aux environs de Lesneven, Lannilis, Ploudalmézeau,

Saint-Renaud au Conquet, dans le Finistère , l'importation d'étalons danois a créé une race distincte de la race bretonne, et qui, parmi les carrossiers qu'elle fournit, procure de bons chevaux de cuirassiers. Les formes des chevaux de cette race sont moins ramassées que chez les précédentes ; leur ensemble est plus agréable à l'œil. La tête est allongée et effilée ; les oreilles sont longues et un peu trop écartées ; les yeux, petits, manquent de vivacité ; le front et le chanfrein sont quelquefois busqués ; l'encolure est bien sortie, le garrot saillant et décharné, le corps rond ; le dos et les reins sont sur la même ligne ; la croupe est arrondie et courte ; les épaules sont plates et libres, les aplombs des membres antérieurs parfaits; la jambe et l'avant-bras longs et grêles ; les jarrets droits et souvent empâtés.

Enfin les étalons anglais et anglo-normands du dépôt de Langonnet ont imprimé une partie de leurs caractères à un assez grand nombre de leurs productions, qui, par rapport à l'énergie particulière à la race bretonne, font d'excellents chevaux de cuirassiers et de dragons.

Les maladies les plus communes parmi les chevaux bretons sont la pousse, le cornage et la fluxion périodique.

Le dépôt de remonte de Guingamp, dans le département des Côtes-du-Nord, et la succursale de Morlaix, dans le Finistère, achètent les chevaux des quatre départements.

Les remontes provenant de la Bretagne sont ordinairement assez mal vues à leur arrivée dans les régiments par rapport à leur extérieur peu séduisant, à leur grosse tête, à leur encolure courte, à leur ensemble généralement ramassé, à leur robe habituellement gris vineux, rouan ou alezan clair. Mais, lorsque ces chevaux ont été bien achetés, on ne tarde pas à s'y faire et à les aimer par rapport à leur vigueur, à leur sûreté et à leur docilité. Leur acclimatement se fait avec moins de peine que celui de la plupart des autres chevaux français. Sous l'influence du régime et des travaux militaires, leurs formes se dégrossissent, s'allongent, et l'on ne s'aperçoit bientôt plus que des excellentes qualités de ces chevaux.

e. Race ardennaise. L'ancien pays des Ardennes, formant en partie le département de ce nom, fournit cette race de chevaux qui, depuis longtemps, jouit d'une grande réputation pour monter la cavalerie légère, plutôt cependant à cause de sa vigueur, de sa force et de son fond, que par rapport à la distinction de ses formes, car elles lui donnent une certaine ressemblance avec les chevaux bretons des Côtes-du-Nord.

Le cheval ardennais est d'une constitution forte; son organisation, bien entendue, est accompagnée de beau-

coup d'intelligence ; sa masse musculaire est également
répartie sur une charpente osseuse anguleuse dont il
tire le plus grand avantage. Son corps, peu enlevé,
est porté par des membres dont les articulations larges
et libres se meuvent avec facilité et légèreté. Il a la tête
forte et bien attachée, le front large, le chanfrein déprimé, la ganache développée, les naseaux très-dilatés,
la bouche petite, les lèvres épaisses, les oreilles courtes
et souvent basses et mal attachées ; l'encolure fournie,
courte et droite ; la crinière épaisse ; le garrot bien
sorti, mais un peu gras ; le rein droit et court ; la croupe
moyenne et un peu avalée ; la queue bien attachée ; le
poitrail large ; la côte arrondie ; l'épaule peu inclinée :
le bras et l'avant-bras musculeux ainsi que l'épaule ; le
canon fort ; le tendon sec et bien détaché ; les aplombs
antérieurs réguliers ; les jarrets larges et un peu clos ;
le pied bon et bien fait.

Pendant longtemps le défaut de producteurs convenables dans le pays, ou plutôt le désir d'avoir des chevaux plus grands, avait encouragé l'introduction d'étalons flamands aux formes molles et développées qui,
sans élever la taille, abâtardissaient l'espèce, tant dans
ses caractères extérieurs que dans ses qualités ; mais, depuis plusieurs années, elle se relève sous l'influence
d'un système bien entendu de croisements et par suite
de l'achat d'étalons convenables.

Outre les étalons départementaux, le dépôt de Braisne en envoie quelques-uns dont les produits se trouvent rarement dans l'armée, à moins que l'accouplement dont ils sont le résultat n'ait été vicieux.

Le dépôt de remonte de Villers, près Mézières, achète les chevaux ardennais principalement pour l'artillerie, et envoie quelques détachements dans la cavalerie légère et les dragons.

f. Race lorraine. Quoiqu'il existe dans l'ancienne province de Lorraine une très-grande quantité de chevaux, et que les vastes prairies qui s'étendent sur les rives de la Meuse, de la Meurthe, de la Moselle et des autres rivières qui portent leurs eaux à celles-là fournissent des foins de première qualité, ce pays ne peut donner qu'un bien petit nombre de chevaux à l'armée. Un mauvais système d'éducation, une alimentation mal dirigée, des travaux pénibles et précoces, le petit nombre ou plutôt le défaut de producteurs mâles et femelles capables d'améliorer la race, et, par suite, le défaut de taille et l'usure prématurée, bornent à peu près le commerce des chevaux de ce pays à celui qui se fait entre les cultivateurs.

Aussi, des départements qui sont formés par la Lorraine, celui de la Meuse est-il le seul qui soit exploré par les acheteurs du dépôt de remonte de Villers, et les achats qui s'y font sont-ils peu nombreux ; encore ces chevaux n'offrent-ils jamais les caractères de similitude nécessaires pour établir une race, et diffèrent-ils de ceux qui, nés sur le sol et trop petits pour servir à la cavalerie, ne seront que mentionnés ici. Le peu que l'on achète a été introduit dans le pays par le commerce ; et, s'ils ont entre eux quelques points de ressemblance, c'est par leur ensemble lourd, commun, disgracieux, et leur peu de qualités. La fréquence de la fluxion périodique, que l'on peut attribuer chez ces chevaux à l'obscurité profonde de leurs écuries, restreint encore le nombre de ceux qui pourraient servir à l'armée.

A l'aide des étalons du haras de Rosières et d'autres à eux appartenant, ainsi que de juments qu'ils ont importées, quelques grands propriétaires, mettant à profit ce que le pays offre d'avantageux par lui-même pour l'élève du cheval, ont créé en Lorraine des variétés de races remplies de distinction et de qualités ; mais leur haut prix ne les rend ordinairement convenables qu'à des officiers d'un grade élevé.

g. Race comtoise. Les chevaux comtois ne présentent plus aucun caractère de race, du moins en ce qui concerne le peu de chevaux de cavalerie que l'on peut y trouver ; et ceux que l'on distinguait à leur tête lourde et mal attachée, aux yeux petits, à l'encolure grêle, au poitrail large, au corsage ample, au dos ensellé, à la croupe carrée et avalée, aux membres longs et forts, aux sabots volumineux, et qui jouissaient d'une certaine réputation pour le gros trait, ne peuvent guère fournir de remontes qu'au train et à l'artillerie ; on trouve cependant parmi eux quelques chevaux de grosse cavalerie assez disgracieux.

Le seul débouché qu'aient les chevaux comtois dans l'armée se trouve dans les acquisitions que font les régiments d'artillerie en garnison à Besançon. Parmi les chevaux de ce pays, les officiers acheteurs donnent la préférence à ceux qu'ils trouvent dans les montagnes du Doubs et du Jura. Ces chevaux, moins haut montés sur membres, plus râblés, durs au travail, pleins d'ardeur et d'un facile entretien, ont quelque analogie de formes et de moral avec le cheval breton du Finistère.

Le dépôt d'étalons, qui d'abord était à Pontarlier, au centre du pays où se trouvent ces chevaux, et que l'on a transporté à Jussey, dans la Haute-Saône, où son influence est bien moins profitable, renferme les seuls producteurs capables d'améliorer la race, qui s'entretient d'elle-même.

B. *Races du Midi.*

La division en races du Nord et races du Midi n'emporte pas avec elle une différence absolue et tranchée des caractères généraux attribués aux chevaux de ces races ; il y a, comme dans les climats sur lesquels on s'est basé pour l'établir, une transition graduée qui empêche toute délimitation exacte ; de manière que, si cette différence est grande entre les deux extrêmes, elle est peu sensible lorsque l'on considère les termes moyens.

Voici, toutefois, les attributs des races méridionales en opposition à ceux des races dont il vient d'être parlé : développement plus tardif et conséquemment vie plus longue ; taille moins élevée, ampleur du corps moindre ; formes sèches, sveltes, anguleuses ; peau fine ; muscles bien dessinés et fermes ; poil court, fin et rare ; crins soyeux , onduleux, élastiques ; productions cornées petites, dures ; membranes apparentes d'un rose vif ; tête sèche, légère ; yeux grands et expressifs ; chanfrein droit ou déprimé ; lèvres minces ; encolure fine et souvent renversée ; garrot saillant ; épine dorsale droite, quelquefois tranchante ; poitrine plus haute que large ; abdomen peu développé ; membres secs, dépourvus de longs poils sur le tendon ; énergie, vigueur et sensibilité, indices des tempéraments sanguin ou nerveux.

Un climat sec et chaud ; des pâturages montueux produisant des plantes qui, par le peu de développement qu'elles acquièrent ou par leur espèce, contiennent beaucoup d'arome et de principes nutritifs sous un petit volume ; une rare stabulation, que rend inutile la douceur de la température ; l'influence d'un air pur, contribuent à imprimer ou à conserver aux chevaux qui sont soumis à leur action les caractères décrits ci-dessus.

Mais, dans le midi de la France, l'emploi presque exclusif de l'espèce bovine pour les travaux de l'agriculture fait regarder le cheval comme un accessoire de peu d'importance et le prive d'une grande partie des soins que l'on accorde à des animaux plus utiles et plus précieux pour le pays. Les aliments lui sont distribués avec parcimonie ; lorsque le mauvais temps oblige à le mettre à l'abri, les plus mauvaises écuries lui sont réservées ; les soins de propreté lui sont inconnus. Cependant la vigueur de constitution qu'il doit à l'influence de la race et à la longue action d'agents généraux favorables le fait résister à ces causes de destruction malgré lesquelles il conserve la force et l'énergie qui le rendent précieux pour la guerre.

a. Race poitevine. Les remontes qui arrivent du dépôt

de remonte de Saint-Maixent, des succursales de Saint-Jean d'Angely, de Fontenay-le-Comte et du Gibaud passent, dans les régiments, pour être formées de chevaux poitevins ; mais l'étendue de la circonscription de ces centres d'achat est telle et offre tant de variétés de terrain, qu'il en sort des chevaux dont les caractères sont fort différents. Les départements des Deux-Sèvres, de la Charente, de la Charente-Inférieure, de la Vendée, de la Loire-Inférieure, de la Vienne et d'Indre-et-Loire sont ceux que parcourent les acheteurs du dépôt ; et, outre les chevaux nés dans le pays, ils s'en procurent qui y sont amenés des départements limitrophes ; ce qui jette une grande variété dans la configuration, l'aptitude au service et la durée des chevaux de ces remontes.

Les chevaux poitevins que l'on trouve dans les marais qui s'étendent depuis l'embouchure de la Loire jusqu'à celle de la Seudre, près Marennes, dans les prairies basses de la Charente et des Deux-Sèvres, font ici la transition des races du Nord avec celles du Midi ; ils ont la tête un peu forte, cependant assez bien attachée ; le chanfrein droit ; les yeux petits et assez souvent couverts ; la ganache large ; l'encolure peu fournie, droite, souvent courte, mais s'élevant obliquement de la poitrine de manière à avoir une position assez agréable à la vue ; le garrot rond ; la côte peu arrondie ; le rein droit ; le flanc long ; les hanches saillantes ; la croupe courte, carrée et avalée, s'attachant au corps d'une manière disgracieuse ; les cuisses peu musculeuses, longues et aplaties ; les jarrets assez larges, leurs saillies osseuses externes fort développées au détriment des internes qui sont trop peu apparentes ; le poitrail assez ouvert ; les épaules libres, mais peu étendues ; le bras et l'avant-bras peu charnus ; le canon assez grêle et le tendon failli ; les pieds un peu volumineux, mais bons et bien faits. Ces chevaux sont généralement très-dociles.

Ces caractères généraux offrent quelques variétés dans certains cantons en raison de la différence des soins apportés dans l'appareillement et de l'influence des étalons du dépôt de Saint-Maixent.

Dans les environs de Rochefort et dans les marais de Saint-Gervais, on rencontre souvent des chevaux auxquels l'élégance de leurs formes, le volume de leurs membres et la beauté de leurs aplombs donnent la même valeur qu'aux chevaux normands.

Dans la partie boisée et onduleuse des Deux-Sèvres et de la Vendée que l'on appelle *le Bocage*, on trouve d'excellents chevaux de cavalerie légère, qui ont la tête un peu longue, légèrement busquée et bien attachée ; l'encolure fine, droite et élevée ; le thorax spacieux ; le poitrail large ; le rein droit ; la croupe un peu avalée ; les membres un peu grêles, mais secs, fermes et sûrs ; le

jarret large ; le pied bien fait. Ces chevaux sont vigoureux et sobres , mais le peu de soins qu'on leur donne
empêche l'élévation de leur taille et rend difficiles à
trouver ceux qui peuvent être admis dans l'armée.

Au nord de la Charente et dans le département de la
Vienne , les chevaux sont plus grêles , leurs membres
effilés n'ont pas une largeur proportionnée avec leur
hauteur. Ces chevaux pèchent en général par le défaut
de régularité, et ceux que l'on achète proviennent ordinairement de poulains importés dans les bons pâturages
du pays. Leurs caractères, très-variés , ne peuvent être
groupés ; ils portent, cependant, le cachet de l'ancienne
race dans le volume de la tête , la direction de l'encolure et la forme de la croupe.

Toutes les armes de la cavalerie , l'artillerie et les
trains peuvent se remonter dans ces contrées, qui, outre l'immense quantité de chevaux qu'on y élève, nourrissent un très-grand nombre de mulets.

b. Race limousine. C'est parmi les chevaux de cette
race que l'on rencontre le plus la vigueur unie à l'élégance , et que l'on trouve , de la manière la plus marquée, les caractères de la race primitive.

Les chevaux limousins ont la tête longue, sèche, fine
et bien attachée , les yeux grands et expressifs , les
oreilles minces et un peu longues ; le chanfrein légère-

ment busqué ; l'encolure gracieusement élancée, peu fournie et légèrement rouée ; le garrot sec, saillant et ordinairement séparé de l'encolure par le *coup de hache ;* le dos et le rein droits ; la croupe légèrement inclinée, courte et étroite ; les hanches un peu saillantes ; la côte longue et légèrement arrondie ; le ventre peu développé ; les épaules longues, plates et inclinées ; les membres antérieurs, moins remarquables par leur ampleur que par la saillie et la fermeté des muscles, la largeur des articulations et la force des tendons, sont souvent panards ; le paturon est long-jointé ; le sabot petit et bien fait ; la cuisse et les jambes sont longues et minces ; les jarrets larges, bien évidés et un peu crochus.

Ces formes, qui sont celles de l'ancienne race limousine, ont éprouvé, chez beaucoup de chevaux, des changements plus ou moins avantageux par suite des croisements au moyen d'étalons anglais ou arabes plus ou moins purs, et que renferment soit le haras de Pompadour, soit les haras particuliers des nombreux amateurs de chevaux de ce pays.

Mais ces productions, pourvues de grandes qualités et d'une beauté remarquable, n'entrent jamais dans les rangs de l'armée que pour monter des officiers d'un haut grade. Les chevaux qui sont achetés par le dépôt de remonte de Guéret, dans le département de la Haute-

Vienne, vrai pays du cheval limousin, sont les produits d'appareillements défectueux, de croisements hasardés, ou bien encore d'étalons énervés par des saillies trop fréquentes. Ces chevaux présentent çà et là quelques-unes des formes de leurs auteurs, mais sans l'harmonie qui fait la force et la santé. Grêles, haut montés sur des membres disproportionnés, ayant une poitrine étroite, doués d'une impressionnabilité extrême, ils usent en défense le peu de forces qu'ils tiennent d'une organisation malheureuse.

Les chevaux limousins de race commune qui se sont conservés sans l'intervention de reproducteurs étrangers, dans le département de la Creuse, dans une partie des départements de l'Indre et de l'Allier, parviennent rarement à une taille élevée; mais ils sont parfaits pour la cavalerie légère. Leurs caractères sont, à l'élégance près, ceux qui ont été indiqués pour les chevaux de race distinguée.

Les uns et les autres ont un développement tardif qui rend leur acclimatement difficile et fait que la durée de ceux qui viennent dans les régiments n'est pas ce qu'elle serait si on les attendait au moins jusqu'à six ans avant de commencer leur instruction.

Le dépôt de remonte de Guéret achète quelques chevaux d'une race autrefois nombreuse et bien distincte, mais qui est beaucoup diminuée, et qui, comme toutes les autres, a perdu la plus grande partie de ses caractères; c'est la race morvandille, pour laquelle, vu la rareté des individus qui la composent, il n'a pas été fait un chapitre particulier. Ces chevaux se trouvent dans le département de la Nièvre, surtout dans sa partie montueuse, nommée Morvan. Courts et ramassés comme les chevaux bretons, mais avec moins de rudesse dans les formes, ils sont comme eux pleins de fond et de vigueur, sobres et dociles. Ils ont une grande et juste renommée comme chevaux de cavalerie légère et s'acclimatent facilement.

c. Race auvergnate. Dans les départements montueux du Cantal, du Puy-de-Dôme et de la Haute-Loire, qui forment en partie l'ancienne Auvergne, se trouve une race de chevaux dont la taille est peu élevée : ordinairement abandonnés dans les pacages, sur les montagnes, pendant l'été; rentrés en hiver dans de mauvaises écuries où ils reçoivent une nourriture insuffisante et de mauvaise qualité, ils sont arrêtés dans leur développement par le défaut d'aliments et de soins; mais ils tiennent du sol et du climat des qualités que la négligence de l'homme n'a pu leur ravir. Vifs, légers, énergiques, supportant les plus rudes fatigues, sûrs dans leurs allures, mais peu dociles, les chevaux auvergnats fournissent, pour la cavalerie légère, des remontes précieuses que l'on regrette de ne pas voir plus nombreuses.

L'abstinence à laquelle ils sont habitués leur fait trouver l'abondance dans la nourriture militaire, et, une fois dans les régiments, ils ne tardent pas à perdre une partie des formes maigres et anguleuses qui les caractérisent, et à prendre de la taille. Ce dont ils ont le plus à souffrir, c'est du changement de l'air vif, pur et léger qu'ils respiraient dans leurs montagnes, contre l'atmosphère pesante, fétide et humide des écuries militaires.

Les chevaux auvergnats ont la tête courte, osseuse ; le chanfrein légèrement déprimé ; les naseaux très-dilatés ; les yeux vifs et saillants ; les oreilles petites, leurs mouvements prestes ; l'encolure droite, assez souvent renversée ; beaucoup ont le coup de hache ; le garrot est sec et saillant ; le dos droit, quelquefois tranchant (dos de mulet) ; la croupe étroite, tranchante et abaissée ; les hanches saillantes ; le poitrail étroit ; la côte longue et peu bombée ; l'épaule plate, oblique ; l'avant-bras et le canon grêles, leurs muscles et tendons bien dessinés et très-durs ; la cuisse plate ; les jarrets larges, bien évidés et crochus ; les paturons grêles et un peu longs ; le sabot petit et souvent encastelé.

Tel est le cheval des montagnes en qui l'on rencontre le tempérament sanguin et souvent le nerveux.

Dans les vallées, sur les rives de l'Allier et de la Dore, dans les riches pâturages de la Limagne, ces caractères sont moins saillants, moins âpres, sans cependant s'écarter beaucoup du type de la race. On trouve plus de taille et plus d'ampleur avec la même énergie et la même vivacité.

Le dépôt d'étalons d'Aurillac apporte une amélioration remarquable chez les chevaux auvergnats qui sont achetés par les dépôts de remonte d'Aurillac et de Guéret, et qui fournissent d'excellents chevaux de cavalerie légère, de lanciers et quelques dragons.

d. Race navarrine. Le Béarn, la basse Navarre et le Bigorre, qui forment les départements des Hautes et Basses-Pyrénées, sont le berceau de cette race. C'est dans ces pays seulement qu'elle conserve son type distinctif dû à leur configuration montagneuse, à leur température très-variable de la plaine au sommet des montagnes, et à la finesse du fourrage, plus savoureux qu'abondant, qu'ils fournissent. Cependant il existe quelques différences entre les chevaux de ces deux départements, mais seulement sous le rapport du volume : ceux des Hautes-Pyrénées sont plus grêles dans toutes leurs parties et généralement un peu moins élevés en taille.

On reconnaît les chevaux navarrins aux caractères suivants : tête petite, légère, osseuse, un peu bombée, bien attachée, ayant plutôt une tendance à porter au vent qu'à s'encapuchonner ; encolure bien évidée, musculeuse sans être forte et souvent renversée ; garrot bien sorti ; dos un peu bas ; rein court et large ; croupe horizontale ; queue bien attachée ; enfin, dessus brillant ; extrémités grêles, leurs muscles fermes et bien dessinés ; les éminences osseuses très-développées et quelquefois trop ; les tendons bien détachés ; jarrets larges ; aplombs irréguliers (panards, crochus) ; pieds petits. Ces chevaux parviennent rarement à la taille de 1 mètre 515 millimètres ; ceux qui sont plus grands sont souvent décousus et perdent de leur énergie.

Les plus beaux, ceux dans lesquels on retrouve le plus les caractères distinctifs qu'ils tiennent des chevaux orientaux, auteurs de cette race, se trouvent dans les Hautes-Pyrénées, surtout aux environs de Tarbes, de Bagnères, de Lourdes, de Vic, et dans la vallée d'Argèles.

Dans les Basses-Pyrénées, on les rencontre dans les vallées d'Ossaw, d'Aspe, sur les rives des gaves de Pau et d'Oloron, et dans tout le pays basque. C'est parmi ces derniers que l'on trouve le plus d'étoffe, de taille et de membres.

Dans les départements environnants, on trouve des chevaux compris aussi sous la dénomination de navarrins, mais qui s'écartent plus ou moins des types qui viennent d'être indiqués par rapport, sans doute, à la nature du sol, au genre de travail et de nourriture, et aux conditions du climat.

Dans le département des Landes, c'est à peine si l'on rencontre quelques chevaux de cavalerie légère parmi la race de petits chevaux qui s'élèvent sur son terrain stérile, et qui ont, hormis la taille, les caractères et les qualités des précédents.

Dans l'Ariége, les chevaux sont peu gracieux, leurs formes sont anguleuses ; ils ont la côte plate ; toutes les saillies osseuses très-prononcées ; les muscles déprimés ; ils sont très-panards et clos du derrière ; ils ont cependant les qualités des races méridionales ; ils sont énergiques, sobres, et conviennent très-bien à la cavalerie légère.

Le département du Gers offre deux variétés de chevaux bien distinctes par la taille et par les formes. Les plus petits, que l'on rencontre au sud du département, dans les environs de Lombes, de Mirande, de Marciac, ressemblent un peu aux chevaux des Hautes-Pyrénées ; ils sont moins gracieux, mais mieux membrés et font un excellent service.

Les plus grands, élevés dans les environs de Mauvesin, de Lectoure et de Condom, ont des formes sèches et anguleuses ; ils sont hauts sur jambes, décousus, disgracieux à l'œil ; leur croupe est élevée ; leurs membres

sont grêles ; ils annoncent comme un état de souffrance
dû à la mauvaise qualité des aliments qu'on leur distribue avec parcimonie, et sont très-mal accueillis dans les
régiments de lanciers et de dragons auxquels ils conviennent par leur taille, mais où bientôt, prenant des
formes plus arrondies, plus étoffées, ils sont estimés par
leur énergie, leur solidité et leur docilité.

Les chevaux de Lot-et-Garonne, que l'on comprend
encore dans la catégorie des navarrins, cessent cependant d'avoir les caractères des chevaux de montagne ;
ils ont plus d'ensemble ; leurs muscles sont plus développés, leurs aplombs plus réguliers ; les sabots sont
un peu plus forts ; ils sont plus ramassés et ont un peu
moins d'énergie que les précédents. Leur taille ne permet de les admettre que dans les régiments de cavalerie
légère, et quelquefois dans les régiments de lanciers,
où on les reçoit avec plaisir.

Le département de la Haute-Garonne fournit quelques chevaux qui ont beaucoup d'analogie avec les
derniers ; ils ont un peu plus de taille et moins de
grâce.

Dans la Gironde, le cheval est commun : il a une
grosse tête, l'encolure forte, la croupe avalée, les sabots volumineux, et n'a qu'une médiocre énergie ; cependant le régime militaire l'améliore, et l'avoine, dont
il est privé dans son pays, lui donne de la vigueur. On

en achète pour les chasseurs et les lanciers ; les plus communs sont envoyés dans le train.

Enfin les chevaux qui existent dans les départements de Tarn-et-Garonne, du Lot, de l'Aveyron, de la Lozère, du Tarn et de l'Aude, qui, avec les précédents, forment la circonscription de remonte, n'offrent aucun caractère de race ; ils sont peu nombreux, et la petite quantité qu'on en achète dans ces six départements convient médiocrement à la cavalerie légère.

Dans la plupart des départements dont il vient d'être question, les chevaux ne sont souvent considérés que comme un accessoire peu important ; aussi reçoivent-ils peu de soins et n'ont-ils qu'une nourriture peu abondante, mais aussi on n'en exige, le plus souvent, que peu de travail, et, s'ils n'acquièrent qu'un développement borné, on rencontre rarement des tares dans leurs membres ; leur énergie n'a pas été détruite par des fatigues prématurées ; et lorsqu'ils sont soumis au régime militaire, qui est une diète pour d'autres races, ils y trouvent une nourriture abondante qui leur fait prendre du corps et augmente leurs forces. Il résulte de là, de leur tempérament sanguin et de l'énergie de leurs organes, qu'un moins grand nombre souffre du travail de l'acclimatement et que la durée de leur service est plus prolongée : elle le serait encore davantage si on les attendait jusqu'à six ans.

Les chevaux navarrins sont achetés par le dépôt de remonte d'Auch et les succursales de Tarbes, de Castres et d'Agen.

L'amélioration s'y porte au moyen des étalons du dépôt de Tarbes, qui, de tous ceux de la France, renferme le plus d'étalons arabes.

e. Race camargue. Cette race ne fournit presque point de chevaux aux remontes militaires ; on pourrait cependant y trouver de bons chevaux de hussards et de chasseurs, si leur robe gris clair n'empêchait qu'on en admît un grand nombre dans les régiments de cavalerie légère, dont les opérations à la guerre sont souvent de nature à faire exclure de leurs rangs tout ce qui peut attirer et fixer les regards.

Les chevaux camargues, qui se trouvent dans l'île qui leur donne son nom et dans les départements limitrophes où ils servent principalement à dépiquer le blé, dépassent rarement la taille de 1 mètre 461 millimètres à 1 mètre 488 millimètres; ils ont la tête plate, chargée de ganache, l'œil vif, les oreilles courtes, l'encolure droite : plusieurs ont le coup de hache, le garrot étroit et saillant, la côte ronde, le rein droit, la croupe un peu tranchante et horizontale, les jambes fines, le tendon bien détaché, le pied petit, l'ongle sec et ferme. Ils rappellent, par leur configuration, le cheval arabe, mais dégénéré ; ce qui fait penser qu'ils proviennent des chevaux que laissèrent les Africains lorsqu'ils furent chassés du midi de la France, après l'invasion qu'ils y firent dans le VIIIe siècle.

Avec les formes des chevaux de l'Orient, ils en ont conservé les qualités ; ils sont pleins d'énergie, de vigueur, de fond et d'intelligence : l'abâtardissement dans lequel ils sont tombés provient du défaut de soins.

Quand on ne se sert pas de ces chevaux, ils vivent à l'état demi-sauvage, en troupeaux plus ou moins nombreux, dans des pâturages marécageux, sans autre nourriture que celle qu'ils y trouvent, et continuellement épuisés par les sangsues et par les mouches ; lorsqu'on les emploie, le peu de valeur qu'on y attache fait qu'on les soumet aux travaux les plus pénibles, tout en ne leur donnant qu'une nourriture à peine suffisante.

Quelques juments camargues, mieux soignées et couvertes par des étalons arabes ou issus d'arabes, donnent des produits qui ont de la valeur et sont fort recherchés.

Observations générales sur les races.

L'amélioration de l'espèce chevaline en France ne peut s'obtenir qu'au moyen de l'introduction d'étalons de pur sang arabes et anglais, et les races fançaises ne seront établies que lorsque les produits mâles de ces étalons, ayant acquis, par une longue succession de générations, assez des formes et des qualités de leurs pères, seront aptes à leur tour à servir de producteurs et ne couvriront que des juments chez lesquelles ces formes et ces qualités se rencontreront au même degré de perfection. Alors, l'introduction des chevaux étrangers cessant, leur influence ne contrariant plus celle des climats et des localités, l'action puissante de ces derniers agents mettra son empreinte sur les générations suivantes et déterminera, d'une manière positive, les caractères des races. On rencontrera, chez tous les chevaux, la vigueur, l'énergie, la vitesse, la souplesse, la durée que leur auront communiquées leurs ascendants ; mais ces qualités accompagneront un grand développement des formes chez ceux qui seront nourris dans les gras herbages de la Normandie, de la Picardie, du Poitou, et s'uniront à une taille moins élevée, à des formes sèches et arrêtées chez les chevaux qui parcourront les hauts pâturages du Limousin, de l'Auvergne et de la Navarre.

Mais ce but, vers lequel marche l'administration des haras, sera long à atteindre; en premier lieu, par rapport au peu d'accord des systèmes à suivre et au peu de tenue de ceux que l'on adopte successivement; et ensuite, par rapport au petit nombre d'étalons de pur sang qui doivent améliorer les races, proportionnellement aux juments qui ne peuvent que propager l'espèce, et à l'emploi que cette pénurie oblige de faire, d'étalons croisés qui, la plupart, ne peuvent que produire et non améliorer. Les productions bâtardes de ces métis, productions chez lesquelles combattent, sans prédominance marquée ou avantageuse, l'influence médiocre des générateurs et celle des climats et des localités, offrent, dans leur ensemble, une confusion de formes qui atteste l'état de transition dans lequel se trouvent nos races chevalines pour longtemps encore.

Les chevaux chez lesquels l'amélioration est bien constatée, qui sont issus de pères et de mères ayant entre eux la plus grande analogie pour la beauté et les qualités, et dont l'appareillement aura été judicieusement fait, n'entrent jamais dans les rangs de la cavalerie : leur rareté, qui leur donne un haut prix, les en exclut virtuellement. Les remontes ne peuvent donc guère se faire que parmi les chevaux de transition et parmi les produits des accouplements dus au hasard, à l'ignorance ou à un intérêt mal dirigé; et, chez ces chevaux, ne doit-on pas s'attendre à rencontrer des qualités en rapport avec le décousu de leurs formes, le peu d'harmonie de leurs organes et la faiblesse qui résulte inévitablement de ce défaut d'accord? C'est surtout parmi les chevaux de la cavalerie de réserve et des dragons que l'on trouve, le plus ordinairement, à faire des applications de ces observations, applications moins fréquentes sur les chevaux de lanciers et de cavalerie légère, pour des causes qu'il ne convient pas de dire ici.

Suivant qu'ils proviennent des races du Nord ou du Midi, les chevaux devraient être admis à un âge différent dans les régiments ou au moins dans leurs rangs, par rapport au plus ou moins de précocité dans leur entier développement. Cependant les règlements sont uniformes pour toute la France : les chevaux sont reçus à quatre ans au dépôt de remonte de Villers comme à celui de Tarbes, et, de quelque pays qu'ils proviennent, ils sont mis dans les rangs à cinq ans.

Il se passe, à l'arrivée des chevaux dans les régiments, une circonstance qui semble militer en faveur de cette uniformité introduite dans le règlement et qui a fait naître une opinion assez communément répandue et fausse en thèse générale, savoir : qu'il faut attendre les chevaux normands jusqu'à six ou sept ans et que les chevaux du Midi sont plus précoces.

En effet, on voit la majeure partie des chevaux provenant de la Normandie et du Poitou, et quelques-uns de ceux qu'envoient la Bretagne et les Ardennes, dépérir dès leur arrivée, faire de graves maladies, avoir des convalescences longues et pénibles, être longtemps faibles et mous, tandis que le contraire a lieu pour les chevaux qui viennent du Midi. Ceci tient d'abord à la différence des tempéraments : ces derniers chevaux, doués du tempérament sanguin, qui est accompagné de plus de force et d'énergie, souffrent moins des changements auxquels ils sont sujets à cette époque de leur vie que les premiers, dont la constitution plus ou moins lymphatique leur offre moins de moyens de résister à l'influence brusque d'agents auxquels ils ne sont pas habitués.

Mais le principal motif dépend de la différence de quantité de nourriture chez les uns et chez les autres. Les chevaux navarrins, limousins, auvergnats, chétivement nourris dans de maigres pacages, privés des soins que l'on réserve à l'espèce bovine, qui fait tous les travaux et qui est la source de plus grands bénéfices, trouvent, en arrivant dans les régiments, l'abondance dans la ration militaire et dans la régularité avec laquelle elle est distribuée; le pansage de la main, un exercice modéré, un abri, qui, s'il n'est pas absolument sain , les garantit des attaques des insectes et des intempéries atmosphériques, contribuent à leur bien-être, et l'état d'amélioration comparative dans lequel ils se trouvent, joint à leur énergie naturelle, leur fait braver l'action du climat et des autres agents nuisibles, favorise leur développement et détermine leur embonpoint.

Il n'en est pas ainsi chez les chevaux des races du Nord : abondamment nourris dans de riches pâturages dont les plantes abondent en principes aqueux , ayant à satiété du grain, des aliments farineux, indispensables pour entretenir leur embonpoint et leurs forces pendant les travaux auxquels ils sont soumis, leurs organes digestifs acquièrent une ampleur proportionnée au volume d'aliments qui leur est habituel et qui , à l'époque où ils sont reçus dans les remontes, leur est nécessaire pour terminer leur accroissement. Dès qu'ils appartiennent à l'armée, on les met brusquement, sans la moindre transition , à un régime alimentaire dont la quantité ne représente quelquefois que la moitié de ce qu'ils avaient la veille, et qui toujours est beaucoup moindre. Coup sur coup , outre cette diète sévère relativement à leurs antécédents, ils sont renfermés dans des écuries où , au lieu de l'air pur qu'ils respiraient auparavant, leurs poumons se gorgent de gaz nuisibles ; ils vont habiter un pays différent du leur ; ils sont privés du travail qui

leur était habituel , et n'ont, pour résister à l'influence
fâcheuse de ces changements, ni l'énergie que donne le
tempérament, ni la force qu'oppose une croissance
achevée. Il n'est donc pas étonnant que l'acclimatement
soit pénible pour eux , qu'un certain nombre ne puisse
le supporter, et qu'il faille, à ceux qui résistent aux maladies qu'il fait naître ou aux circonstances qui l'accompagnent, un temps assez long avant de pouvoir rendre
de bons services. C'est de cette époque qu'il faut
commencer à dater les pertes qui viennent plus tard
éclaircir les rangs de la cavalerie.

Ainsi ce n'est donc pas une des propriétés de la race
normande de ne pouvoir servir que tard, puisqu'on
l'emploie de bonne heure dans le pays à toutes sortes de
travaux, mais une des conséquences de l'acclimatement
qui se retrouve tant dans l'armée que dans les autres
positions où le commerce peut mettre ces chevaux.

Dans les détails qui précèdent sur les races, il n'a été
fait mention que des plus communément répandues ; il
n'a été question que des pays où l'on achète habituellement des chevaux; mais la population chevaline
de la France n'est pas bornée aux arrondissements des
dépôts de remonte : quatre ou cinq départements seulement n'offrent aucune ressource à notre cavalerie;
dans tous les autres, tandis que l'intérêt particulier entretient la conservation de l'espèce, l'action des haras

en amène l'augmentation et l'amélioration, lentes, à la vérité, par rapport à l'exiguïté de ses moyens, mais réelles et promettant pour l'avenir. En outre, beaucoup de grands propriétaires, animés de la noble passion des chevaux, travaillent à consolider nos richesses en ce genre. Les conseils généraux de plusieurs départements votent, chaque année, des fonds pour l'achat d'étalons destinés à former des haras départementaux, que l'on voit s'organiser aussi par les soins et les dépenses des sociétés d'agriculture et de comices agricoles.

A mesure que s'augmente le nombre des chevaux, l'emploi de la vapeur comme moteur, les chemins de fer et les canaux tendent à anéantir quelques-uns de leurs usages; tandis que les améliorations apportées dans l'agriculture promettent d'abaisser les frais de leur éducation.

Cette réunion de circonstances assure à l'avenir de notre cavalerie des remontes supérieures à celles qu'elle reçoit, et les changements avantageux apportés et préparés dans l'hygiène des chevaux de troupe font espérer qu'ils auront une plus longue durée.

HYGIÈNE

VÉTÉRINAIRE MILITAIRE.

LIVRE III.

LIVRE III.

ÉTUDE DES AGENTS HYGIÉNIQUES QUI ACCOMPAGNENT L'EMPLOI DU CHEVAL DE TROUPE.

Jusqu'ici il n'a été question que des choses qui sont utiles à la conservation des chevaux et de celles qui dépendent de leur organisation ou des variations qu'elle peut éprouver par la différence de rapport dans leurs parties. On a vu qu'il pouvait arriver que les premières se trouvassent dans de certaines conditions qui, changeant leur nature et leur première destination, les rendaient nuisibles, et que, sous l'influence des secondes, la durée de la vie des chevaux, leurs qualités et leur aptitude aux divers emplois auxquels ils sont propres dans l'armée pouvaient éprouver des modifications importantes. L'étude de tous ces agents n'a pour but que de reconnaître en quoi et comment ils peuvent être appliqués à la santé, ou amener, par leur influence variée, absolue ou relative, la suspension momentanée ou la cessation prématurée des services auxquels les chevaux sont appelés.

Mais ce n'est pas seulement dans les agents de leur conservation, tels qu'ils existent dans la vie militaire et dans les différentes conditions de leur existence, que les chevaux peuvent rencontrer des causes de douleur, de maladie, d'usure et de destruction; l'usage que l'on en fait, les accessoires, plus ou moins bien appropriés, indispensables pour cet usage, et certaines circonstances qui l'accompagnent, peuvent aussi, et à plus forte raison, amener en eux la souffrance, la perte de la santé, la ruine et la mort.

Ce sont la description et la manière d'agir ou l'influence sur les chevaux de troupe des travaux que l'on en exige, et de tout ce qui s'y rattache, qui doivent être étudiées dans ce troisième livre.

CHAPITRE Ier.

DU HARNACHEMENT.

On donne le nom générique de *harnachement* à tous les objets que l'on peut fixer sur les chevaux, tant à ceux dont on se sert pour les attacher à l'écurie et pour garantir leur peau de l'attaque des insectes et des influences de l'air, qu'à ceux que l'on met en usage pour les dresser ou les employer à l'un des services auxquels ils sont destinés.

Les pièces qui composent le harnachement se divisent en celles qui servent ou peuvent servir à tous les chevaux de troupe indistinctement, comme les licous, les colliers, les bridons, les couvertures, les caveçons ; et en celles qui ne conviennent qu'à quelques-uns, suivant le travail qui leur est imposé, telles sont celles qui forment le harnachement du cheval de selle, celui que l'on ajuste au cheval de trait, et celui qui est propre au cheval de bât.

Cette seconde catégorie offre encore deux divisions principales : la première comprend les parties du harnachement qui contribuent à diriger les chevaux ; et la deuxième renferme les intermédiaires qui servent à supporter ou à entraîner les fardeaux.

Enfin le harnachement du cheval de selle offre quelques différences, suivant l'arme à laquelle il est affecté ; et celui du cheval de trait, suivant la partie du service à laquelle il est destiné.

A. *Parties du harnachement qui servent ou peuvent servir
à tous les chevaux.*

a. Le licou. Partie du harnachement au moyen de laquelle on attache le plus ordinairement les chevaux à l'écurie. Celui qui est en usage dans les régiments se compose de plusieurs pièces de cuir noir réunies par des anneaux de fer et des coutures.

Ces pièces sont : la *sous-gorge,* d'une seule bande de cuir dont le *grand côté,* passant à droite le long de la parotide et dans la *boutonnière* du *dessus de tête,* vient se réunir au *petit côté* au moyen d'une boucle à ardillon qui les fixe tous deux contre la paroi de gauche. La *sous-barbe* porte à sa partie postérieure un anneau qu'un morceau de cuir double, d'environ 55 millimètres, réunit à un anneau pareil fixé par un passant coulant à la partie inférieure de la sous-gorge ; la sous-barbe est réunie au *dessus de nez* par deux anneaux carrés, desquels partent les *jouillères,* formées par un seul morceau de cuir passant aussi dans la boutonnière du dessus de tête. Quelquefois on ajuste un *frontal* qui, embrassant les jouillères par ses extrémités, empêche le licou de se jeter sur la crinière dont il hérisse ou casse les crins par son frottement. A l'anneau de la sous-barbe est attachée la *longe* au moyen d'une boucle à ardillon ; lorsqu'on

attache les chevaux avec cette longe, ordinairement en
cuir et quelquefois en corde, on fait passer son extrémité libre dans un anneau fixé à la mangeoire, puis
dans un billot de bois au-dessous duquel on la reploie
et on la noue de manière à lui laisser une longueur telle
que le billot arrive à environ 4 centimètres du sol
quand le cheval a le nez dans la mangeoire. Dans les
écuries où l'on attache les chevaux à une tringle en fer
placée perpendiculairement ou obliquement contre la
mangeoire, la longe est remplacée par une chaîne dont
l'anneau qui la termine, à l'extrémité opposée au licou,
coule le long de cette tringle dans laquelle il est engagé.

La partie du licou qui s'applique sur la peau s'imprègne du produit de la transpiration insensible; il y
forme un enduit qui irrite le derme, amène de la démangeaison et porte les chevaux à se frotter la tête contre
les corps durs environnants. Il en résulte la chute des
poils, et des excoriations d'autant plus difficiles à guérir
et laissant des traces d'autant plus apparentes que la
peau est plus voisine des os. Le phlegmon connu sous
le nom de *taupe* ou *mal de taupe* peut aussi être le résultat des frottements que détermine cette malpropreté.
Ces accidents sont encore plus communs lorsque le cuir
du licou est durci par un long usage, par de fréquentes
alternatives d'humidité et de sécheresse, et par l'emploi
du cirage anglais; on les prévient en raclant de temps

en temps la face interne du cuir du licou et en entretenant sa souplesse au moyen d'un corps gras.

La sous-gorge peut être trop serrée et occasionner de la gêne dans la respiration ou une congestion au cerveau ; si elle ne l'est pas assez, les chevaux peuvent se délicoter et être exposés, en errant dans l'écurie, à recevoir des coups de pied.

La trop forte pression de la muserolle ou dessus du nez fait quelquefois venir, sur la partie du chanfrein où elle porte, des durillons qui peuvent gêner les chevaux et qui passent difficilement ; l'irritation qui en résulte peut se propager et gagner l'intérieur des naseaux.

Les chevaux peuvent passer une de leurs extrémités entre la mangeoire et la longe ; dans les mouvements qu'ils font pour se débarrasser, la longe produit sur le membre engagé des excoriations connues sous le nom d'enchevêtrures, ou bien il peut en résulter des efforts d'articulations. Ces accidents ont encore lieu quelquefois lorsque, le licou amenant de la démangeaison, les chevaux se grattent la tête avec un de leurs pieds postérieurs, qui peut être pris dans l'un des montants du licou.

Quelques chevaux ne veulent pas rester attachés, ou bien, dans un moment de frayeur, ils tirent de toutes leurs forces sur leur longe ; on appelle cela *tirer au renard*. Il peut en résulter les mêmes accidents que d'une sous-gorge trop serrée, ou d'une pression trop forte sur la nuque ; ou bien, la longe venant à casser, les chevaux font en arrière une chute qui peut avoir des suites graves.

Chaque cheval a souvent deux licous, l'un que l'on nomme de parade, et l'autre, d'écurie. Le premier est à la tête pendant les revues, les routes, et augmente inutilement le poids déjà trop grand de la bride et de ses accessoires.

b. Le collier. Forte bande de cuir blanc, de 7 à 8 centimètres de large, ordinairement doublée, en dehors, d'une bande de cuir noir un peu moins large ; d'une longueur suffisante pour embrasser l'encolure à sa partie supérieure ; garnie, à une de ses extrémités, d'une forte boucle à ardillon, et, vers son tiers, du côté de la boucle, d'un anneau pour recevoir la longe.

On attache les chevaux tiqueurs avec un collier que l'on serre assez pour que, par sa résistance et sa largeur, il s'oppose au rapprochement de la ganache contre l'encolure, rapprochement nécessaire pour l'émission des flatuosités développées dans l'estomac. Il résulte de là que chez quelques chevaux les gaz s'échappent par l'anus, après avoir occasionné une tympanite quelquefois effrayante ; et que chez d'autres la maladie, dont le tic est un symptôme, ou l'habitude, dont il est une suite, n'étant pas anciennes, les éructations et autres émissions flatulentes cessent.

On obtient également ce résultat, qui cependant n'est pas toujours certain dans l'un et dans l'autre cas, en ajoutant au licou une autre espèce de collier formé par une courroie de fort cuir noir, large d'environ 55 millimètres, garnie, à une de ses extrémités, d'une boucle à ardillon, et assez longue pour faire le tour de la tête à son attache en passant sur le front immédiatement au-dessous des oreilles.

On se sert encore quelquefois du collier pour attacher les chevaux qui quittent habituellement leur licou, ou chez qui quelque blessure à la tête rendrait nuisible cette partie du harnachement.

Le plus grand inconvénient du collier, à moins qu'on ne le serre trop, est de hérisser la crinière et de lui donner un aspect désagréable. Il ne faut pas compter celui de ne pas rendre le cavalier aussi facilement maître du cheval qu'avec un licou, parce qu'on ne doit jamais détacher un cheval sans lui mettre de suite le bridon.

Le collier ne peut jamais produire les accidents que l'on est en droit de reprocher au licou ; il est plus léger, se place plus aisément et pourrait facilement être transporté sans charger la tête du cheval.

c. Le bridon, bridon d'abreuvoir. ordinairement en

cuir blanc, dit *cuir de Hongrie,* sert pour conduire les chevaux toutes les fois qu'on les sort pour autre chose que pour le travail, et pour donner aux jeunes soldats et aux jeunes chevaux les premières leçons.

Il se compose d'un *frontal,* dans les deux passants duquel est engagée une bande de cuir large d'environ 7 centimètres, qui fait le *dessus de tête;* au-dessous de ces passants, cette bande de cuir est fendue de chaque côté en deux parties égales : les antérieures forment les *montants,* auxquels est attaché le mors ; les postérieures servent de sous-gorge : la partie qui passe à droite est beaucoup plus longue; elle peut tourner par-dessous la gorge et venir se fixer, au moyen d'une boucle à ardillon qui est à son extrémité libre, à la partie gauche contre la parotide.

Le mors du bridon est composé de deux morceaux de fer de forme conique que l'on nomme *canons;* ils sont réunis par leur extrémité la plus grêle au moyen d'une espèce de charnière que l'on nomme *pli;* à leur plus grosse extrémité ils portent une traverse à laquelle on a donné le nom d'*aile,* et ils sont percés d'un trou qui admet un anneau mobile auquel sont fixés, par des coutures, supérieurement, les montants, et inférieurement les rênes; celles-ci, d'une seule pièce, doivent avoir 2 mètres de longueur. Du côté gauche, la rêne n'est pas cousue; elle est terminée par une olive en bois qui la retient dans l'anneau, ce qui permet de la faire couler et de l'allonger, soit pour conduire les chevaux en main, soit pour la rouler autour du bridon lorsqu'on le porte en route.

Le mors de bridon est le plus doux de ceux que l'on puisse placer à un cheval ; cependant, par sa brisure, il acquiert une grande force quand on tire alternativement sur les rênes, ce qui s'appelle *scier du bridon*.

Souvent les cavaliers tenant leur bridon par le dessus de tête, les rênes reployées, s'en servent pour faire appuyer leurs chevaux attachés à l'écurie en les frappant sur les cuisses ou sur la croupe, et le plus souvent ces coups, toujours inutiles, ne sont qu'un acte de brutalité. Il n'est pas rare que les contusions qu'ils produisent ne soient suivies de dépôts purulents, d'autant plus difficiles à guérir que, par leur position, la matière n'a pas d'écoulement au dehors.

Lorsqu'on fait le paquetage de route, c'est-à-dire lorsque les cavaliers mettent sur leurs chevaux tout ce que ceux-ci doivent porter en route, le bridon est roulé et reployé en anneau, puis attaché sous le quartier de la selle, de manière qu'il frotte en avant du flanc. Il en résulte souvent des écorchures qui n'offrent aucun danger, mais qui font inutilement souffrir les chevaux.

Pour le pansage, on attache les chevaux avec les bridons. Il peut arriver que les montants soient trop courts, alors le mors presse d'une manière douloureuse sur les commissures des lèvres, et le dessus de tête produit le même effet sur la nuque. S'ils sont trop longs, le cheval chasse avec sa langue le mors de sa bouche, et, n'étant plus convenablement attaché, il peut s'échapper.

Quand un cheval tire au renard, le mors du bridon peut lui entailler la langue ou même la couper tout à fait. Il est donc convenable, pour les chevaux qui ont cette habitude, et même pour tous (puisque ce mouvement peut être exécuté sous l'influence de diverses causes), que le nœud qui fixe les rênes à l'anneau scellé dans le mur ou à la mangeoire puisse être défait rapidement avec la plus grande facilité. Une bonne manière d'attacher les chevaux avec le bridon consiste à faire passer d'abord les rênes dans l'anneau, puis, les ramenant vers la tête à gauche, à engager la sous-gorge dans le pli qu'elles font à leur milieu. En cas d'accident, on n'a qu'à dégager l'ardillon qui fixe le côté droit de la sous-gorge à son côté gauche.

d. Le caveçon est une partie accessoire du harnachement qui ne sert qu'en certaines circonstances dont il sera question dans un autre chapitre. La pièce principale est une muserolle faite d'une bande de fer d'environ 3 centimètres de largeur, courbée sur plat, légèrement creusée en gouttière, dont les bords sont dentelés.

Cette muserolle est enveloppée de cuir et quelquefois d'un peu de bourre pour amortir son action. Elle peut être faite de trois morceaux de fer de longueur égale, articulés par des charnières et légèrement recourbés pour l'adapter au chanfrein. Dans tous les cas, elle porte à son milieu, sur la partie convexe, un *anneau* destiné à recevoir la *longe*, qui est une corde d'environ 13 à 14 millim. de diamètre, et longue de 4 à 5 mètres.

Le caveçon est complété par une *sous-gorge*, des *montants* et un *frontal*.

Les accidents qui peuvent résulter de l'emploi du caveçon seront détaillés quand il sera question de son usage.

e. *Couverture, couverte à cheval.* Les couvertures des chevaux de troupe sont en laine ; elles servent plus fréquemment d'intermédiaire entre la selle et le dos des chevaux, que de moyen de les garantir du froid, des intempéries, des attaques des mouches, de la poussière, etc. Cependant c'est une règle assez généralement établie de mettre les couvertures sur les chevaux quand il pleut au moment où on les mène boire, quand on les conduit à la forge et pendant les froids les plus rigoureux. Cette règle ne peut s'appliquer qu'incomplétement dans les régiments d'artillerie, où les chevaux sous verge, par la nature de leur harnachement, n'ont pas de couverture

Les dimensions de la couverte à cheval varient suivant les armes : celles de la cavalerie légère, arme dont les selles ne sont pas rembourrées, sont très-grandes ; on les ploie en douze ou en seize pour les placer sous la selle.

Beaucoup de chevaux d'officiers ont, à l'écurie, des couvertures d'étoffes légères pour l'été, et de laine pour l'hiver. Ce vêtement entretient la transpiration insensible, garantit la peau de l'influence de l'humidité des écuries et de la poussière ; il contribue au maintien de la santé et au poli du poil qui est un de ses signes.

Les chevaux malades sont ordinairement couverts. On doit avoir la précaution de faire aux couvertures de ceux qui sont atteints de maladies contagieuses ou réputées telles, des marques dans le but de ne pas s'en servir pour d'autres chevaux.

B. *Parties du harnachement qui ne conviennent que suivant le genre de travail.*

Ce paragraphe comprendra l'examen du harnachement des chevaux de selle, de celui des chevaux de trait pour l'artillerie et les trains, et de celui du cheval ou du mulet de bât.

a. Harnachement du cheval de selle. Le harnachement du cheval de selle comprend les parties qui servent à diriger le cheval, comme la bride, le filet et le mors ; et celles qui servent à donner au cavalier l'aisance et l'aplomb qui lui sont nécessaires pour faire à cheval de longues routes, et la fermeté et l'appui qui lui sont indispensables pour se livrer à tous les mouvements du combat ; tels sont la selle et ses accessoires, qui offrent quelques différences selon les armes, par rapport au poids relativement aux chevaux, et par rapport au genre de service relativement à la forme.

La bride, le mors et le filet sont à peu près pareils pour toutes les armes.

1. Selle et accessoires des chevaux de cavalerie de réserve et de dragons. Les selles qui existent dans les régiments de carabiniers, de cuirassiers et de dragons sont de deux sortes : l'une, dite *modèle de* 1829 ou *ancien modèle*, est la selle à la *royale ou à demi-piquer* ; l'autre, plus récemment introduite, est dite *modèle de* 1833. La description donnée ici appartient à l'ancien modèle ; celle du modèle de 1833 sera donnée en parlant du harnachement des chevaux de selle de l'artillerie.

La selle à la royale ou à demi-piquer comprend 1° le corps de la selle, 2° les accessoires qui y sont réunis ou qui en sont indépendants.

1° Le corps de la selle a pour base l'*arçon*, assemblage de douze pièces de bois de hêtre, lequel unit le plus la force à la légèreté. Ces pièces sont au nombre de quatre pour le devant de l'arçon, savoir : *les deux pointes de devant*, qui s'appliquent en arrière de l'épaule, se terminent à leur partie supérieure en une arcade que l'on nomme *collet*, et forment la *liberté du garrot* ; les deux *liéges*, collés sur les pointes de devant et formant la base de la partie de la selle qui retient les cuisses du cavalier et les empêche de se porter en avant.

Le derrière de l'arçon est formé de six pièces, savoir : 1° *les deux pointes de derrière*, dont la réunion en voûte, par un *pontet*, donne *la liberté du rognon* par leur partie supérieure ; leur partie libre prenant un appui médiat sur le dos ; à chaque extrémité de la pièce formée par la réunion des deux pointes de derrière, vers le quart de a longueur, sont percées deux mortaises. 2° *Les deux pointes du troussequin*, réunies par un autre *pontet* et collées sur les *pointes de derrière* dont elles suivent la forme parabolique et augmentent la solidité, sont la base du *troussequin,* dont l'usage est comparable à celui des *liéges*, c'est-à-dire qu'il empêche le cavalier de glisser en arrière ; en outre, il le sépare du portemanteau et du reste de la charge.

Le devant de l'arçon est réuni au derrière par deux *bandes* un peu cambrées sur plat qui donnent la forme à la selle; leur bord inférieur est aminci et se relève légèrement de manière à ce que les bandes puissent s'appliquer exactement sur le dos du cheval.

Toutes ces pièces, et quelques-unes des suivantes, sont recouvertes d'une toile goudronnée qui assure leur solidité et cache leurs points de jonction.

Il entre dans la composition de l'arçon différentes pièces de fer dont les unes servent à raffermir les pièces de bois et dont les autres fixent des pièces de cuir ou leur donnent passage.

Les premières, au nombre de trois pour le devant, sont : la *bande du garrot,* qui, suivant la concavité des *pointes* et s'étendant sur toute leur largeur, sert à les affermir ; la *bande du collet*, clouée en arrière de la première et sur les bandes, moins longue et suivant sa courbure ; et la *contre-bande,* clouée sur l'épaisseur des *pointes* et en avant. Pour le derrière, la *bande de rognon,* disposée sous les *pointes de derrière* comme la *bande du collet* l'est sous les *pointes de devant* et servant au même usage ; elle est percée de deux ouvertures correspondantes aux mortaises qui donnent passage aux courroies de charge.

Les autres pièces de fer sont, pour le devant, 1° les *boucles* enchapées, auxquelles doit s'attacher le *poitrail;* du milieu de celles-ci s'élève un crampon dans lequel doit passer la courroie du milieu du manteau, et, dans ce crampon, pour les selles de dragons, est engagé un anneau destiné à recevoir la courroie de porte-crosse ; 2° les *porte-étrivières*, dont le nom indique l'usage, sont deux crampons dont une extrémité pénètre à la partie postérieure des *pointes de devant*, et l'autre dans la *bande;* ils sont garnis d'un morceau de tôle enroulé pour faciliter le passage de l'étrivière. Derrière, il n'y a qu'une pièce de fer qui est la *chape de croupière.* Sur les *bandes* sont clouées six *chapes* en fer destinées à fixer les *contre-sanglons.*

L'arçon est complété par des sangles croisées, allant du devant au derrière et d'une bande à l'autre, qui servent à soutenir le siége.

Pour achever la selle, on recouvre l'arçon de différentes pièces de cuir jaune et on le garnit en dessous de divers objets qui facilitent son emploi.

Les parties que l'on remarque en dessus de la selle

sont : le *siége*, sur lequel s'assied le cavalier ; les *quartiers*, un à droite et un à gauche : ce sont deux larges pièces de cuir qui s'interposent entre le cheval et les jambes du cavalier ; ils sont unis au siége par une couture recouverte et cachée par une petite bande de cuir que l'on nomme le *jonc du siége*, et entre eux, en avant des *battes* et en arrière du *troussequin*, par une couture que dissimulent également deux petites bandes de cuir nommées *galbes*. Le *galbe* de devant donne passage au crampon destiné à soutenir la courroie de milieu du manteau. Les quartiers garantissent en outre les jambes du cavalier du contact des *boucles de sangle* et de leurs ardillons. Ils sont percés, en arrière, de deux ouvertures pour donner passage aux courroies de portemanteau ou de charge qui sont engagées dans les mortaises des pointes de derrière, et, devant, ils donnent passage aux courroies qui servent à fixer les bouts du manteau et les musettes. A l'extrémité postérieure et inférieure de chaque quartier est fixée une poche en cuir garnie d'une boutonnière ; ce sont les *porte-fer*.

Les liéges recouverts de cuir, qui est rembourré, forment les *battes*, dont l'usage est d'empêcher le cavalier de glisser en avant.

Le *troussequin* a pour base les deux pointes de même nom dans l'arçon : elles sont ici recouvertes de cuir et rembourrées. Les coutures du cuir des *battes* et du *troussequin* sont aussi garnies d'un *jonc* qui les cache et les rend plus solides.

En retournant la selle, on trouve

Les *panneaux*, coussins de toile rembourrés avec du crin pour que les chevaux ne soient pas blessés par le contact de l'arçon ; ils sont séparés par un vide, qu'on nomme les *longes*, qui fait place au garrot et donne la liberté du rognon. De chaque côté de l'extrémité antérieure de la *longe* se trouvent les *mamelles*, dont le rembourrage un peu plus fort sert encore à élever la selle et à donner de la liberté au garrot.

Vers leur milieu et à leur partie inférieure, les panneaux portent, de chaque côté, une large échancrure nommée *porte*, qui permet au cavalier d'avoir les genoux plus rapprochés du cheval ; les *contre-sanglons*, en cuir de Hongrie, fixés aux *chapes des bandes*, pendent dans ces échancrures ou *portes* ; ils sont au nombre de huit, dont deux de précaution. Au-dessus des *portes* est une ouverture par laquelle on rembourre les panneaux.

En arrière et en avant des *portes* sont les *pointes*, que l'on distingue, d'après leur position, en *pointes de devant* et *pointes de derrière*.

En arrière de chaque panneau, et au-dessous, sont clouées à l'arçon deux courroies destinées à recevoir les attaches au moyen desquelles le *coussinet* est fixé à la selle. A côté et en dehors de ces courroies sont fixés

deux bouts de lanière percés d'une boutonnière et terminés par un nœud formant bouton : on les nomme
trousse-étriers ; leur nom indique leur usage.

A la partie postérieure et inférieure des quartiers, en
arrière du troussequin , sont cousues deux bandes de
cuir servant à renforcer les quartiers et que l'on nomme
les *blanchets*.

Le *poitrail*, appareil de cuir fixé à la selle qu'il empêche de reculer par l'obstacle que lui opposent le poitrail du cheval et la pointe des épaules , est composé de
deux *côtés*, l'un à droite et l'autre à gauche ; l'une de leurs
extrémités est garnie d'une boucle dans laquelle s'engage
la *traverse*, et l'autre porte un *œillet* dans lequel passe la
première sangle. A ces côtés sont cousus les *montants* ,
au moyen desquels on donne au poitrail la hauteur convenable en les engageant plus ou moins dans les *boucles
enchapées* du poitrail. Au milieu des montants sont cousus
les *ronds de fonte* destinés à borner les mouvements de la
fonte et du porte-hache.

Les *sangles* , au nombre de trois , désignées sous les
noms de *première sangle, deuxième sangle* et *surfaix* ,
sont des bandes de fort galon de fil dont chaque extrémité est garnie de cuir et d'une boucle à ardillon dans
laquelle s'engage le *contre-sanglon*. Elles sont réunies,
au quart de leur longueur, par les *travers*. Les sangles
servent à affermir la selle sur le dos du cheval , et leur

longueur doit être suffisante pour aller facilement d'un côté à l'autre de la selle en passant sous le ventre.

La *croupière* comprend la *longe*, la *boucle*, la *fourchette* et le *culeron*. La longe est la partie par laquelle la croupière tient à la selle en passant dans la chape de croupière, se reployant sur elle-même en-dessus et s'engageant dans la boucle au moyen de laquelle on peut allonger ou raccourcir la croupière, et qui sépare la longe de la fourchette. Celle-ci est une bande de cuir fendue en deux parties égales sur sa largeur dans le milieu de sa longueur, et aux extrémités fourchues de laquelle est fixé le *culeron*. C'est dans l'anse que forme cette dernière partie que l'on engage la queue pour empêcher la selle de se porter en avant. Le *culeron* est composé de cuir mince, roulé en boyau et rembourré avec de la bourre.

Les *étrivières*, qui servent à supporter les étriers, sont des courroies en cuir de Hongrie garnies à une extrémité d'une enchapure à laquelle se trouvent deux passants, dont l'un sert à fixer l'étrivière dans l'œil de l'étrier, et l'autre, plus large, sert à recevoir l'extrémité libre de l'étrivière que l'on redouble plusieurs fois.

Les *étriers*, en fer, servant à engager le pied du cavalier pour supporter le poids de la jambe et faciliter divers mouvements, ont un *œil*, dans lequel passe l'étrivière, deux *branches* partant de l'œil et qui supportent la *grille* sur laquelle pose le pied.

Le *coussinet* est formé de deux petits coussins de toile, rembourrés avec du crin par une *ouverture* ménagée dans leur milieu, et laissant entre eux un intervalle pour la liberté du rognon. Ils sont recouverts par une pièce de cuir qui les unit, et dont les coutures sont garnies d'une *bordure* qui les rend plus solides. A la partie antérieure de chaque coussin, et fixées au cuir qui les recouvre, sont deux lanières au moyen desquelles on attache le coussinet aux courroies de l'arçon. Le coussinet garantit le rein des blessures que pourrait occasionner la charge.

On place sous la selle une couverture en laine ployée en quatre.

2° Les parties accessoires de la selle servent à la fixer mieux sur le cheval, à faciliter le transport des effets et des armes ou à donner de l'aisance au cavalier. Ce sont les objets indiqués ci-dessous.

La *fonte*, placée à gauche sur le devant de la selle, est destinée à recevoir le pistolet ; l'*étui de hache*, placé à droite, sert à porter une petite hache de campagne. Ces deux parties sont réunies par une bande de cuir nommée *chapelet*, percée dans son milieu d'une ouverture dans laquelle s'engage, pour les fixer, le crampon qui reçoit la courroie de milieu du manteau. Le *chapelet* est, en outre, fixé à la selle par les *courroies de chapelet* qui, partant en arrière de son point de jonction à la fonte et à l'étui de hache, embrassent les *battes*.

Pour les dragons, le *porte-crosse* est une espèce de boîte en cuir soutenue, à droite de la selle, par l'anse d'une courroie double. Il sert à soutenir la crosse du fusil dont le canon est maintenu par la courroie qui passe dans l'anneau du crampon implanté au sommet des pointes de devant.

Quand la selle est sur le dos du cheval, on la recouvre de la *schabraque*, dont le *devant* couvre la fonte, le porte-hache, le manteau et les musettes, et dont le *derrière* ne sert que de parade. La schabraque est en drap doublé de forte toile et bordé d'un galon. Le *siége* est une peau de mouton garnie de sa laine ; les endroits où portent les jambes et qu'on appelle les *entre-jambes*, et celui où s'appuie la main de la bride, sont garnis en cuir noir. Le numéro et l'emblème du régiment sont cousus sur les *pointes* de la schabraque, à sa partie postérieure et inférieure.

La schabraque est fixée sur la selle au moyen des *courroies de charge* du manteau et du portemanteau qui, passant par des ouvertures ménagées exprès, se bouclent au-dessus, et au moyen du *surfaix de schabraque* qui est une bande de cuir noir de la largeur des sangles, et assez longue pour embrasser le cheval et la selle ; à l'une de ses extrémités, il est garni d'une *boucle*, et à l'autre d'un *contre-sanglon*, dont l'excédant de longueur s'engage dans deux *passants*.

2. *Selle et accessoires des chevaux de cavalerie légère.*
La selle de la cavalerie légère, que l'on nomme encore *selle à la hussarde* ou *selle hongroise*, est beaucoup plus simple et plus légère que la précédente. C'est un simple arçon de bois garni des accessoires indispensables, et où l'on ne retrouve ni quartiers, ni panneaux. Cet arçon est composé de quatre pièces en bois de hêtre, assemblées par huit chevilles. Ces pièces sont : l'*arcade de devant*, l'*arcade de derrière* et les *bandes*.

L'*arcade de devant* forme en dessous la *liberté du garrot*, et son dessus, qui est prolongé, forme le *pommeau* qui sert à empêcher le cavalier d'aller trop en avant, sur lequel on fixe le manteau par le milieu, au moyen d'un crampon en cuir dans lequel passe une courroie, et auquel on arrête le poitrail et l'on réunit les fontes.

L'*arcade de derrière* forme, par sa partie inférieure, la *liberté du rognon*. Sa partie supérieure se nomme la *palette*, dont la partie antérieure empêche le cavalier d'aller trop en arrière, et à la partie postérieure de laquelle on fixe le milieu de la charge au moyen d'une courroie engagée dans une mortaise percée au haut de la palette.

A la face antérieure de chaque arcade sont cloués des *croissants* en fer battu pour en établir la solidité.

A la face postérieure de l'arcade de derrière sont implantés deux *crampons* rivés, garnis de rouleaux en tôle,

26

et dans lesquels passent les courroies de charge. Le bord de la palette est garni d'une bande de cuivre qui sert à la conservation de ce bord.

Les deux bandes réunissent les arcades auxquelles elles sont fixées par huit chevilles de bois ; elles présentent, à leur face inférieure, une légère convexité plus marquée à leurs extrémités, et leur bord inférieur est aminci et arrondi.

A la partie antérieure des bandes, près l'arcade de devant, est percée une mortaise destinée à faire passer l'étrivière.

Vers le milieu de chaque bande sont pratiqués deux petits trous pour attacher, à la bande droite, la sangle qui est unique et en cuir blanc, et, à gauche, le contre-sanglon également en cuir blanc, doublé, en dessus, d'un cuir noir nommé *blanchet*.

La partie supérieure des bandes est percée de six petits trous dans lesquels passent les *lacets roulés* qui fixent le siége

A l'extrémité postérieure de chaque bande est une boucle enchapée qui sert à fixer la croupière ; celle-ci est formée de deux fourchettes opposées, dont la bifurcation de l'une s'engage dans ces boucles enchapées, l'autre soutient le culeron.

Au-dessous de ces enchapures se trouvent les porte-fer.

Le *siége*, qui sert à asseoir le cavalier, est une bande de fort cuir blanc, fixée par ses extrémités aux arcades au moyen de clous recouverts par un jonc, et. par ses bords, au bord supérieur des bandes par un *lacet roulé*.

Un *chapelet*, qui réunit la fonte et le porte-hache, les fixe sur le pommeau ; ils sont retenus aux montants du poitrail par des *ronds de fonte*.

Le poitrail est formé de trois pièces réunies, par une de leurs extrémités, à un *fleuron* en cuir, sur lequel un *cœur* en cuivre porte le numéro du régiment. Ces trois pièces sont : le *grand montant*, le *petit montant* et la *fausse martingale*.

Le petit montant est engagé dans le *rond de fonte* gauche ; son extrémité libre est terminée par une boucle à ardillon qui reçoit l'extrémité libre du grand montant ; celui-ci est engagé dans le *rond de fonte* droit et passe par-dessus le pommeau.

La *fausse martingale* est garnie, à son extrémité libre, d'un *œillet* dans lequel passe la sangle.

La schabraque ne diffère de celle de la grosse cavalerie qu'en ce qu'elle a les pointes plus longues.

Le surfaix de schabraque est semblable à celui décrit précédemment.

3. *Selle d'artillerie.* La selle en usage dans l'artillerie est celle dite *modèle de* 1833 , qui présente d'assez

grandes différences avec la précédente et qui doit remplacer cette dernière dans tous les régiments où il en reste.

L'*arçon*, pour les parties en bois de hêtre, comprend l'arcade, les bandes et le troussequin.

L'*arcade*, ou partie antérieure de l'arçon, est formée de deux pièces de bois entaillées et collées en haut de la liberté de garrot qui résulte de la disposition de ces pièces.

Les parties inférieures de l'arcade prennent le nom de *pointes d'arçon*.

Le *troussequin*, partie postérieure de l'arçon, est formé d'une seule pièce évidée pour laisser la liberté de rognon, et entaillée à sa partie inférieure pour recevoir les bandes.

Les deux bandes réunissent l'arcade et le troussequin auxquels elles sont collées ; elles sont entaillées à leur réunion avec l'arcade et recouvertes en cet endroit d'un morceau de bois collé pour rétablir leur solidité altérée par l'entaille.

Ces deux bandes se prolongent en arrière du troussequin pour donner appui au portemanteau ; elles sont légèrement relevées : c'est ce qu'on appelle les *pointes de bande*.

Toutes ces parties réunies sont recouvertes de nerf de bœuf effilé et d'une toile qui y adhèrent exactement au moyen de colle forte et dissimulent tous leurs points de jonction.

Les pièces de fer qui entrent dans la composition de l'arçon servent à le consolider ou à recevoir des parties en cuir accessoires à la selle.

Les premières sont, pour le devant, les *bandes et contre-bandes de collet et de garrot;* et, pour le derrière, la *bande de rognon* (ces parties diffèrent peu de celles de même nom dans l'arçon dont la description a été faite précédemment); les deux *équerres de troussequin* dont une moitié est clouée par six rivets contre la partie postérieure du troussequin, et l'autre sur la partie supérieure des pointes de bande, de manière à donner une grande solidité à la réunion de ces parties;

Les deux *bandelettes de dessus de troussequin* que les rivets des équerres fixent à la partie antérieure du troussequin pour donner de la solidité au bois ;

Et les deux *bandelettes de dessous de pointes de bande* fixées par les rivets de la partie des équerres appliquée en dessus, et ayant leur bord antérieur engagé sous la *bande de rognon.*

Les pièces de fer qui servent à recevoir des parties accessoires à la selle sont, pour le devant,

Deux chapes destinées à donner passage aux courroies de fonte et fixées par des enchapures en tôle clouées à rivet sur le devant et à la partie supérieure de l'arcade;

Deux boucles à ardillon fixées de la même manière au-dessous des précédentes et devant recevoir les montants du poitrail ;

Deux chapes pareilles aux premières et attachées de même au-dessous des boucles ci-dessus pour livrer passage aux courroies de paquetage ;

Et, pour le derrière,

Trois crampons de courroies de portemanteau derrière le troussequin et deux crampons de fourche de croupière.

Le *faux siége* est formé par une sangle en fil, croisée, pliée au milieu de sa longueur, dont le pli est cloué sur le devant de l'arcade, et dont les bouts, fortement tendus, sont cloués sur le devant du troussequin qu'ils rejoignent en s'écartant l'un de l'autre. Un morceau de sangle pareille est cloué, par ses deux extrémités, vers le milieu des bandes, et ses bords sont cousus à la sangle croisée. A cette *sangle-traverse* est cousue, dans son milieu, la *toile faux siége* qui recouvre les sangles et qui, fortement tendue, est clouée tout autour sur l'arçon. *Une toile de matelassure*, recouvrant cette dernière, est fixée aux bandes, sur le derrière du troussequin et sur la tête de l'arcade qu'elle enveloppe ; elle porte dans son milieu une ouverture par laquelle on introduit de force de la bourre. Enfin deux *mamelles* ou fourreaux de basane rembourrés, cloués au pied du troussequin près des bords inférieurs des bandes, empêchent le cavalier de glisser en arrière.

Les parties en cuir qui complètent la selle sont :

Le *siége*, qui recouvre le troussequin et la partie supérieure de l'arcade ; il est réuni aux quartiers par une couture qui s'étend sur une ligne serpentine depuis les pointes de bande jusqu'au haut de l'arcade.

Les quartiers ne sont pas garnis de battes ; et, outre les porte-fer et leurs accessoires cousus à leur partie postérieure et inférieure, ils n'ont chacun qu'une ouverture pour donner passage aux courroies de manteau : en dessous, ils ont des *blanchets*, et ils sont fixés par les *tirants de quartiers*, bandes de cuir cousues en dessous, par un de leurs bords, au bord supérieur des quartiers, et par l'autre, clouées au-dessous des bandes d'arçon.

Les *garnitures de pointes d'arcade* sont deux morceaux de cuir qui recouvrent la partie extérieure de l'extrémité inférieure de l'arcade ; elles donnent passage aux boucles et chapes fixées sur le bois.

La *garniture de troussequin* est une pièce de cuir collée et clouée à la partie postérieure du troussequin et cousue au siége ; elle est traversée par les crampons des courroies de portemanteau.

La partie supérieure des pointes de bande est également recouverte par une pièce de cuir qui y est clouée.

et qui est nommée *garniture de pointe de bande :* elle donne passage aux trousse-étriers.

La partie supérieure des *panneaux* est en basane, l'inférieure est en toile ; c'est entre elles que l'on introduit le crin qui garnit les panneaux proprement dits, et la bourre avec laquelle on remplit les *bourrelets* qu'ils portent en avant et en arrière. Les panneaux sont cloués sous l'arcade par trois clous, et sont fixés aux pointes de bande et aux pointes d'arcade par des pièces de cuir dont le nom de *chaussure* indique la manière dont elles sont retenues.

Les sangles, en fort galon de fil et au nombre de deux, portent chacune à leur extrémité du côté droit une *patte d'attache* en cuir à laquelle elles sont cousues par quatre coutures en long. Ces pattes d'attache sont fixées au moyen de lanières de brédissure à deux autres pattes qui sont clouées sur la bande droite, et qui sont percées de six trous de brédissure pour allonger ou raccourcir les sangles. L'extrémité libre des sangles est garnie d'un morceau de cuir qui l'enveloppe et qu'on nomme *feutre de sangle.* Les boucles de sangles doivent être placées de manière que leur rouleau repose sur la partie extérieure du *feutre.*

Les deux *contre-sanglons* sont cousus sur deux *demi-sangles* qui sont clouées sur la bande gauche.

Ce système de sangles, différent de celui des autres

selles, rend plus facile l'action de sangler et de dessangler, mais il offre quelques inconvénients. La peau peut être pincée et blessée entre les deux sangles, si l'on ne met pas leurs bords en contact dans toute leur étendue ; si elles se chevauchent, la pression plus forte qui en résulte dans la partie où elles sont superposées peut occasionner une blessure ; ces deux inconvénients peuvent se rencontrer au point de réunion plus ou moins médiate entre les sangles et les demi-sangles. Enfin, si les boucles ne reposent pas sur les feutres, elles peuvent encore excorier la peau avec laquelle elles sont en contact.

Il y a de chaque côté un autre contre-sanglon nommé *contre-sanglon de fourreau*, dont l'usage sera indiqué en parlant du harnachement pour le trait.

La *fourche de croupière* est une double courroie engagée dans les deux chapes fixées sur les pointes de bande, ayant la forme d'un V, et embrassant à son angle une boucle demi-ronde à rouleau dans laquelle est passée la longe de croupière, et de plus, une courroie servant à relever les traits, d'où elle prend le nom de *courroie trousse-traits*.

Les étrivières et étriers sont comme dans la selle à la royale.

Le porte-hache des selles précédentes est ici remplacé par une *sacoche* retenue, ainsi que la fonte, par le chapelet, qui ne diffère de celui décrit précédemment qu'en ce que ses courroies passent dans la chape supérieure fixée à l'arcade.

Le poitrail est une large bande de cuir pouvant servir de bricole ; il est fixé à la selle par deux courroies que l'on nomme *montants de poitrail*, cousues aux extrémités de son tiers moyen, environ, par un de leurs bouts, et s'engageant par l'autre dans les boucles à ardillon fixées à l'arcade. Les deux tiers extrêmes du poitrail sont terminés par des anneaux triangulaires auxquels sont fixés des *boucleteaux* qui se bouclent aux *contre-sanglons de fourreaux* ; et des petits traits roulés, terminés par une maille en fer.

Influence de la selle.

La selle, qui, telle qu'elle vient d'être décrite, est absolument nécessaire pour l'assiette et la solidité du cavalier, pour le transport de ses armes et de ses effets, et dont on pourrait facilement diminuer la pesanteur, est toujours pour les chevaux non-seulement un poids fatigant et la cause d'une grande gêne dans leurs mouvements par rapport à la pression que leur font éprouver le poitrail, les sangles et la croupière, mais encore elle leur occasionne souvent des blessures qui les mettent hors de service pour un certain temps et qui peuvent acquérir beaucoup de gravité : il est donc nécessaire d'apporter le plus grand soin à l'ajuster sur chaque cheval, de manière à ce qu'elle ne puisse toucher certaines parties et à ce qu'elle porte bien également sur celles qui doivent la supporter. Son propre poids, joint à celui du cavalier, de ses armes, de son manteau, du portemanteau, des musettes, qui renferment les ustensiles de pansage, du bridon, de la corde à fourrage, des fers, etc., ne peut manquer de rendre fatal l'oubli de cette règle.

Si la liberté de garrot est trop grande, que les bandes soient trop écartées, la selle portera sur le garrot; son frottement y déterminera le phlegmon auquel on a donné le nom de mal de garrot, dont la guérison est souvent difficile et qui rend le cheval inutile pendant long-temps. Le même effet aura lieu, si, au contraire, la liberté de garrot, trop rétrécie, comprime la partie à laquelle elle ne devait pas toucher.

Les accidents du même genre peuvent avoir lieu, par des motifs analogues, sur le rein, et ils arrivent, les uns et les autres, d'autant plus facilement que les parties qui en sont le siége sont plus proéminentes et plus osseuses, ou plus basses et plus empâtées; deux circonstances, qui, quoique contraires, rendent également difficiles le bon ajustement de la selle et le maintien de cet ajustement.

La *charge* et le *paquetage*, ou autrement le portemanteau et la besace que l'on fixe sur le coussinet, ainsi que le manteau, qu'avec les musettes on attache sur le devant de la selle, peuvent, par leur poids exagéré, leur mauvaise disposition ou celle des effets qu'ils renferment, occasionner des maux de garrot ou de rognon, lors même que la selle serait parfaitement ajustée.

Le cavalier, par sa position défectueuse en se portant trop en avant ou trop en arrière, en vacillant, peut également faire produire à son harnachement, auquel il fait faire bascule ou dont il dérange la position, ces effets fâcheux qui sont encore occasionnés quelquefois par quelque appendice du harnachement ou autre corps engagé entre le cheval et la selle.

La selle peut pécher dans ses rapports avec les parties qu'elle couvre, soit par l'arçon, soit par les panneaux. Dans le premier cas, les arcades peuvent être trop ou trop peu ouvertes, les bandes n'avoir pas la longueur ou la convexité convenable; dans le second, les panneaux peuvent être trop ou trop peu rembourrés, le crin peut être mal distribué ou trop entassé par suite d'un trop long usage; dans les selles à la hussarde, les chevilles peuvent jouer dans les trous, et, faisant saillie en dessous, exercer une compression nuisible malgré les douze ou seize doubles de la couverture.

De ces vices résultent les accidents connus sous le nom de *cors*, qui, amenant la mortification complète de la partie sur laquelle ils ont leur siége, nécessitent des opérations dont les suites empêchent les chevaux d'être montés et peuvent, dans quelques circonstances, mettre leur vie en danger.

Les cors ou des tuméfactions plus ou moins fortes sur les côtes peuvent résulter d'un pli de la couverture, de courroies engagées sous la selle, de la position vacillante du cavalier : on les voit plus souvent à droite qu'à gauche dans l'arme des dragons; cela peut être attribué au poids du fusil qui est fixé à droite; et, dans toutes les armes, cela peut dépendre d'un léger pli qu'aurait fait la couverte lorsque les cavaliers montant à cheval, la selle ayant un peu cédé à gauche, ils appuient sur l'étrier droit pour la remettre d'aplomb.

Une selle peut avoir été bien ajustée à une certaine époque, et cependant être plus tard cause de ces différentes blessures par suite de changements survenus dans l'embonpoint du cheval ou dans son développement, s'il n'était pas achevé quand la selle a été ajustée, changements qui en amènent dans les rapports entre le dos et la selle.

La position de la selle sur le dos du cheval peut contribuer aussi à le blesser et surtout à influer **sur la** liberté de ses mouvements, et, par conséquent, à augmenter la fatigue : trop en avant, elle borne le mouvement des épaules, surcharge l'avant-main, fait butter et forger, et occasionne des chutes ; trop en arrière, elle fatigue les reins, ralentit l'allure et exige plus de force dans l'action des membres postérieurs. Dans l'un ou l'autre cas, le garrot ou le rein sont plus sûrement atteints des phlegmons dont il a été parlé.

Les fontes, musettes, bridon et corde à fourrage excorient la peau des chevaux lorsqu'on n'a pas apporté le soin nécessaire à placer ces différents objets et à les arranger de manière à ce qu'ils ne puissent pas offenser les parties sur lesquelles ils portent.

Un poitrail trop serré, outre qu'il gêne les mouvements des épaules , peut écorcher leur pointe , y déterminer un engorgement qui rend la marche douloureuse et tend à faire porter la selle en avant ; trop lâche , il permet à la selle de glisser en arrière (surtout aux montées), ce qui produit alors l'effet dont il vient d'être question, gêne les mouvements des reins et peut blesser sur le rognon.

La fausse martingale du poitrail de la cavalerie légère peut, étant trop courte, ou bien lorsqu'elle est enduite de boue à sa face interne, ou bien encore lorsqu'un long usage l'a rendue sèche et dure, excorier les ars.

Des sangles trop serrées gênent la respiration et la circulation, ce qui peut, dans les fortes chaleurs ou dans les allures vites, occasionner des congestions cérébrale ou pulmonaire ; trop lâches, elles permettent à la selle de vaciller, d'où peuvent résulter des frottements et des blessures. La malpropreté des sangles, rendant irrégulière leur surface interne, rend aussi inégale la compression qu'elles exercent, d'où peuvent survenir la tuméfaction, l'engorgement et l'ulcération des parties trop fortement comprimées. Il en est de même lorsqu'un cavalier maladroit ou peu soigneux laisse faire un pli à la peau en sanglant, ou lorsque avec les sangles de grosse cavalerie la peau se trouve pincée. On a vu quelquefois l'étrivière, prise sous la sangle, produire un engorgement assez grave.

Un accident, rare à la vérité, mais qui n'est pas sans
exemple, est le cas où, par une coquetterie mal entendue, les contre-sanglons auraient été raccourcis, dans
des selles de dragons, de manière à ce qu'ils ne dépassent
pas le bas du quartier. Cette opération ayant pour résultat de rendre très-pénible l'action de sangler, par
rapport à la difficulté que les cavaliers éprouvaient pour
faire joindre les boucles des sangles aux contre-sanglons
raccourcis, on a vu de ces cavaliers, pendant des routes,
seller leurs chevaux longtemps avant le repas du matin,
et *quelquefois au moment du repas du soir,* afin que la
plénitude de l'estomac ne fût pas un obstacle à pouvoir
sangler, et les attacher au râtelier jusqu'au moment du
départ !.....

Beaucoup de chevaux, ayant l'intelligence de la gêne
que va leur occasionner la sangle, font le gros dos et
s'enflent au moment où l'on veut la serrer ; il en résulte
que, peu de temps après, les sangles sont trop lâches
et qu'il peut survenir les accidents qui ont été signalés
à ce sujet.

La croupière peut être trop lâche, alors la selle peut
se porter sur le garrot, surtout aux descentes ; elle peut
être trop serrée, et dans ce cas écorcher le tronçon de
la queue, sur lequel elle exerce alors une traction dont
beaucoup de chevaux cherchent à se débarrasser par des
ruades répétées. Le cuir du culeron peut avoir durci,

être chargé du suint de la peau : la bourre peut s'être resserrée au point de n'avoir plus rien du moelleux nécessaire pour le contact sur une partie où la peau est fine, tendue et dénuée de poils. Il en résulte des excoriations ou même des blessures qui doivent faire supprimer pendant quelque temps cette partie du harnachement et mettent le cheval hors de service.

Le coussinet peut rarement blesser par lui-même ; mais, si la distance qui existe entre les deux petits coussins qui le forment n'est pas assez grande, si la toile est durcie par un long usage et à force d'avoir été imbibée de sueur, si le crin qui doit le remplir a été remplacé par de la bourre, ou qu'il soit tassé au point d'être devenu dur, le coussinet renvoie d'une manière douloureuse à la peau la pression que lui fait éprouver le porte-manteau.

Lorsque, après une route ou une manœuvre, la transpiration des chevaux est augmentée, lorsque la sueur mouille leur poil, c'est toujours sous la selle que ces phénomènes ont le plus d'exaltation et que la chaleur est le plus forte ; cela s'explique aisément. Si, dans cet état, on desselle les chevaux trop tôt et que l'on n'ait pas la précaution de les bouchonner jusqu'à ce qu'ils soient secs, il y a infailliblement arrêt ou ralentissement dans les fonctions de la peau, avec les suites apparentes ou cachées, aiguës ou chroniques que peut avoir un pareil accident.

Les selles qui ont été en contact avec des chevaux atteints de maladies contagieuses peuvent, étant portées par des chevaux sains, leur communiquer ces maladies, à moins qu'on n'ait eu le soin de les désinfecter.

Tous les inconvénients signalés ci-dessus deviennent bien plus graves par l'habitude que l'on a de harnacher les jeunes chevaux à peu près dès leur arrivée. La forme et le volume de leur corps changeant et n'étant plus en rapport avec une selle qui peut-être leur convenait dans le principe, il en résulte, pendant les manœuvres et encore davantage dans les routes, ou de la gêne ou des blessures, et, dans l'un et l'autre cas, une réaction funeste à l'ensemble de la santé.

b. *Harnachement du cheval de trait. Collier*, partie du harnachement qui embrasse l'encolure à son extrémité inférieure et sur laquelle s'exerce principalement le tirage par la résistance qu'elle offre aux épaules, au poitrail et au garrot. L'ouverture du collier doit être proportionnée au volume de l'encolure, et ce rapport se trouve à peu près dans l'une des trois dimensions sur lesquelles on fabrique les colliers et qui, se prenant en arrière, depuis le dessous du *sommier* jusqu'au-dessus de la *verge*, sont, pour les plus grands, de 57 centimètres à 54, pour les moyens, de 54 à 50, et, pour les petits, de 50 à 46. On rectifie ensuite, pour chaque cheval, ce qu'il pourrait y avoir de défectueux dans l'une de ces trois séries de dimensions.

Le collier doit être appliqué de manière à ce que l'on puisse passer la main à plat entre sa partie inférieure et le poitrail, et à ce que les *mamelles*, proportionnées par leur largeur à la longueur de l'encolure, ne puissent gêner les mouvements des épaules.

Le collier comprend le *corps* et les *attelles*.

Le corps comprend **1°** la *verge*, fort bourrelet formant le devant du collier, composé d'une bande de cuir fortement rembourrée avec de la paille de seigle en long et repliée ensuite suivant la forme du collier ;

2° Les *mamelles*, qui forment la partie postérieure et la plus volumineuse du collier ; elles sont composées de deux bandes de cuir garnies de paille de seigle, mais seulement dans la moitié de leur épaisseur, et que l'on remplit ensuite avec de la bourre et avec du crin dans la partie qui doit porter sur l'encolure : les *blanchets* sont de larges bandes de cuir qui recouvrent extérieurement les mamelles auxquelles ils sont cousus par leur bord postérieur ; une forte couture réunit leur bord antérieur, la verge et les mamelles ;

3° La *coiffe*, pièce de cuir qui recouvre le sommet ou

la réunion des mamelles, et le *chapeau*, qui recouvre de même le sommet de la verge ;

4° La *chape de dragonne*, fixée par une forte enchapure en cuir sur la jonction des blanchets et servant à donner attache à l'une des extrémités de la *dragonne*, qui est une forte courroie garnie d'une boucle et de deux passants dont l'autre extrémité s'ajuste à la chape de devant de la selle pour les chevaux porteurs, et du surfaix ou de la sellette pour les autres.

Les *attelles* sont deux bandes de fer plat logées de chaque côté entre les mamelles et la verge, suivant leur contour, sans avoir la même longueur.

A leur partie supérieure, elles portent un *œil carré* qui reçoit la *courroie supérieure d'attelles* servant à les réunir. Dans cet œil est engagé, en outre, l'*anneau rond d'attelle ;* à celui du côté droit on attache le cheval sous verge, et dans celui de gauche le conducteur place son fouet.

A sa partie inférieure, chaque attelle est percée d'un *œil rond* dans lequel est engagée l'*agrafe* qui réunit les attelles inférieurement ; cette agrafe, en fer, sert, en outre, à recevoir la *courroie d'agrafe* ou de *support* destinée à soutenir le *timon* et dont la force est proportionnée à son usage.

Entre les deux extrémités des attelles et plus près de l'inférieure, se trouve, à chacune, la *chape de longe de trait* qui est forgée ou soudée avec l'attelle et qui est garnie d'un rouleau en tôle. Dans cette chape est engagée la *maille de plate-longe*.

Cette chape est en partie enveloppée par une *pièce de frottement*, morceau de cuir carré qui garnit une partie de l'attelle et déborde sur la mamelle qu'elle garantit du frottement du trait.

Au-dessous de l'œil carré, chaque attelle est embrassée par une *courroie trousse-harnais* dont une des extrémités est garnie d'une boucle à ardillon. Ces courroies servent, comme leur nom l'indique, à rassembler les diverses pièces en cuir du harnais lorsqu'on ne s'en sert pas.

La *longe de trait*, de trois cuirs d'épaisseur, est fixée, par une de ses extrémités, à la chape de même nom, et, par l'autre, à l'ouverture aplatie d'un *anneau double* dont l'ouverture arrondie donne passage au *trait*.

Traits. Les traits, au nombre de deux, sont en forte corde à quatre torons, de 17 à 19 millimètres de diamètre et de 2 mètres 60 centimètres de longueur : ils sont terminés, à chaque extrémité, par une forte ganse formée en les confectionnant.

A son extrémité antérieure, chaque trait est garni d'une pièce de cuir qui le serre exactement dans une longueur de 75 centimètres, c'est ce que l'on nomme *garniture de tête de trait;* et d'une *rondelle* en cuir fort qui sert à empêcher le frottement de l'anneau double sur le cuir de la *tête de trait :* il est terminé par le *crochet de tête de trait*, au moyen duquel on accroche les traits des chevaux de derrière à ceux des chevaux de devant.

A son extrémité postérieure, le trait est terminé par une *chaîne de bout de trait* formée de cinq mailles ; celle qui tient au trait est garnie en cuir.

Au moyen d'un nœud à la hongroise, on raccourcit les traits suivant la place qu'occupent les chevaux, de manière que, pour les chevaux de devant, il y ait, depuis le derrière de l'attelle jusqu'à l'extrémité de la chaîne, une longueur de 2 mètres 80 centimètres, et seulement de 2 mètres 15 centimètres pour les chevaux de derrière.

Fourreaux. On nomme *fourreaux* deux larges bandes de cuir repliées et réunies par une couture sur leurs bords, dont les bouts sont doublés intérieurement par un blanchet ; dans leur vide passent les traits et la plate-longe dont ils prolongent la durée et évitent le frottement sur les chevaux ; à leur couture, qui est inférieure, sont fixées, près de chaque extrémité et par des enchapures en cuir, deux *chapes de boucleteau.* Dans la chape antérieure gauche est fixé, par une couture, un bout de courroie qui est le *contre-sanglon de sous-ventrière ;* à la chape antérieure droite est fixée, de la même manière, la *sous-ventrière*, qui est terminée par une boucle à ardillon.

Le *boucleteau antérieur* enveloppe le fourreau en passant dans la chape, et reçoit le *contre-sanglon porte-fourreau*; qui tient à la selle, à la sellette ou au surfaix au moyen d'une chape.

Les chapes postérieures donnent passage à des boucleteaux servant à soutenir le *porte-fourreau*, qui ne se trouve qu'aux harnais des chevaux de devant.

Surfaix de sous-verge. Pour les chevaux sous-verge, la selle est remplacée par le *surfaix de sous-verge*, dont l'arçon est d'un seul morceau de tôle, de manière que l'on peut l'ouvrir et le serrer à volonté. Il est garni de quatre chapes, retenues par des enchapures en tôle, dont une à chaque extrémité, une devant et une derrière, et d'un crochet dirigé en arrière fixé au-dessus de la chape antérieure.

Le crochet sert à accrocher les rênes du bridon. La dragonne passe dans la chape antérieure ; la chape postérieure reçoit la longe de croupière, et à chacune des chapes des extrémités est cousue une courroie, nommée *contre-sanglon de fourreau*, qui se réunit au boucleteau du fourreau.

Cet arçon est recouvert d'un fort cuir noir ; en dessous, il est garni de deux coussinets en cuir rembourrés avec du crin.

Du côté droit, le dessus du surfaix est prolongé par la *sous-ventrière*, qui est terminée par une boucle à ardillon, et, du côté opposé, par le *côté gauche de surfaix*, dont l'extrémité, formant contre-sanglon, peut s'engager dans la boucle à ardillon de la sous-ventrière.

L'*avaloire* est composée de quatre pièces principales : le *bras du haut*, qui pose sur les reins et porte à son milieu une boucle dans laquelle passe la longe de croupière ; le *bras du bas* ou *reculement*, qui entoure les fesses ; et deux *branches* ou *barres de reculement*, qui vont de l'un à l'autre bras en se croisant sur la croupe.

La *plate-longe*, formée par trois cuirs superposés et, comme les colliers, de longueurs différentes. Les plus longues ont 3 mètres 60 centimètres, les moyennes 3 mètres 36 centimètres, et les petites 3 mètres 24 centimètres.

La plate-longe est composée de deux pièces : une en cuir, nommée la *courroie de plate-longe* ou *plate-longe* proprement dite, qui embrasse le poitrail, passe dans les fourreaux et va se boucler, par ses extrémités, à celles de la pièce de reculement, lesquelles portent chacune une forte boucle à cet effet : l'autre pièce est en fer ; c'est le *crochet de plate-longe*, pareil à celui de *tête de trait*, et portant un anneau dans lequel passe la plate-longe ; il sert à accrocher la *chaîne de retraite* du limon.

Croupière. La croupière du harnachement de trait n'offre d'autre différence remarquable avec le même appendice de la selle qu'en ce qu'à la *longe* est fixée une *courroie trousse-traits* qui sert à rassembler les traits lorsque les chevaux harnachés ne sont pas attelés.

Les harnais des chevaux de devant diffèrent de ceux des chevaux de derrière en ce qu'ils ont un porte-fourreau et qu'ils n'ont ni avaloire ni plate-longe , les chevaux qui les portent ne pouvant jamais servir à faire reculer les voitures.

c. *Harnachement du cheval de bât.* Les chevaux , et principalement les mulets , que l'on emploie au bât, ont deux destinations : les uns portent les obusiers de montagne avec leur affût et les munitions; d'autres transportent les provisions nécessaires à un corps d'armée, ou bien, dans chaque régiment en campagne, sont chargés de paniers nommés *cantines*, qui contiennent les objets indispensables pour le traitement des hommes malades et la comptabilité. Ces différentes destinations apportent quelques modifications dans les appendices des bâts destinés à soutenir la charge; mais, comme elles n'ont d'autre influence hygiénique que celle qui dépend du poids, il ne sera question ici que du bât en général.

L'arçon du bât est composé de deux *arcades* en bois

faites chacune de trois pièces assemblées à mi-bois, collées et clouées, réunies par deux *planchettes* clouées dans des entailles des arcades, à peu près comme les *bandes* dans l'arçon de la selle. A la face interne des arcades, des tenons fixent deux *entretoises* évidées pour loger les *tourillons* et garnies chacune d'une mortaise pour donner passage à la *courroie de brêlage* ou de *chargement.*

A leur partie inférieure, les arcades sont percées de deux trous de chaque côté pour le passage de lanières qui fixent des enchapures.

Chaque arcade est réunie à l'autre, outre les planchettes, par deux *boulons d'assemblage* en fer retenus au moyen d'écrous.

Contre le côté extérieur de l'arcade de devant est appliquée, au moyen de trois clous, la *bandelette à crochet de devant.* Au côté extérieur de l'arcade de derrière est fixée, au moyen de quatre clous rivés, la *bandelette à crochet de derrière,* sur laquelle est rivé le *crampon de croupière,* dans lequel est engagé l'*anneau de croupière.* Ces bandelettes, plaques en fer, sont traversées par les boulons d'assemblage et ajoutent à la solidité des arcades.

L'arçon est garni de diverses pièces de cuir et de fer. A l'arcade de devant, deux *enchapures de poitrail,* en cuir, fixées dans les trous de l'arcade, retiennent de chaque côté un *dé de poitrail* en fer. Sur le derrière de cette arcade, en dedans des entretoises, sont clouées deux enchapures en cuir retenant, au moyen de boucles, les *boucleteaux de montants de poitrail*. Une *courroie de rénoir* est clouée derrière le milieu de l'arcade et embrasse le *rénoir*, longue olive en bois servant à retenir la rêne du bridon.

Sur la face extérieure de l'arcade de derrière sont cloués les deux bouts du *passant de surfaix*. Les deux *contre-sanglons d'avaloire*, doublés de blanchets, sont fixés sur cette arcade comme les enchapures de poitrail le sont sur celle devant.

Quatre lanières de brédissure, deux de chaque côté, fixent, contre la face interne des planchettes, quatre *contre-sanglons de sangle* garnis de blanchets.

L'intérieur de l'arçon est garni d'une toile fortement bourrée de paille de seigle, de manière à ce que cette espèce de paillasse ait de 20 à 25 centimètres dans sa plus grande épaisseur et aille en diminuant jusque vers le bord inférieur des planchettes dont rien ne la sépare. Cette paillasse est recouverte d'une *toile de matelassure* garnie de bourre dont on augmente la quantité et dont on symétrise la position après quelques jours d'usage du bât.

Une basane, dite *couverture de bât*, engagée sous les

arcades, cousue sur la toile de matelassure et clouée sur les planchettes, recouvre et achève le bât.

On fixe ce harnais sur le cheval ou le mulet au moyen d'un poitrail, d'une avaloire, d'une croupière, d'une sangle et d'un surfaix, embrassant la charge dans quelques circonstances et n'offrant pas de différences remarquables avec les pièces pareilles décrites précédemment.

On peut appliquer à ces harnais tout ce qui a été dit au sujet de la selle, le défaut de rapport et de proportion convenables, l'absence de propreté et d'entretien ne pouvant manquer, comme il a été dit, d'excorier la peau, d'occasionner des engorgements, des phlegmons, des plaies simples ou fistuleuses, etc. Mais les chevaux d'artillerie et des trains ont d'autres chances de blessures et de fatigue que les chevaux de selle, par rapport au poids énorme qu'ils tirent, et, pour les premiers, par rapport à la rapidité avec laquelle ils font souvent les évolutions. Les chevaux de derrière, obligés de porter la partie antérieure du timon, sont sujets à des blessures assez fréquentes à l'encolure en avant du garrot, produites par les oscillations très-étendues, saccadées et brusques de ce bras de levier.

C. *De la bride.*

On appelle *bride* un ensemble de pièces de cuir réunies par des boucles et par des coutures, destiné à soutenir le *mors*, propre à faire connaître au cheval quelques volontés du cavalier et auquel sont appendues les *rênes* au moyen desquelles ces volontés sont transmises.

Les pièces qui composent la bride sont

Le *dessus de tête*, sur lequel est fixée une *gourmette* pour remplacer, au besoin, celle qui tient au mors; à chaque bout de cette gourmette, le *dessus de tête*, qui a une largeur double de celle des autres courroies qui forment la bride, se bifurque; un peu au-dessous de cette bifurcation, il est embrassé de chaque côté par un repli que fait le *frontal* à chacune de ses extrémités; ensuite ses branches postérieures s'engagent dans des boucles à ardillons placées à chaque extrémité de la *sous-gorge*, et ses branches antérieures dans des boucles pareilles fixées à la partie supérieure des *montants :* ceux-ci, à leur partie inférieure, se reploient sur plat et forment une anse dans laquelle passe la *muserolle* au moyen de laquelle on empêche les mâchoires de s'écarter. A ces anses sont cousus les *porte-mors*, dont l'extrémité libre, engagée dans *l'œil de la branche du mors*, se reploie et se fixe par une boucle à ardillon. Les *porte-rênes*, fixés de la même manière aux *anneaux de porte-rênes* du mors, donnent attache aux *rênes*, qui sont réunies, à leur extrémité flottante, par un *passant coulant*, et terminées par un *bouton fixe* qui les sépare du *fouet de rênes*.

Le filet n'est composé que des *rênes*, qui sont d'une seule pièce, et d'un *frontal*, qui embrasse par ses extrémités reployées les deux *montants du filet*, dont le droit, qui est beaucoup plus long, fait *dessus de tête* et se réunit au gauche, vers le milieu de la joue, par une boucle. Les montants et les rênes tiennent au mors par le même anneau ; ce mors, à peu près semblable à celui du bridon, est beaucoup plus mince et n'a pas de *traverses*.

D. *Du mors de bride.*

Le *mors de bride* est la réunion de plusieurs pièces de fer dont l'action se concentre sur l'une d'elles nommée *canon*, lequel, portant sur les barres, peut leur imprimer une sensation dont l'éducation a fait l'expression d'une volonté du cavalier.

Le mors en usage pour la cavalerie est celui dit *à la Condé*.

Le mors se divise en *branches* et *embouchure;* on y adapte une *gourmette.*

Il y a deux branches, une droite et une gauche, entièrement semblables. Elles sont ordinairement contournées au-dessous de l'embouchure, et réunies à leur partie inférieure par une *barre* qui en assure la solidité. Au-dessous de cette barre, la branche est percée pour recevoir l'*anneau de porte-rênes.*

La partie supérieure de la branche est aplatie; tout à fait en haut elle s'élargit et est percée d'une ouverture en carré long que l'on nomme l'*œil de la branche;* au-dessous de cet œil est un petit trou arrondi nommé *œil de perdrix*, qui sert à recevoir, à la branche droite, l'*esse de la gourmette*, et à la gauche le *crochet de la gourmette.*

Au point qui sépare la partie supérieure des branches

de leur partie inférieure, à l'endroit où elles portent l'embouchure, est une partie évidée nommée le *banquet*; on nomme *arc du banquet* l'anneau fixe qui environne ce vide. Les *fonceaux* et les *broches du banquet* sont deux pièces accessoires qui servent à consolider l'*embouchure* dans les branches.

L'*embouchure* est la pièce du mors qui, réunissant les branches, se place dans la bouche du cheval. Les parties qui tiennent aux branches se nomment les *canons*; la courbure qui sépare les canons est la *liberté de langue*; le point de jonction entre les canons et la liberté de langue se nomme le *talon*.

La *gourmette* est une petite chaîne à mailles plus ou moins grosses, aplaties ou contournées, qui, fixée dans les yeux de perdrix, passe sous la barbe, y produit un effet analogue à celui du canon sur les barres, et concourt à assurer le mors dans la bouche. La gourmette est terminée, du côté de l'esse, par un chaînon plus petit et plus dégagé que l'on nomme *maillon*; deux maillons semblables terminent la gourmette du côté du crochet et servent à lui donner plus ou moins de longueur.

Les canons doivent agir sur les barres. Tel est le but que l'on se propose en plaçant un mors dans la bouche du cheval, et, pour l'atteindre convenablement, il faut que leur épaisseur et leur direction, leur longueur, le degré de courbure de la liberté de langue, la force des

talons, la longueur des branches et leur direction relativement à l'embouchure soient en rapport avec la forme
de la bouche, c'est-à-dire son ouverture et l'épaisseur
des lèvres, avec l'écartement des branches du grand
maxillaire qui donne la largeur du canal où se loge la
langue, avec le volume de celle-ci, et avec le degré de
sensibilité des barres dépendant principalement de la
forme tranchante et élevée, ou basse et arrondie de l'os
qui en est la base.

L'impression de la gourmette sur la barbe dépend,
outre les particularités de l'embouchure, de son degré
de tension, de la forme de ses mailles, de la place qu'occupent les yeux de perdrix et du plus ou moins de sensibilité de la partie sur laquelle elle porte.

Les branches du mors cédant à l'action que les rênes
leur impriment à leur partie inférieure font l'effet d'un
levier dont la puissance se trouve à cette partie, la résistance étant aux canons qui pressent sur les barres, et dont
le point d'appui est offert à l'œil du banquet par le porte-
mors. Plus le bras de levier a de longueur du côté de la
puissance, ou, ce qui est la même chose, plus sa courbure l'éloigne du point d'appui, plus la force est grande.
S'il existe, dans cette partie du levier, deux courbures
en sens inverse, telles qu'une ligne droite les coupe dans
leur milieu ou à peu près, en passant sur les trois points
du levier, la puissance n'éprouvera aucune modification.

28

En appliquant ces principes au mors, on en tirera la conséquence que plus la partie inférieure de la branche sera longue, plus sera forte l'action des canons sur les barres. Il en sera de même si la branche, étant courbée en avant de la ligne passant sur les trois points, donne à la puissance une plus grande étendue à parcourir pour se rapprocher du point d'appui; on l'appellera alors *hardie*. Si, au contraire, la branche est courbée en arrière, de manière à ce que son extrémité soit rapprochée du fonceau, elle est dite *flasque* et donne moins d'avantage à la puissance. Les courbures qui ne modifient pas l'action des branches ne sont faites que dans l'intention de donner plus de grâce à l'ensemble du mors, et ajoutent inutilement à son poids. On nomme *branches à buade* celles qui sont tout à fait droites.

La longueur de la partie supérieure des branches apporte quelque changement dans l'effet que l'action du levier imprime aux canons. Plus cette partie est longue, moins elle cède facilement au mouvement qui vient de la partie inférieure, et plus celui ci se fait sentir sur les barres; par conséquent, plus l'œil de la branche est rapproché de l'embouchure et, surtout, plus il est grand relativement au porte-mors, auquel il permet alors de jouer dans son ouverture, moins la pression sur les barres sera forte.

La *liberté de langue*, ainsi nommée parce que la langue peut se loger plus ou moins complétement dans la courbure qu'elle désigne, contribue aussi à l'action du canon sur les barres : plus elle sera grande, plus facilement la langue s'y logera, et moins cet organe supportera le poids de l'embouchure.

La forme de la liberté de langue fait donner différents noms aux mors : ainsi ils sont dits à *gorge de pigeon*, à *cou de cygne*, à *bec de cane*, suivant qu'elle est plus ou moins arrondie. Elle peut ne pas exister, comme dans les *mors droits*, ou elle peut être remplacée par une *brisure* qui sépare les canons.

La manière dont la liberté de langue part des canons, ou le rapport du talon avec les parties qu'il sépare, contribue essentiellement à l'action du mors. Si la liberté de langue s'élève perpendiculairement, que les talons soient rapprochés, de manière à ce que la langue soit entièrement logée, aucun obstacle ne s'opposant à la pression des canons sur les barres, leur puissance en sera augmentée. Dans ce cas, le mors est dit à *gorge de pigeon talonné*. Il est aisé de concevoir que les différents degrés d'inclinaison qui séparent ce mors de celui dont l'embouchure est droite en amènent dans les effets.

La grosseur et la direction des canons modifient leur action sur les barres ; plus ils seront épais, surtout s'ils sont creux, et plus ils seront obliques, moins la sensation qu'ils produisent sera forte.

La gourmette, comme il a été dit, produit sur la barbe un effet qui seconde et quelquefois remplace celui de l'embouchure sur les barres, et cet effet varie selon diverses circonstances et leurs rapports avec la forme de la barbe.

Une gourmette dont les mailles sont aplaties et larges ne produira qu'une sensation légère ; il en sera le contraire si les mailles tordues ne portent que sur des points isolés.

Si les attaches de la gourmette sont éloignées de l'embouchure, la longueur du levier auquel elle offre de la résistance favorisera l'action de la puissance, et l'impression sur la barbe sera plus forte. Le rapprochement de ces attaches contre l'arc du banquet, en diminuant la force du levier, atténuera d'autant plus l'action de la gourmette, que, dans le mouvement de bascule que peut faire le mors, la liberté de langue vient toucher le palais et borner l'étendue de ce mouvement.

Le degré de tension de la gourmette modifie son action : plus elle sera serrée et plus elle agira avec force.

Influence de la bride et du mors.

Comme toutes les autres parties du harnachement, celles-ci ne peuvent jamais avoir une influence favorable sur la santé des chevaux ; elles ne peuvent être que plus ou moins nuisibles, et, dans tous les cas, elles sont une cause de fatigue ou de gêne.

La bride peut, comme le licou, offenser les parties de la peau sur lesquelles elle porte, soit par sa dureté, soit par sa malpropreté, et produirait alors les mêmes accidents bien plus fréquemment, comparativement au temps pendant lequel les chevaux la portent, par rapport à son poidse xagéré, auquel on ajoute, lorsque les chevaux sont bridés le plus longtemps, celui du licou de parade et du filet.

La sous-gorge peut être trop serrée et gêner la respiration et la circulation, gêne d'où ne peuvent manquer de résulter (outre les accidents rapides qu'elle fait naître quelquefois) une hématose imparfaite, et, par suite, l'altération lente et générale de la santé.

Ce qui produit au plus haut point ce sentiment de gêne, sans avoir des conséquences aussi graves, c'est la muserolle, par l'obstacle qu'elle apporte à tous les mouvements de la mâchoire ; et l'empressement que les chevaux mettent à se frotter contre la mangeoire dès qu'on

les débride, leurs bâillements répétés, espèce de pandi-
culations, annoncent combien ils souffraient de la
pression de cette bande de cuir sur la peau et de l'em-
pêchement qu'elle mettait aux actes qui nécessitent le
mouvement des mâchoires.

Mais c'est dans l'action du mors que l'on trouve le
plus grand nombre de motifs de souffrance : l'extrême
difficulté de l'ajuster à la bouche du cheval, non-seulement sous le point de vue de ses rapports avec les diverses parties sur lesquelles il doit agir directement,
mais encore sous celui de son influence sur les organes
locomoteurs, a fait de cet ajustement un art important
pour lequel la connaissance exacte de la bouche ne suffit
pas, et qui exige de plus une appréciation parfaite des
moyens des chevaux basée sur une étude approfondie
de leur conformation extérieure et de leurs mouvements. C'est à l'ignorance ou à la fausse application des
principes de cet art qu'il faut attribuer le plus ordinairement la ruine ou le mauvais service que rendent les
chevaux rétifs, difficiles au montoir, portant au vent,
s'encapuchonnant, battant à la main, prenant difficilement les allures lentes, obligeant les cavaliers à des
efforts extraordinaires, ayant la bouche dure ou très-
sensible, reculant difficilement, faibles des reins, du
devant ou du derrière, donnant une position vicieuse à quelques-unes de leurs parties, à langue pen-

dante ou serpentine, à lèvres pincées, excoriées, recouvrant les barres ; dont les barres ou la barbe sont écorchées, blessées, calleuses, etc., etc. ; et tous les accidents qui résultent de ces défauts, soit pour les chevaux eux-mêmes, soit pour les cavaliers.

Il en est, du reste, pour l'embouchure des chevaux de troupe, à peu près comme pour les aliments, le logement et tous les autres agents auxquels ils sont soumis : ce qui est prescrit pour tous en général est appliqué à chacun d'eux en particulier, malgré les différences qui exigeraient quelque variété dans l'application de ces agents. On a dans les régiments trois espèces de mors, dont la plus grande dissemblance est dans la largeur ; et il est fort rare que l'on n'embouche pas tous les chevaux, quelle que soit l'indication qu'ils présentent du reste, avec des mors qui n'ont, des dimensions et de la conformation partielles nécessaires, que d'être de la largeur de la bouche.

CHAPITRE II

DE L'EXERCICE.

Après l'air et les aliments, ce qui est le plus important à l'entretien de la santé, c'est un exercice proportionné à la force musculaire, à la vigueur, à l'âge et au tempérament.

On donne le nom d'*exercice* à l'action des organes locomoteurs et de la partie de l'appareil nerveux qui les dirige, soit que cette action tende à la progression, et c'est son acception la plus commune, soit qu'elle ait lieu sans que le cheval change de place. Dans les différents cas, elle a sur lui une influence relative à son espèce et à sa durée.

Considérée comme servant à la progression, l'action des organes destinés au mouvement développe chez eux une vie plus active par l'abondance du sang qu'elle appelle dans leur tissu, augmente leur force et leur souplesse, entretient l'élasticité des parties molles et ajoute à la densité des parties dures.

L'exercice ne borne pas son influence aux agents qui lui sont immédiatement spéciaux : quand il est pris convenablement, il a un retentissement sympathique et favorable sur toutes les fonctions. La respiration plus fréquente, s'opérant au moyen d'un air plus pur que celui de l'écurie, procure une hématose plus riche, et le sang, plus stimulant, va exciter les organes et porter dans toute l'économie des matériaux plus réparateurs. L'appétit que fait naître l'exercice est suivi de digestions faciles, et l'activité avec laquelle s'opèrent les sécrétions empêche l'augmentation de volume du corps et l'embonpoint que produirait l'activité de l'assimilation.

Mais il faut qu'une bonne nourriture vienne ajouter aux éléments que le sang puise dans un air pur et répare les pertes qu'occasionne l'exercice. Si les aliments sont de qualité inférieure, s'ils ne contiennent pas suffisamment de principes alibiles, si quelque altération les fait rejeter par les chevaux, si une circonstance quelconque oblige à diminuer leur quantité habituelle, l'exercice devient pénible ; l'activité des causes de déperdition étant la même, la réparation n'étant pas dans un rapport suffisant, il s'ensuit bientôt la fatigue et, s'il se prolonge, la maigreur, l'épuisement et le marasme. Le même résultat a lieu si l'exercice est accompagné de circonstances débilitantes par elles-mêmes ; s'il est pris, par exemple, sous une température très-élevée qui provoque une sueur abondante ; si l'air humide fait pénétrer dans le sang une quantité d'eau qui détruit sa propriété stimulante et altère la contractilité des muscles.

Lorsque l'exercice a un but autre que celui de déterminer dans les organes un mouvement nécessaire à la santé, qu'il suit certaines règles imposées par l'utilité ou la nécessité, il se nomme *travail*, et c'est principalement à l'exercice considéré sous ce point de vue qu'il faut appliquer une partie des effets qui lui sont attribués ci-dessus.

La définition physiologique de l'exercice comprenant la station, qui nécessite aussi l'emploi des forces des organes locomoteurs, et cette position occupant une si grande partie de la vie des chevaux de troupe, il sera question de son influence sur leur santé.

Les promenades que l'on fait faire aux chevaux de troupe pour leur donner de l'exercice, lorsque quelque circonstance empêche de les livrer au travail, pouvant bien rarement, à cause de leur courte durée, avoir une influence fâcheuse positive et ne produisant qu'un bien médiocre, on n'en parlera seulement que pour éviter, autant que possible, les lacunes.

Sous le nom de travail, on examinera l'instruction des jeunes chevaux, celle qu'avec les chevaux faits, et souvent les plus vieux, on donne aux jeunes soldats, les manœuvres, les routes, et la guerre, qui offre un mélange de ces deux dernières espèces de travail.

1. *De la station.*

En garnison, les chevaux de troupe passent, terme moyen, au moins vingt heures par jour à l'écurie. La succession des repas, des pansages, des sorties ne leur laisse dans la journée que quatre heures, savoir : de dix heures à midi, et d'une heure à trois, pendant lesquelles ils pourraient se coucher, ce que la nouvelle distribution des écuries permet à quelques-uns de faire à peu près facilement, mais ils ne se couchent presque jamais pendant le jour. Durant la nuit, l'obscurité, le silence, la fatigue les engagent au repos, auquel ils pourraient tous se livrer s'ils avaient l'intelligence de ne prendre que la place convenable ; mais, comme il arrive souvent que la manière dont ils s'étendent ou se placent fait perdre beaucoup de terrain, qu'il s'en trouve de faibles, de timides, de souffrants, auxquels il faudrait toutes leurs aises pour se coucher, ou qui appuient au moindre mouvement de leurs voisins, ou auxquels le moindre contact occasionne de l'effroi et qui ne se couchent jamais, on peut bien dire qu'il n'y a que la moitié des chevaux au plus qui prenne cette position ; et ce sont toujours les plus vigoureux, dont, au reste, le repos qu'ils savent se procurer entretient la force et la santé. Les autres éprouvent, pendant ces longues heures, outre les autres inconvénients que présentent les écuries, la fatigue que ne peuvent manquer d'amener la contraction continuelle des muscles qui les maintiennent debout et le contact prolongé des abouts articulaires. Il est vrai que cette contraction n'exige pas de très-grands efforts, et que le poids du corps, également réparti sur les quatre membres, peut être rejeté sur trois, qui permettent à l'un d'eux d'être dans une complète inaction ; que les bipèdes antérieur ou postérieur, tour à tour rapprochés du centre de gravité, se soulagent alternativement : toutefois il résulte de cette station prolongée un malaise, une fatigue, l'irritation des abouts articulaires trop longtemps comprimés, d'où peuvent naître des maladies dont on cherche ailleurs la cause et qui produisent certainement ces tares, ces engorgements qui font dire que les chevaux s'usent à l'écurie.

Soit que la débilité provienne d'inaction, ou qu'elle soit due à la continuelle tension des organes du mouve-

ment, à la lenteur de la circulation et au défaut de tonicité des vaisseaux absorbants, les chevaux traduisent,
d'une manière intelligible pour le vrai cavalier, l'ennui
et la souffrance que leur occasionne l'écurie, par leurs
mouvements désordonnés, leurs courses rapides et l'énergie qu'ils déploient lorsqu'ils peuvent s'échapper.

Un autre genre de station plus fatigant, parce qu'il
demande une contraction plus égale et plus générale des
muscles, une stabilité plus grande dans les articulations,
a lieu lorsque les chevaux sont en bataille, montés par
leurs cavaliers et dans l'immobilité qu'exige la disci-
pline militaire, soit pour les revues, soit pour attendre
les commandements; mais celle-ci a lieu au grand air et
n'est pas de longue durée, étant bientôt suivie de mouvements qui viennent changer le mode d'action des
organes locomoteurs.

Quelques cavaliers font prendre à leurs chevaux l'habitude de *se placer*, c'est-à-dire d'écarter le plus possible les membres antérieurs des postérieurs : c'est ordinairement avec beaucoup de peine que les chevaux
prennent cette station gênante et fatigante qui exige
l'emploi de beaucoup de force de la part des muscles,
distend les ligaments des articulations inférieures et
tiraille ceux de l'épine dorsale ; ils la gardent le moins
longtemps possible, et sa fréquence peut amener une
prompte ruine. La facilité avec laquelle un cheval

prend cette position est un sûr indice de vigueur, de souplesse et de santé.

2. *De la promenade.*

Il est prescrit de promener les chevaux tous les jours où ils ne travaillent pas. Cette prescription, basée sur la connaissance de l'hygiène et sur celle de la cavalerie, a pour but de tenir les chevaux en haleine et de renouveler l'air des écuries ; mais, incomplétement remplie et surtout exécutée de la manière générale qui guide le plus souvent l'administration des chevaux de troupe, la promenade ne présente pas tout le bien que l'on pourrait en attendre et offre quelques inconvénients.

La plus longue durée de la promenade est de deux heures, pendant lesquelles les chevaux trottent quelquefois environ une demi-heure : tous ceux qui sont valides y sont conduits, et, quel que soit le degré de leur vigueur et de leur force, quel que soit leur âge, ils ont tous, là, comme au râtelier, la même mesure. Mais, si l'habitude peut modeler l'appétit et la capacité de l'estomac sur une certaine quantité d'aliments, si, par suite, ces aliments sont suffisants pour l'entretien des chevaux qui ont pu se faire au régime militaire, il n'en est pas de même de l'exercice, dont la durée doit, pour que l'on en retire de salutaires effets, varier suivant différentes circonstances. Tel cheval, jeune, vigoureux, dont l'énergie réclame des mouvements fréquents et étendus, ne pourra prendre un exercice suffisant dans ces promenades, qui conviennent seulement à ceux qui sont trop jeunes pour le travail ou qui sont déjà fatigués par la durée de leur service, aux convalescents, à ceux atteints de maladies légères.

La mollesse des agents du mouvement, leur relâchement, suites d'un exercice trop peu considérable, appellent l'atonie dans les organes de la vie, et, pour peu que quelque circonstance force à sortir de cette espèce d'oisiveté, une prompte fatigue amène, ou les nombreuses maladies qui suivent tout changement brusque d'habitude, ou, tout au moins, favorise l'action de causes plus efficaces d'altération de la santé.

3. *Instruction des jeunes chevaux.*

L'article 42 du règlement sur le service intérieur prescrit que, pendant le mois qui suivra l'arrivée des jeunes chevaux, ils seront seulement promenés tous les jours au moins pendant *une* heure, ce qui d'abord n'est guère pour des chevaux qui viennent, pendant un certain temps, de faire 5 à 6 lieues par jour, et qui, après ce mois, vont être soumis à l'instruction, qui est bien plus fatigante. A cela se bornent les prescriptions concernant l'exercice et le travail; elles en laissent la direction aux chefs de corps, qui, désirant presque tous voir les escadrons complets, surtout quand il doit y avoir quelque réunion de troupes, pressent l'instruction, hâtent sa terminaison et précipitent l'entrée de ces jeunes chevaux dans les rangs. Quelquefois même, avant que cette instruction soit terminée, on profite de ce que le harnachement a été ajusté à ces chevaux pour les faire paraître à des revues, et le poids inusité qu'ils portent, la gêne qu'ils éprouvent de la croupière, de la sangle, du poitrail, la pression de la muserolle, le voisinage des autres chevaux, l'immobilité forcée dans les rangs, déterminent des accidents que l'on peut comparer aux évanouissements qui surviennent fréquemment aux jeunes soldats obligés, pour les premières fois, de conserver cette immobilité, malgré l'incommodité du vêtement militaire, le poids et l'embarras des armes.

Si l'on n'a pas égard à l'âge pour commencer l'instruction, encore bien moins prend-on en considération la race, de laquelle dépend le plus ou moins de précocité du développement et, par conséquent, de l'aptitude au travail : aussi les chevaux ne durent-ils pas longtemps, et, par cette précipitation à s'en servir, porte-t-on dans leurs organes un affaiblissement qui les rend très-impressionnables aux causes de maladies qu'ils trouvent partout et surtout dans leurs écuries.

Ce que prescrivent les règlements est toujours empreint de cet esprit de sagesse qui marque les délibérations prises par une réunion d'hommes qui n'ont d'autre but que le bien ; mais ces prescriptions sont ordinairement trop générales, et leur exécution littérale est souvent accompagnée de graves inconvénients pour les cas particuliers ; à plus forte raison les lacunes qui s'y rencontrent ont-elles des suites fâcheuses : aussi la progression de l'instruction pour les chevaux de remonte ne laisserait-elle rien à désirer, si les règlements commençaient par établir l'âge auquel elle doit avoir lieu et les différences que les races doivent apporter relativement à cet âge.

La partie la plus dangereuse de l'instruction nécessaire aux jeunes chevaux est celle que doivent recevoir ceux qui sont indociles, vicieux, difficiles au montoir, lourds, paresseux, bas du devant, à épaules lourdes ou froides. On fait usage pour eux des leçons au caveçon, et, telle est la puissance d'action de cette partie accidentelle du harnachement, que, d'un coup de longe donné verticalement et par saccades, on peut renverser un cheval sur ses jarrets. Ainsi donc, si ces leçons ne sont pas données par un instructeur réunissant, aux connaissances les plus exactes qui en décident la nécessité, celles que procure l'habitude de se servir de la

longe et de la chambrière, ainsi que la patience et l'é-
galité d'humeur indispensables avec de jeunes chevaux,
il pourra en résulter de graves accidents, tels que les
efforts de reins et de jarrets, la distension des ligaments
articulaires des membres postérieurs et les hydarthroses
qui les suivent, l'irritation des abouts circulaires et le
développement des tumeurs osseuses connues sous les
noms de *jardes*, *éparvins*, courbes, la faiblesse des organes soumis à une trop grande fatigue, et, par suite,
ou l'inaptitude complète au service, ou une santé chan-
celante qui cède à la moindre influence morbifique.

Mais il se trouve ordinairement peu de chevaux de
troupe auxquels ces leçons soient nécessaires ; celles
qu'on leur donne ensemble, après les avoir accoutumés,
par des moyens de douceur, à voir et à se laisser appliquer toutes les parties du harnachement et à se laisser
monter, commencent dans le manége, dont on les habitue
à suivre le mur. Ils portent seulement la selle et sont
guidés au moyen d'un bridon dont le mors a une action
moins forte sur les barres que celui qui garnit la bride.
On leur apprend à se porter en avant par la pression
des jambes dont on aide l'action et dont on indique
l'intention par de légers coups de gaule que le cavalier
leur applique en arrière des sangles. On leur enseigne
que la pression légère et égale du mors de bridon sur
les deux barres doit les faire arrêter ; que, plus forte et

toujours égale, ou bien se faisant sentir alternativement et rapidement sur chaque barre (scier du bridon), ils doivent reculer, et que son action sur l'une des deux barres doit les faire tourner du côté où elle a lieu.

Ces premières leçons, données avec douceur, avec patience, avec suite, et jusqu'à ce que les chevaux les aient bien comprises, n'ont aucune fâcheuse influence sur les jeunes chevaux. Mais, si l'on emploie de la brusquerie ou de la brutalité, si l'on change les moyens par lesquels on veut se faire comprendre, si on se laisse aller à l'impatience, si l'on manque de l'intelligence qui fait rechercher, pour les vaincre d'une manière convenable, les motifs de la désobéissance, le cheval, effrayé, étourdi, inquiet, se défendra, se livrera à des mouvements désordonnés qui pourront compromettre sa santé et celle de son cavalier.

Les résultats demandés étant obtenus, on fait trotter les chevaux, soit directement, soit en tournant; on leur enseigne à quitter et à reprendre cette allure, à la raccourcir et à l'allonger, à se familiariser avec les mouvements des rênes et avec la pression des jambes, et à ne rien exécuter que sous l'impression de ces aides, sans cependant y être trop sensibles; on leur apprend à garder leur aplomb, à arrêter franchement et à reculer droit.

Plus tard on les fait marcher de côté (appuyer); on

leur apprend à galoper plus ou moins vite et à entamer cette allure, tantôt d'un pied, tantôt de l'autre. On commence à les habituer à obéir à leur cavalier, aussi bien dehors que dans le manége, à marcher les uns à côté des autres, à se séparer et à ne pas s'effrayer du bruit des armes à feu, de l'aspect des étendards et du retentissement des instruments militaires.

En suivant la gradation de l'instruction des jeunes chevaux, on leur met la bride, et, pour les habituer au poids du mors sur les barres, on commence par laisser la gourmette très-lâche et par ne se servir que des rênes du filet. On exécute alors les mouvements des premières leçons et l'on arrive graduellement à leur faire distinguer l'impression du mors de bride ; alors on les accoutume à quitter le rang sans résistance, à rejoindre leurs compagnons sans forcer la main au cavalier, et on leur fait exécuter les différents mouvements par deux, par quatre et par pelotons ; enfin on leur apprend à franchir les obstacles en sautant par-dessus.

C'est ordinairement à cela que se borne l'instruction des chevaux de troupe : elle ne sera jamais une cause d'altération de leur santé lorsque, ayant été commencée à l'âge convenable, on en aura suivi la gradation selon la force et la disposition de chacun des chevaux qui la reçoivent, on aura employé avec soin les moyens qu'indique l'ordonnance à ce sujet, que la durée de chaque leçon sera proportionnée avec les moyens des chevaux,

et que, après chaque séance d'instruction, l'on prendra
les précautions convenables pour empêcher les arrêts
de transpiration.

Lorsque l'instruction des jeunes chevaux est terminée, on les place dans les escadrons dont ils font partie ;
on cesse de les désigner par l'épithète de *jeunes*, et ils
prennent part aux travaux de tous les autres (1).

4. *Instruction des recrues au moyen des vieux chevaux.*

Lorsqu'un cheval , sur la fin de sa carrière , ne peut
plus servir aux évolutions , on refuse souvent de le ré-
former, sous prétexte qu'il est encore bon pour *dresser
les recrues ;* mais, outre que le défaut de moyens de ces
chevaux , les habitudes vicieuses que quelques-uns ont
contractées les rendent peu propres à l'enseignement
des jeunes soldats, c'est, pour leurs forces épuisées, un
travail trop pénible que de fournir à cette instruction,
pendant laquelle ils sont sujets aux tiraillements , aux
hésitations , aux à-coup, aux maladresses de tout genre
de la part de cavaliers inexpérimentés qui ajoutent souvent aux souffrances de ces chevaux par un ajustement
vicieux du harnachement et par le défaut des soins nécessaires après le travail. Leur vie , qui aurait pu se
prolonger encore utilement en quittant le régime mili-

____

(1) Ceci a été écrit avant l'introduction de la méthode Baucher.

taire, se termine bientôt dans le marasme ou par la
morve.

5. *Manœuvres, évolutions.*

Pour préparer les chevaux aux mouvements nécessaires à la guerre, on les leur fait exécuter pendant la
paix ; c'est là ce qu'on appelle *manœuvres ;* c'est le travail important pendant qu'on est en garnison, celui pour
lequel on dresse et l'on conserve les chevaux, et auquel,
en temps ordinaire, on les soumet tous les deux jours,
autant pour entretenir leur instruction que pour celle
des cavaliers de tous grades.

Pour ces mouvements, les chevaux d'un régiment de
cavalerie sont toujours sur deux rangs placés l'un derrière l'autre, séparés de la croupe des chevaux du premier rang à la tête de ceux du second, par une distance
de 66 centimètres. Si tout le régiment est sur la même
ligne, il est dit *en bataille ;* il est *en colonne* lorsque les
escadrons, les pelotons ou les files sont les uns derrière
les autres. Les manœuvres consistent à faire prendre au
régiment toutes ces positions dans toutes les directions,
soit de *pied ferme,* soit en marchant. On exécute les
mouvements au pas, au trot ou au galop.

C'est ordinairement sur un terrain destiné à cet usage,
et que l'on nomme *champ* ou *terrain de manœuvre,* que

l'on fait manœuvrer les régiments, et la nature de son sol, sa conformation, ses alentours, ses dimensions, son éloignement des écuries sont autant de choses à considérer, et dont il faut ajouter les effets à ceux qui sont produits par le travail lui-même.

Le terrain de manœuvre peut être droit ou incliné ; dans ce dernier cas, il ajoute à la fatigue du travail celle qui résulte de la marche en montant ou en descendant, et les accidents qui peuvent résulter des glissades plus fréquentes sur un pareil terrain que sur un sol uni.

S'il n'est pas assez grand, les nombreuses conversions, qui nécessitent plus d'efforts que la marche en ligne directe, rendent le travail plus pénible.

Les terrains sablonneux, n'offrant pas un appui solide au pied, obligent à plus d'efforts des organes locomoteurs ; ceux qui sont irréguliers, garnis de trous, de pierres ou roches saillantes, sont souvent cause, par cela même, de faux pas et des distensions articulaires qui peuvent les suivre.

Dans les terrains poudreux, le mouvement fait soulever une poussière abondante qui irrite la conjonctive, la pituitaire et la muqueuse bronchique, et devient cause, au moins prédisposante, des maladies les plus graves.

Le voisinage des bois fait arriver sur les chevaux qui manœuvrent une quantité de mouches qui les tourmentent et augmentent la fatigue produite par les allures, de toute celle qu'amènent les efforts qu'ils font pour se débarrasser de ces parasites.

Dans le voisinage des rivières, le terrain est mou et n'offre pas un appui assez ferme ; de nombreuses taupinières s'y rencontrent souvent et peuvent faire butter et tomber les chevaux ; l'humidité de l'atmosphère favorise le développement de la sueur.

Sur un plateau, la vivacité de l'air devient une cause grave de maladies en arrêtant brusquement la transpiration lorsque les chevaux sont immobiles, et surtout pendant le repos qui interrompt le travail pour quelques instants.

Si le terrain de manœuvre est très-éloigné du quartier, le temps d'aller et de revenir, ne comptant pas ordinairement dans celui du travail, est pris sur le repos dont certains chevaux ont besoin ; le régiment rentre plus tard, et la faim qui presse les hommes fait abréger le temps nécessaire aux soins à donner aux chevaux en mettant pied à terre.

S'il est très-près, on est exposé à rentrer les chevaux couverts de sueur qui s'évapore dans l'écurie et y augmente les mauvaises qualités de l'air.

Il est bien certain qu'à la guerre les chevaux voyagent en manœuvrant sur toutes ces espèces de terrains ; mais cela n'est qu'accidentel, et là toute espèce de considération disparaît devant la nécessité. C'est pour arriver à ce but que l'on doit avoir évité tout ce qui peut en empêcher ou le faire atteindre d'une manière imparfaite ; tandis que dans les garnisons on devrait avoir le choix au moins d'un terrain convenable, ce qui est fort rare.

L'heure à laquelle on manœuvre n'est pas sans influence sur la santé des chevaux, et, comme rien ne la prescrit, elle varie selon la manière de voir du chef de corps.

Quelquefois, en été, c'est à la pointe du jour que l'on va manœuvrer, et, pour cela, le peu de repos que les chevaux peuvent prendre pendant la nuit est interrompu deux heures trop tôt pour aller nettoyer les écuries, donner à manger, panser les chevaux, les seller, etc. Les chevaux rentrent avant que la chaleur du jour soit trop forte, mais ils en supportent le poids dans leurs écuries, qui ne sont souvent pas assez aérées, ou bien dont la crainte des arrêts de transpiration fait fermer soigneusement toutes les ouvertures et changent ces habitations en étuves où la sueur coule toute la journée, où les poumons n'absorbent qu'un air rare, humide, animalisé et putride. Quand arrive l'heure de l'abreuvoir du soir, les chevaux se gorgent d'eau sans pouvoir se désaltérer, et ils mangent à peine.

D'autres fois, dans la même saison, c'est longtemps après le lever du soleil que l'on part pour la manœuvre ;

les chevaux ont eu le temps de se reposer et de prendre tous les aliments que l'on a donnés jusqu'à ce moment, et ils vont se livrer à un exercice plus ou moins fatigant qui interrompt ou altère leur digestion, ce qui les empêche de profiter de leur nourriture : aussi les chevaux maigres sont nombreux, et l'on cherche inutilement à ramener un embonpoint que ne permet pas d'espérer le mauvais état des organes digestifs.

Ce départ tardif fait terminer la manœuvre justement à l'heure à laquelle tous les militaires, chefs et soldats, prennent leur premier repas ; chacun, empressé de satisfaire à un besoin impérieux, se décharge, sur l'autorité inférieure, de la surveillance pour les soins à donner aux chevaux, qui n'en reçoivent pas ou de très-insuffisants. Cependant ils sont rentrés couverts de poussière et de sueur, et l'on attendra cinq heures pour les débarrasser de ces impuretés qui, outre leur influence nuisible, doivent leur faire éprouver un sentiment de gêne pareil à celui que l'homme éprouve par la même raison.

Dans toute autre saison, la manœuvre et l'instruction ont lieu environ de huit à dix heures, avec tous les inconvénients du choix de ce moment, basé sur la distribution vicieuse des repas.

Le travail que l'on fait faire aux chevaux de troupe est, en général, une chose très-avantageuse pour leur santé, et, du reste, c'est un des motifs de leur réunion en corps militaires ; cependant il porte avec lui des éléments nuisibles en particulier et inséparables de son application.

Lorsqu'on manœuvre à des allures vives, il faut que tous les chevaux exécutent en même temps le mouvement commandé par le chef et arrivent dans le même instant au point désigné par lui : ce sera un jeu pour les chevaux vigoureux, jeunes, bien aptes au service et à l'arme ; mais les vieux, ceux qui sont lourds, qui souffrent de quelqu'une de ces affections cachées que l'observation la plus attentive ne fait pas découvrir à leur début, dont les membres sont fatigués, etc., devront, pour obéir au commandement, faire des efforts proportionnés à leur état de faiblesse ou d'impuissance. Le cavalier, de peur d'être réprimandé, ne ménage ni l'éperon, ni les coups de main, et le pauvre cheval éprouve une fatigue cruelle de ce qui n'est qu'un exercice bienfaisant pour son voisin ; sa faiblesse s'en accroît, ses tares augmentent, ses membres deviennent plus roides, et chaque manœuvre est pour lui un pas immense fait vers sa ruine.

L'exiguïté ordinaire des terrains de manœuvre et la nature des évolutions obligent à des conversions fréquentes qui exigent des chevaux un emploi de forces bien plus considérable que pour la marche directe ; et il est certain que deux heures de travail , surtout dans un emplacement rétréci , fatiguent davantage que le double de temps passé à voyager : aussi les accidents sont-ils plus fréquents en garnison que dans les routes et même qu'à la guerre.

Les atteintes que les chevaux du premier rang reçoivent assez souvent , soit parce que les cavaliers du deuxième rang négligent de conserver leur distance , soit parce que leurs chevaux trop ardents leur gagnent la main , les fers arrachés et les boiteries qui en résultent , sont de légers accidents en comparaison de ceux qui viennent d'être signalés , quoique , cependant , ils offrent quelquefois assez de gravité.

C'est surtout lorsqu'on forme, sous le nom de *camps*, des réunions plus ou moins nombreuses de cavalerie que ces accidents se multiplient : alors le travail dure plus longtemps chaque jour; il se compose d'évolutions qui fréquemment nécessitent des courses plus longues , et souvent, pour arriver sur le terrain où elles doivent avoir lieu , il faut parcourir une distance qui dispose mal les chevaux à la fatigue qu'ils vont éprouver.

Cependant ces travaux ne seraient qu'un exercice tout au plus suffisant pour des animaux aussi vigoureux , aussi forts que les chevaux , si l'excellente constitution dont ils sont généralement doués n'était altérée par leur trop long séjour dans leurs écuries, et si, avant de pouvoir employer leurs moyens, ils n'étaient diminués par l'air vicié qu'ils y respirent, ou, en prenant les choses de plus haut, si ces moyens n'étaient singulièrement altérés par les vices de l'acclimatement et du régime habituel.

6. *Des routes.*

Les régiments changent souvent de garnisons ; à peine les chevaux sont-ils accoutumés au climat d'un pays, à la température, aux aliments que produit son sol, à ce qu'il peut offrir de bien et de mal, qu'ils doivent aller chercher d'autres habitudes, et c'est presque toujours sous l'influence humide de l'automne que ces changements ont lieu.

On appelle *route* la distance qui sépare l'ancienne et la nouvelle garnison ; et, *étape*, la fraction de la route que le régiment parcourt chaque jour, ou les endroits où logent les hommes et les chevaux en route.

Avant de faire changer de garnison à un régiment de cavalerie, on le prépare à la route en faisant faire des promenades dites *militaires*, dont on prolonge graduellement la durée, et pendant lesquelles les chevaux portent à peu près tout ce dont ils doivent être chargés pendant la route. Ce poids est bien supérieur à celui auquel ils sont habitués quand ils manœuvrent, soit en garnison, soit dans les camps, et ajoute à l'incommodité et à la pesanteur du harnachement.

Rien n'étant prescrit par le règlement pour l'heure du départ, elle varie dans différents régiments suivant la manière de voir du chef à cet égard ; et l'influence, sur les chevaux, du choix qui en est fait est à peu près la même que celle qui a été signalée en parlant de la manœuvre ; seulement, comme le temps passé dehors est plus long, ses résultats sont plus marqués.

Pendant les étapes, la route se fait au pas et au trot ; on profite, pour prendre cette dernière allure, d'un chemin uni, et alors les escadrons laissent entre eux un intervalle assez grand pour que l'allure soit régulière dans toute la colonne et que les à-coup pour reprendre la distance ou pour la conserver ne soient pas des occasions de blesser les chevaux.

Lorsque l'on rencontre des côtes très-rapides, on fait ordinairement mettre pied à terre, afin de diminuer la fatigue que les chevaux éprouveraient en montant, ou d'éviter les blessures que pourrait produire le harnachement en descendant.

Peu de temps après le départ, on fait une halte dont le principal motif est de sangler les chevaux qui, la plupart, quand on les selle, font des efforts pour se soustraire à la pression des sangles. Le premier jour, on profite de cette halte pour s'assurer que les chevaux ne portent que ce que le règlement prescrit, et pour les débarrasser de ce qui pourrait avoir été ajouté au poids déjà trop considérable qu'on leur assigne. Pendant le restant de l'étape et suivant sa longueur, on fait d'autres haltes pour laisser pisser les chevaux et les faire un peu reposer; on évite de les faire après un temps de trot, pour échapper au danger des arrêts de transpiration.

Dès l'arrivée à l'étape, les chevaux sont conduits aux écuries qui leur sont désignées. Dans celles-ci, encore plus que dans celles des quartiers de cavalerie, on leur mesure la place avec trop de parcimonie, et le plus grand nombre des chevaux sont privés du repos qui leur est souvent nécessaire : en outre, il est rare qu'ils aient de la litière autre que celle que leur fournit la ration ; ou bien, quand le sol n'est pas nu, il est le plus souvent recouvert d'une couche épaisse de fumier. Dans un grand nombre de ces écuries les râteliers sont en mauvais état ou mal disposés, et les chevaux se fatiguent pour atteindre leur fourrage ; ou bien, les mangeoires contenant mal l'avoine, une partie de la ration est perdue. Le peu d'élévation des portes et des planchers, des instruments aratoires souvent déposés çà et là, le défaut de solidité du mobilier, les incommodités de tous genres qui se rencontrent dans ces écuries peuvent occasionner beaucoup d'accidents.

Aussitôt que les chevaux sont à l'écurie, on les débride, on les attache au râtelier, afin de les empêcher de se rouler avec leur selle, de la casser et de se blesser avec les débris ; on les décharge, on lâche les sangles d'un point, et les cavaliers vont chercher le fourrage.

Il n'arrive que trop souvent que les fournisseurs profitent des passages de cavalerie pour donner ce qu'ils ont de plus mauvais dans leurs magasins, comptant sur la fatigue qui diminue la surveillance et rend chacun empressé de gagner son logement. C'est pourtant pendant les routes qu'il est le plus important de donner de bons aliments aux chevaux, non-seulement à cause de la fatigue plus grande qu'ils éprouvent, motif sur lequel on s'est basé pour augmenter la ration, mais encore parce que l'ordre de leurs repas est changé et qu'il est nécessaire que la qualité des aliments vienne exciter leur appétit à des heures auxquelles ils ne sont pas habitués à manger.

Dès que le fourrage est arrivé, on en donne un peu plus d'un tiers ; après le pansage, on fait boire, on donne la moitié de l'avoine et la paille ; le soir, on jette dans le râtelier un peu plus de la moitié de ce qui reste de foin ; le lendemain, deux heures avant le départ, on donne le restant du foin ; une heure plus tard on fait boire, et le restant de l'avoine est distribué.

Suivant la longueur de l'étape, l'heure à laquelle on est parti et la température de la journée, l'ordre est donné à l'arrivée pour l'heure du pansage ; c'est seulement à cette heure que l'on desselle les chevaux et que l'on peut voir si le harnachement a occasionné quelque blessure. Il arrive souvent que l'on rencontre de légers engorgements qui n'existeraient pas si l'on n'eût pas desserré les sangles, et que les blessures plus graves au garrot , aux reins et sur les côtes sont accompagnées d'une tuméfaction favorisée par le défaut de compression de la selle.

C'est surtout quand on marche au pas et que l'on est parti de très-grand matin, ou lorsque la chaleur du jour est accablante, que les chevaux sont blessés par la faute des cavaliers , qui, s'endormant , perdant et reprenant l'équilibre, font appuyer la selle d'une manière inégale.

Les chevaux blessés sont conduits dans un endroit désigné pour y recevoir les soins qu'ils réclament , et , suivant la gravité de leurs blessures , ils doivent être déchargés, pour un certain temps, des effets du cavalier ou même de la selle.

Les atteintes et les boiteries par suite de perte d'un fer font, avec les blessures produites par le harnachement, la majeure partie des accidents de la route, qui a toujours une influence favorable sur les affections internes légères. Mais la mauvaise qualité des fourrages ou leur variété quotidienne , le manque d'appétit ou le défaut de temps pour manger , qui sont cause que toujours il reste du foin dans les râteliers , la suspension de la régularité dans tous les actes journaliers, amènent chez les chevaux une perte de l'embonpoint qui, à l'arrivée , est proportionnée à la longueur de la route , au temps qu'il a fait pendant sa durée , à la nature des pays que l'on a traversés et aux autres causes de fatigue et de souffrance.

Cet amaigrissement gradué change, comme il a été dit, le rapport de la selle avec le corps du cheval , ce qui, si l'on n'y prend garde, détermine souvent des blessures dont on cherche ailleurs la cause.

A l'arrivée à la nouvelle garnison, on se borne pendant quelques jours à promener les chevaux avant de les remettre au travail de l'instruction; quelquefois on leur supprime quelques repas d'avoine que l'on remplace par du son.

La maigreur survenue par les causes qui ont été dites, la suppression de l'exposition à l'air libre pendant une bonne partie de la journée , l'influence d'un climat nouveau, d'une température inusitée, d'eaux, d'aliments doués de propriétés différentes, se réunissent pour faire naître quelquefois, sur les chevaux arrivés depuis peu dans une garnison , une réaction qui peut amener des maladies plus ou moins graves et qui affectent fréquemment un caractère enzootique. Très-souvent c'est la morve, le farcin ou les affections chroniques de la poitrine qui sévissent dans les premiers mois d'un changement de garnison par suite de l'interruption d'anciennes habitudes et par le travail nécessaire pour en contracter de nouvelles, plutôt que par la contagion dont on accuse souvent l'invasion des deux premiers de ces fléaux.

Les moyens à employer pour soustraire le plus possible les chevaux à ces suites désastreuses des routes se trouvent indiqués dans différents chapitres de cet ouvrage, et principalement à ceux qui traitent des aliments, des climats et des habitudes ; on peut également appliquer les prescriptions qui terminent le chapitre suivant.

7. *De la guerre.*

On dit qu'un régiment *fait campagne* lorsqu'il prend part aux opérations de la guerre ; c'est pour les amener là que l'on a dressé les chevaux, qu'on les a nourris, que l'on a pris de leur santé des soins plus ou moins bien entendus. Leur force et leur légèreté vont recevoir l'emploi sur lequel on comptait ; elles font partie des moyens propres à remporter les avantages que l'on poursuit : toute autre considération doit maintenant céder devant celle de l'utilité et souvent de la nécessité. Leur existence si uniforme éprouve un changement qui se renouvelle tous les jours : tantôt une abondance perfide, tantôt une disette pénible ; fréquemment des aliments dont l'usage est nouveau et qui ne sont pris qu'avec une répugnance que la faim seule fait surmonter; souvent des marches forcées sur des terrains de toute nature, quelquefois une longue immobilité; rarement des abris, le plus souvent incommodes; presque toujours une exposition continuelle aux intempéries atmosphériques, à l'ardeur du jour, au froid pénétrant des nuits, aux attaques des insectes.

Les longues marches, les privations amènent la maigreur; le harnachement produit des blessures, et souvent plusieurs jours se passent avant que l'on puisse desseller pour les voir et y remédier en continuant les travaux de la guerre. Les soins de propreté sont rarement possibles; les chevaux, en sueur, sont placés dans une position qu'ils doivent garder malgré le froid qui arrète ou suspend la transpiration. Ils doivent partir au moment où ils allaient satisfaire la faim qui les pressait, et attendre encore pour trouver un repas incertain. La rapidité des marches et l'ensemble qui est nécessaire les obligent à suivre, malgré qu'un fer perdu ou cassé laisse leur pied nu exposé aux plus vives douleurs : puis arrivent les combats; leur bruit excite les chevaux à qui leur inclination guerrière ou plutôt l'animation que produit ce bruit fait oublier leurs souffrances, et ils ne témoignent plus que de leur docilité et de leur vigueur. Quand les blessures qui peuvent en être la suite ne sont pas de nature à empêcher les chevaux de marcher et ne compromettent pas leur vie, les soins qu'on leur donne sont souvent incomplets, et l'efficacité du traitement est interrompue par les exigences de la position. Si elles sont telles que désormais l'on n'ait plus de services à attendre du pauvre cheval, on lui ôte son harnachement et on l'abandonne à ses souffrances, qui le font périr misérablement, à moins qu'un cavalier plus humain ne les termine promptement en lui ôtant la vie.

Ici toute prescription hygiénique générale est superflue ; on ne peut faire l'application de règles qui pourraient se trouver en contradiction avec les exigences du moment : mais un cavalier intelligent, soigneux, aimant son cheval trouve toujours, dans cette intelligence et dans cette affection, quelques moyens de préserver son compagnon de dangers et de fatigues d'une partie des maux inhérents à la circonstance, et de lui donner les soins que son état de domesticité réclame alors encore plus impérieusement.

Après la campagne, la régularité de la nourriture et de l'exercice, le séjour dans les écuries, les soins de propreté, le repos viennent rendre aux organes l'élasticité et la tonicité qu'ils avaient perdues pendant cette période agitée et irrégulière de l'existence ; l'embonpoint reparaît, le poil se lustre, la gaieté renaît, le regard est plus animé, les mouvements sont plus libres et plus étendus, toutes les fonctions s'exécutent mieux. Mais ce n'est pas toujours sans danger que s'opère ce passage ordinairement brusque de la vie active, pénible, déréglée des chevaux, en temps de guerre, à la succession si régulièrement ordonnée de tout ce qui compose leur régime en temps de paix : cette réaction est funeste à quelques-uns ; le repos et l'abondance déterminent une diathèse inflammatoire sous l'influence de laquelle peuvent se développer des affections aiguës ou chroniques, suivant les prédispositions, et qui, par rapport à la généralité des causes qui font naître ces affections, prennent presque toujours un caractère enzootique et sont d'autant plus graves et rebelles qu'il se trouve plus de différence entre les privations de la première position et le bien-être de la seconde.

Il n'est donc pas rare, après la guerre, de voir les chevaux atteints de morve, de farcin, d'affections charbonneuses, de gastrites, de gastro-entérites, etc., maladies qui se présentent seules ou avec des complications qui ajoutent surabondamment aux dangers qu'elles offrent. Le marasme, que ne peut vaincre un régime analeptique, la phthisie pulmonaire, qui parcourt rapidement ses périodes malgré tous les soins, enlèvent d'abord les chevaux les plus faibles, ceux qui dès le début de leur carrière convenaient le moins au service, qui ont été employés trop jeunes ou après que l'âge avait détruit leurs forces, en qui des erreurs d'hygiène avaient altéré la constitution. D'autres maladies sévissent sur les plus robustes, et souvent les suites de la guerre sont plus funestes aux chevaux que les dangers qu'elle présente.

Pour éviter un pareil état de choses, la seule précaution à prendre consiste à graduer autant que possible les changements avantageux que les chevaux éprouvent à leur rentrée en garnison ou dans de bons cantonnements.

De longues et fréquentes promenades dans lesquelles les chevaux seront divisés par catégories suivant leur état, des manœuvres pour lesquelles on prendra les mêmes précautions, interrompront le repos qui succède à la fatigue et seront ramenées insensiblement à la durée et au mode habituel. Outre leur action comme exercice, elles auront encore pour effet d'empêcher la transition subite de la vie au grand air à la reclusion dans les écuries ; effet que l'on augmentera en attachant les chevaux dehors le plus longtemps possible lorsque la température le permettra.

Parmi les aliments, on choisira ceux dont les principes nutritifs sont les moins abondants et les moins associés à des principes excitants, pour être distribués dans le commencement : la paille et les farineux auront donc la préférence, et ce ne sera que peu à peu qu'on leur adjoindra, dans la proportion réglementaire, le foin et l'avoine en grain. Il faudra être très-circonspect sur l'emploi du vert, dont le résultat, en pareil cas, est aussi incertain que ses effets sont puissants.

Si la saison et les localités le permettent, on fera un usage fréquent et raisonné de bains ; et, en tout temps, on ne craindra pas de faire abus du pansement de la main, dont l'excitation salutaire à la peau servira de dérivatif à celle qui pourrait être nuisible à l'intérieur.

CHAPITRE III.

DES CAVALIERS.

De tout ce qui entoure le cheval de troupe, ce qui a le plus d'influence sur lui, ce sont les cavaliers; et, dans ce mot de *cavaliers*, il faut comprendre tous les individus qui ont à s'occuper des chevaux, depuis le chef qui donne l'impulsion jusqu'aux soldats qui la suivent.

La première considération dans un régiment de cavalerie, hors le cas de guerre, celle devant qui toutes les autres doivent céder, c'est la conservation des chevaux et l'entretien de leur santé; tout ce qui s'écarte de ce but devient nuisible non-seulement par le mal que les chevaux en éprouvent directement, mais encore par

l'opinion qui se forme qu'ils ne sont qu'un objet secondaire dans l'administratiou du régiment ; et de là à une
négligence complète, la pente est rapide.

Plusieurs causes peuvent contribuer à établir cette
opinion, et cela arrive

Quand, par une précipitation pernicieuse, on fait
entrer les chevaux dans les rangs avant que leur entier
développement leur ait donné les moyens d'y paraître,
non-seulement pour les manœuvres, soit à la garnison,
soit dans les camps d'instruction, mais même pour de
simples revues où la gêne qu'ils éprouvent cause chez
eux des accidents qui peuvent devenir graves ;

Quand le désir de réunir beaucoup de chevaux dans
une localité les fait entasser dans des écuries où l'on
pourrait leur donner l'espace nécessaire en divisant davantage le régiment ;

Quand, pour avoir un grand nombre d'hommes pré-
sents à une revue à pied, on y fait paraître jusqu'aux
gardes d'écurie, laissant ainsi les chevaux abandonnés
à eux-mêmes et libres de se détacher, de donner ou de
recevoir des coups de pied dont on ne peut pas toujours calculer la gravité sur les traces qu'ils laissent ;

Quand, pour donner de l'embonpoint à des chevaux
chez qui l'âge ou le tempérament empêche qu'il se développe, on prend sur la ration des autres : condam-
nant ainsi ces derniers à une diète qui leur est nuisible,

tandis que l'abondance qu'elle procure aux premiers est sans résultat favorable pour eux ;

Quand, par esprit de routine et d'amour-propre exagéré, on repousse, sans les examiner, les propositions tendantes à apporter quelque amélioration dans quelqu'une des choses qui ont de l'influence sur les chevaux ; lorsque ces propositions, n'étant contraires en rien à l'esprit du règlement, sont faites par des individus que leur position et leurs études spéciales rendent aptes à les présenter; etc., etc.

On pourrait établir une longue série de ces motifs qui font que les soldats, bons observateurs en masse, tirent la conséquence que les chevaux ne sont pas l'objet le plus important, qu'ils ne sont qu'un accessoire, source pour eux de peines, de fatigues, de punitions et de dangers auxquels ils ne portent dès lors qu'un intérêt médiocre ou même nul, regardant comme la plus grande corvée tout ce qui les rapproche d'eux.

Il serait cependant bien nécessaire de détruire ces funestes idées, en entourant les chevaux de tant de soins, de tant de sollicitude, que les soldats vinssent à les aimer par imitation, puisque l'état de paix dans lequel nous vivons empêche qu'ils les aiment comme les compagnons de leur gloire, comme les conservateurs de leur vie et de leur santé, comme les aimaient ces cavaliers d'un temps encore peu éloigné qui ne prenaient souci d'eux-mêmes que lorsque leurs chevaux étaient à l'abri du besoin ; puisque, d'après notre organisation ré-gimentaire, les cavaliers, voyant monter leurs chevaux par les uns et les autres de leurs camarades, ne les con-sidèrent plus comme leur propriété, ne cherchent plus à leur faire distinguer le son de leur voix, ne se privent plus d'un morceau de pain pour un cheval qui n'est pas à eux, mais au premier venu de leur escadron ou même du régiment. Ce cheval ne leur est désigné que pour qu'ils le pansent et le montent à la manœuvre lorsqu'ils ne sont pas occupés ailleurs, et pour qu'ils entretiennent son harnachement ; toutes choses considérées par eux comme travail, peine, ennui, lorsqu'un sentiment de propriété et d'affection n'y fait pas voir réciprocité de services et soins de conservation intéressée.

Si donc les cavaliers n'aiment pas leurs chevaux, si le plus grand nombre, d'après cela, ne manque jamais une occasion de les brutaliser, c'est bien pis lorsqu'il s'agit des autres ; aussi a-t-on besoin d'une surveillance continuelle pour s'opposer aux effets de leur nonchalance et de leur mauvaise volonté dans tout ce qui les rapproche des chevaux. Ce serait un tableau pénible que celui de tout ce qui se passe à ce sujet, et jusqu'où cela s'étend ; on en conclurait que ces malheureux animaux doivent être doués d'une constitution qui les ferait du-rer vingt ans, puisque, avec toutes les causes de destruction qui les entourent, ils servent pendant cinq à six ans.

Si l'instinct d'imitation, exagéré par le penchant au mal naturel à l'homme, amène ces résultats, la même aptitude à suivre l'exemple produit des effets différents quand les soldats voient leurs chefs animés d'une véritable affection pour les chevaux qui sont leur propriété, et d'une sollicitude constante et raisonnée pour tous les autres : alors chacun d'eux se prend à aimer son cheval et à soigner les autres, mais avec une différence de sincérité et de zèle qui dépend principalement du pays qu'il habitait et de la profession qu'il exerçait avant d'être au service.

Dans tous les pays où les chevaux sont spécialement employés aux travaux de l'agriculture, dans ceux où l'on en élève beaucoup, les cultivateurs, qui forment la majeure partie du contingent au moyen duquel on recrute l'armée, sont accoutumés à s'en approcher ; ils connaissent leurs besoins, leurs habitudes, leur caractère, et, une fois dans les régiments de cavalerie, il faut peu de temps pour les dresser aux usages militaires.

Parmi ceux-ci, il faut citer les Alsaciens, dont les chevaux, chez eux, sont toujours propres et bien pansés, qui portent les mêmes soins et le même luxe de propreté dans l'entretien de leurs écuries et de leurs harnais, et qui, pour tous les travaux dans lesquels les chevaux sont employés, sauf peut-être le labourage, montent toujours à cheval. Ils sont renommés dans les régiments pour être les meilleurs cavaliers, ceux qui pansent et qui soignent le mieux les chevaux. Ils sont quelquefois un peu brutaux, mais ils possèdent le plus ces habitudes d'ordre et de propreté que l'on rencontre rarement chez les habitants des campagnes des autres provinces qui doivent alors les acquérir au service.

Les cavaliers qui viennent des contrées où les bêtes à cornes servent presque seules d'auxiliaires à l'homme et où le cheval ne forme qu'un accessoire souvent négligé portent, dans les régiments, le défaut d'affection et d'intérêt pour les chevaux qu'ils tiennent de leur première éducation.

Il en est de même des recrues que fournissent les départements où les divers animaux de travail, dégradés par un système vicieux d'éducation et d'agriculture, accablés de travaux pénibles avant qu'ils aient la force de les supporter, n'ont qu'une faible valeur et ne sont l'objet d'aucun soin. Ces cavaliers sont tout disposés à ne pas faire pour les chevaux de troupe, qui ne sont pas leur propriété, plus qu'ils ne faisaient pour ceux qui leur appartenaient et les aidaient dans leur culture. C'est surtout à eux qu'il est important d'apprendre, par des conseils à leur portée et surtout par un exemple de tous les instants, combien les chevaux sont précieux et combien ils méritent qu'on leur prodigue de soins et d'affection.

Parmi les recrues que fournissent les villes, les postillons, les garçons d'auberges, les maréchaux, les selliers, les bourreliers, les cochers, enfin tous ceux dont la vie se passe auprès des chevaux ou à s'occuper d'eux, on trouve de bons cavaliers, soigneux, sachant s'attacher à leurs chevaux; mais la plupart sont employés dans les ateliers.

Les autres ouvriers qui viennent, chaque année, renouveler les rangs de la cavalerie apportent, à l'égard des chevaux, des dispositions relatives à l'état qu'ils exerçaient. Leur première impression à tous est la frayeur, et le résultat immédiat une plus grande maladresse; mais, chez ceux dont les métiers exigeaient l'emploi de beaucoup de force, comme les charpentiers, les tailleurs de pierres, les forgerons, les maçons, etc., il s'y mêle bientôt une brutalité que l'on ne remarque pas chez les individus dont l'industrie demandait moins d'efforts et plus d'intelligence.

Après deux ou trois ans de service, l'éducation militaire et l'impulsion donnée par le chef du corps ont fait disparaître en partie ces différences d'aptitude à la cavalerie. La manière de servir devient uniforme, sauf les légères différences que le caractère natif de chaque individu y apporte. L'état des chevaux, leur durée, la fréquence ou la rareté et le genre de leurs maladies annoncent si cette manière est bonne, si elle est basée sur des connaissances hygiéniques réelles, sur leur judicieuse application et sur l'amour désintéressé pour les chevaux. Quelle qu'elle soit, ses résultats sont infaillibles et la proclament.

L'influence du cavalier sur le cheval se rattache à tout ce qui l'entoure : ce n'est qu'une affection aveugle que celle qui se borne à bien le panser, à le caresser, à lui porter du pain ou du sucre, etc. Lorsqu'un cavalier met de la négligence dans l'entretien de son harnachement, tant sous le rapport de la propreté et de la conservation que sous celui d'un ajustement convenable ; lorsqu'il ne s'inquiète pas de la manière dont la litière de son cheval est faite ; qu'il ne sait pas à chaque repas comment ses aliments lui sont distribués ; qu'il omet de faire renouveler sa ferrure en temps opportun ; qu'il le surcharge en route ; qu'il prend alors une position qui peut le blesser ; qu'il le fatigue mal à propos, soit en le tourmentant avec les aides, soit en l'excédant par des allures rapides ; qu'il ne sait pas distinguer, à force d'observation, la plus légère indisposition pour lui faire donner des secours et ensuite savoir les lui donner lui-même dans les cas simples ; lorsqu'un cavalier, enfin, oublie son cheval un moment, son influence sur lui est nuisible, parce que le cheval , qui , à toute heure, est à la disposition de celui qui veut le monter, est entièrement privé des moyens de pourvoir à ses besoins naturels et aux besoins factices qu'on lui a créés, et que sa conservation bien entendue exige que celui-là s'en occupe sans cesse, qui, à chaque instant, peut s'en servir sans éprouver, de la part de ce bon animal, la moindre résistance, quels que soient d'ailleurs ses besoins, sa fatigue ou ses douleurs.

Mais des leçons souvent répétées et des exemples de chaque instant sont les seuls moyens de développer, chez les cavaliers, des conditions qui peuvent empêcher leur influence d'être nuisible; et ce n'est pas leur faute lorsqu'elle l'est, surtout quand les chefs ont le pouvoir de faire renvoyer des régiments de cavalerie les sujets qui, par leur vice de conformation ou de caractère, sont incapables ou indignes d'être cavaliers.

HYGIÈNE

VÉTÉRINAIRE MILITAIRE.

LIVRE IV.

LIVRE IV.

DU SENS MORAL DU CHEVAL.

Beaucoup de cavaliers auraient pour les chevaux l'affection et les soins qu'ils leur refusent, si on leur apprenait que, chez ces animaux, l'*instinct*, qui, dans l'état sauvage, maintient la conservation des individus et des espèces, peut devenir l'*intelligence*, qui, dans l'état de domesticité, agrandit l'obéissance et s'accroît en proportion de l'instruction qui la développe.

Mais, cependant, si, du cheval chez qui cette instruction a été donnée avec le plus de soin, à l'homme qui en est tout à fait dénué et qui n'a que les caractères physiques de son espèce, il se trouve une grande différence toute à l'avantage du premier, sans qu'il soit besoin de prendre pour exemple les individus privés du sens moral par une conformation vicieuse ou un accident, il n'en faut pas conclure que le cheval pourrait arriver à un degré de perfection intellectuelle approchant de celle qui est dévolue à l'homme seul, comme le pensent quelques cavaliers dans leur aveuglement qui n'est qu'une preuve de leur affection pour les chevaux.

Toutes les espèces d'animaux ont des qualités natives qui les distinguent; sous ce rapport, le cheval est heureusement partagé pour les besoins de l'homme, à qui la nature l'a destiné pour compagnon : la douceur et le courage sont ses premiers attributs moraux, et c'est sur cette base large et favorable que le vrai cavalier peut opérer pour obtenir un développement limité de cette intelligence préexistante. Ce n'est pas dans les chevaux tels que l'homme les a faits, pour la plupart, que ces qualités se rencontrent d'une manière frappante : leur état de dégradation les a altérées et souvent détruites dans leur germe; mais, naturelles en lui, elles reparaissent sous l'influence d'une éducation convenable.

Il en est cependant des chevaux comme des hommes, et tous ne sont pas également aptes à profiter des bienfaits de cette éducation qui, en rendant leur service plus agréable pour le cavalier et plus facile pour eux, augmente l'attachement qu'on leur porte et les soins qu'on leur donne. Les impressions qu'ils reçoivent et le souvenir qu'ils en conservent sont en raison du développement de la force vitale, de la sensibilité, de l'intégrité et de la conformation régulière des organes; c'est dans les différences qui dépendent principalement des tempéraments et des idiosyncrasies qu'il faut chercher celles qui se présentent dans le degré d'aptitude à l'éducation, lorsqu'on est certain de ne pas les rencontrer dans les moyens employés pour la donner.

Les chevaux lymphatiques, lourds, mous, privés d'énergie et doués d'une sensibilité obtuse annoncent une intelligence bornée. Les objets extérieurs ne leur faisant éprouver que des sensations faibles et fugitives, ils n'en conservent aucune impression et ils n'agissent que sous l'action des excitants du moment.

Il en sera de même des chevaux souffrants, soit par suite de quelque maladie, soit par le défaut de proportion de volume ou de force dans leurs parties. Tout occupés de leur douleur ou cherchant à fuir ce qui l'occasionne ou l'augmente, ils ne pourront prêter aucune attention à des sensations qui n'ont aucun rapport avec leur état, ou ils les fuiront dans la crainte qu'elles ne s'aggravent.

Chez les chevaux d'un tempérament nerveux, une

sensibilité excessive fait trouver un motif de douleur dans les agents les plus habituels ; et une crainte continuelle des sensations trop vives ou trop fréquentes, ou des impressions pénibles, rendent difficile le développement de l'intelligence au delà des bornes de l'instinct qui est tout de frayeur.

Le but de l'éducation sera plus facilement atteint chez les chevaux dont l'organisation tiendra un juste milieu en tout, dont la santé sera parfaite et dont les organes des sens seront bien conformés.

L'instinct précède l'intelligence, et ses actes sont tels, que l'on pourrait le définir *l'intelligence de la conservation*. En effet, sous son influence, le cheval évite ce qui peut lui être nuisible et recherche ce qui peut lui être nécessaire : l'exercice de l'instinct entraîne donc absolument la perception des corps et l'évaluation de leurs qualités ; mais c'est sans réflexion et seulement par une impulsion aveugle et involontaire qui cesse aussitôt que la crainte ou dès que le besoin est satisfait. Cependant cette manière de juger l'instinct est sujette à une controverse dans laquelle les débats les plus savants n'amèneraient aucune certitude.

L'intelligence n'est que l'instinct développé, l'instinct de la domesticité, puisque les mobiles qui servent à la faire grandir ne sont autres que le plaisir ou la douleur, ce que l'instinct fait appéter ou fuir. C'est au moyen

d'aliments recherchés ou que l'on a fait désirer, de caresses qui produisent une sensation agréable à la peau,
de paroles sonores qui plaisent à l'oreille; ou bien par
des privations, par une impression plus ou moins douloureuse sur quelqu'un des organes, que l'on fait naître
l'*attention* chez le cheval : c'est un appel aux facultés
intellectuelles ; c'est une preuve que l'instinct peut s'a-
grandir et arriver jusqu'à l'intelligence, et il est probable qu'alors il y a *notion*.

L'attention étant excitée, les *perceptions* deviennent
plus profondes, font sur le cerveau une impression assez
forte et assez durable pour qu'elles ne puissent pas être
confondues avec d'autres développées hors de la condition de l'attention ou avec des circonstances différentes.

Ces perceptions ou cette notion acquises, comme il
est dit, forment l'*idée*, faculté au moyen de laquelle les
objets sont représentés sur le cerveau, y mettent leur
empreinte intellectuelle et les font percevoir même hors
de la portée des sens.

L'idée est toujours accompagnée du *jugement*, lequel
établit les rapports entre l'existence des objets et leurs
qualités.

Sur les idées et le jugement s'établissent les *compa-
raisons* au moyen desquelles le cheval fait la différence
entre les objets, les êtres et les impressions, et d'où
dérive le *discernement*.

La *mémoire*, ou faculté de lier à l'idée du moment les impressions passées depuis un certain temps, est d'une nécessité absolue pour l'exercice du discernement; chez le cheval, cette faculté résulte du renouvellement fréquent des impressions avec les mêmes circonstances.

Enfin, si l'on veut donner le nom de *raisonnement* aux rares circonstances dans lesquelles l'habitude ou l'instinct décide la volonté du cheval, plutôt que la *raison,* dont on ne peut pas admettre qu'il soit doué, ce sera une concession faite faute du mot propre qui remplace celui de *raisonnement.*

Tous les actes auxquels peuvent se livrer les chevaux, spontanément ou sous l'influence d'une volonté étrangère, dépendent de ces facultés de leur intelligence, facultés qui, on le voit, sont assez bornées, mais suffisantes, avec la docilité que l'esclavage a introduite dans leur caractère, pour développer les passions, les affections, l'obéissance ou la résistance que l'on rencontre en eux.

Ce serait reconnaître une âme chez les animaux que de leur accorder une conscience, des idées intellectuelles, c'est-à-dire produites par d'autres causes que l'impression que les agents extérieurs font sur les sens, et même d'ajouter, comme l'ont fait quelques auteurs, qu'ils sont susceptibles de raison, de pensée, de réflexion, d'esprit, d'imagination d'enthousiasme, de

génie ; ce serait tomber dans une exagération ridicule
et sans résultat avantageux.

Ce n'est que par la crainte de la douleur ou par l'ap-
pàt du plaisir que ce qu'on appelle l'intelligence chez
les chevaux surgit de leur instinct. Mais la douleur
qu'ils redoutent est toute physique ; le plaisir consiste
d'abord uniquement dans la satisfaction des besoins
jusqu'à ce que l'habitude ajoute, à cette cause toute ma-
térielle, la présence de l'homme à qui elle est due. C'est
donc seulement par un sentiment d'égoïsme essentiellement conservateur, auquel vient se joindre la répétition
fréquente des mêmes actes, que l'intelligence se développe : aucune influence morale ne vient en aide à ces
agents matériels.

La douceur de caractère, commune aux herbivores,
empêche le cheval d'opposer aux volontés de l'homme,
convenablement exprimées, toute résistance que n'exige
pas une souffrance excessive ou une crainte basée sur
l'ignorance ou le souvenir de douleurs passées. Ainsi,
leur obéissance, que leur commande encore la supério-
rité sur les animaux que la nature a donnée à l'homme,
est dépendante de leur éducation. Leur organisation première, ou, pour mieux dire, les habitudes de servilité
qu'ils ont contractées depuis leur naissance, leur rendent
cette obéissance familière ; et, lorsqu'en arrivant dans
les régiments ils la refusent, par suite de l'état d'aban-

don où l'on peut les avoir laissés antérieurement ou par suite d'exigences incompatibles avec leurs forces, ils ne tardent pas à la témoigner lorsqu'ils sont familiarisés avec la vue des hommes, et quand on la met en rapport avec leurs moyens. Cette condition (l'obéissance) est indispensable pour le développement de l'intelligence par les soins de l'homme ; mais elle est naturelle et ne peut être considérée comme aidant moralement aux influences matérielles qui seules servent à l'éducation des chevaux.

Quand, pour dresser un cheval, on lui fait sentir le mors du bridon, on détermine sur ses barres une sensation pénible qu'il cherche à fuir en cédant à la pression ; lorsque, avec la jambe du même côté, on presse son corps pour qu'il cède dans la direction que lui imprime ce contact, on favorise mécaniquement le mouvement que décide l'action du mors. Ces deux sensations simultanées de l'organe du toucher, renouvelées souvent, deviennent familières ; et, combinées dans tous les sens, dans toutes les proportions, par un habile écuyer, elles forment tout l'art de l'équitation pour le cheval. On ne peut voir, dans un cheval parfaitement dressé, qu'une grande habitude de faire céder à propos les organes locomoteurs aux impressions que reçoivent les barres et le corps dont la sensibilité est pour ainsi dire intelligente, à force d'exercice et de répétitions. Ceci implique nécessairement du discernement et de la mémoire, et surtout de l'obéissance ; mais ce serait outrer l'appréciation de l'intelligence que de voir dans ces actes l'effet de facultés intellectuelles d'un ordre plus élevé. On peut reculer les bornes de l'obéissance de manière à produire des effets surprenants, mais ces effets ne seront jamais spontanés, ce qui serait la seule preuve que l'on peut les attribuer à des facultés morales plus étendues que celles dont le cheval est doué.

S'il fallait une preuve plus convaincante du petit nombre d'idées que peut admettre le sens moral des chevaux, on la trouverait dans la petite quantité de modulations dont leur voix est susceptible et dans le peu de gestes qu'ils savent faire. Ces moyens de transmission des idées n'eussent pas été aussi bornés et eussent été susceptibles d'extension par l'éducation, si les idées eussent été plus nombreuses ou qu'elles eussent pu augmenter.

En effet, le hennissement du cheval de troupe ne présente que six variétés de sons qui ne sont que l'expression de mouvements intellectuels se rapportant tous à la douleur ou au plaisir matériels ; et telle attention que l'on y prête, on voit que les mêmes modulations phoniques sont quelquefois formées pour rendre des idées différentes pour nous : ainsi le cheval exprime, par ses différentes manières de hennir,

1° L'attachement pour son maître ou le plaisir d'un besoin prêt à être satisfait, ou celui qu'il éprouve du retour de ses camarades dont il était séparé : chez la jument qui a un poulain (ce qui est un cas exceptionnnel dans les régiments), la même manière de hennir annonce la cessation de l'inquiétude que son absence lui avait causée ;

2° L'inquiétude, lorsque contre son habitude il est seul, soit à l'écurie, soit sur un chemin : il est bien rare que ce hennissement se fasse entendre lorsqu'il est séparé de l'homme qu'il préfère, surtout si d'autres fournissent à ses besoins ;

3° La colère, lorsqu'il se bat avec ses voisins ;

4° La crainte ou la douleur, lorsque quelque partie de son harnachement, surtout la croupière ou le porte-manteau, le gêne : la jument en chaleur que le mâle approche fait entendre les mêmes modulations ;

5° Le plaisir, quand, pouvant s'échapper, il se livre à des jeux indices de la santé et du bonheur d'être libre ;

6° Enfin les cris que lui arrachent les souffrances qu'il endure pendant quelque opération ou quand un autre cheval le mord fortement.

Et tous les chevaux ne font pas entendre, dans ces diverses occasions, ces variétés expressives de sons.

Les gestes sont un peu plus nombreux, plus communs, mais n'expriment que les mêmes sentiments.

1° Pour exprimer son affection ou ses appétits, le cheval se tourne vers l'être ou vers l'objet qu'il désirait et qui s'approche, le regarde fixement, dilate les naseaux, fait mouvoir ses oreilles alternativement de devant en arrière, gratte lentement et longuement le sol d'un pied de devant, et semble vouloir raccourcir la distance qui le sépare de ce qu'il appète.

2° Quand l'inquiétude l'agite, s'il est attaché, il gratte vivement le sol, que quelquefois il effleure à peine, de ses pieds de devant, change à chaque instant de position, écoute attentivement après son hennissement ; il se *tourmente*, cesse de manger, rend souvent ses excréments ; s'il est monté, il obéit mal à son cavalier, il tourne la tête de tous côtés, prête l'oreille dans toutes les directions, porte au loin ses regards, et cherche, dans les odeurs que l'air apporte à ses naseaux dilatés autant que possible, des indices du lieu où sont ses compagnons ; quand il les a vus disparaître, il cherche à gagner à la main pour les rejoindre, ses allures sont relevées, son agitation détermine bientôt la sueur.

3° Lorsque quelque motif fait naître sa colère, le cheval allonge la tête sur l'encolure, couche les oreilles, fronce les lèvres, montre les dents en ouvrant sa bouche pour mordre ; tous ses muscles se contractent ; avec la même expression dans la tête, il peut frapper des pieds de devant, donner des coups de l'un ou de l'autre pied de derrière ou lancer la ruade.

4° En exprimant la crainte ou la douleur produite par le harnachement, le cheval rassemble les extrémités, vousse le dos, serre la queue contre les fesses, baisse la tête et cherche à lancer quelques faibles ruades. La jument en chaleur, effrayée par l'approche du mâle, dilate spasmodiquement les lèvres de la vulve et lance des jets d'urine.

5° Quand le cheval de troupe est en liberté, ses mouvements de gaieté sont désordonnés ; ils tendent à donner de l'exercice à toutes les parties : les sauts, les pointes, les cabrioles, les ruades, les courses, les arrêts francs, etc., se succèdent sans ordre et indiquent un sentiment trop naturel et trop tranché pour que l'on puisse se méprendre sur sa nature.

6° La contraction de tous les muscles, les efforts pour se débarrasser des liens qui le retiennent, sont les seuls gestes permis au malheureux cheval chez lequel quelque opération produit une douleur souvent atroce, à laquelle il se déroberait par la fuite sans la précaution que l'on a prise de le fixer solidement.

La voix ou hennissement et les gestes sont toujours les mêmes, quel que soit le degré d'obéissance auquel l'éducation ait conduit le cheval ; si cette éducation, que l'on voit souvent portée bien loin, avait fait naître d'autres idées que celles qui ont pour base la douleur ou le plaisir, qui dépendent de la soumission, infailliblement les chevaux auraient acquis, pour les communiquer, des moyens certains au nombre desquels il ne faut pas compter ceux par lesquels de bons et braves cavaliers prétendent comprendre leurs chevaux.

Mais il n'est pas besoin que les chevaux aient de l'*imagination* ou puissent *avoir du génie* pour être aimés : les facultés qu'admet leur intelligence, leur douceur, leur obéissance, les services qu'ils rendent, suffisent bien pour mériter l'affection de tout homme qui veut être digne de servir dans la cavalerie; et cette affection, s'il faut ajouter cette considération, est un moyen de doubler ces services, de les rendre plus agréables et d'augmenter ces qualités.

On a vu que l'intelligence des chevaux ne se développait que sous l'influence de la douleur ou du plaisir : quand ce dernier sentiment est souvent répété, la douceur naturelle de ces bons animaux augmente pour tous les hommes, et prend, pour celui qui le lui fait éprouver, quelque chose de plus marqué; elle devient alors *affection*, *attachement*. La sensation agréable que leur inspire la vue de celui qui leur prodigue des soins, l'effet de ces soins eux-mêmes, entretiennent une heu-

reuse disposition des organes , un bien-être , d'où résultent la santé, la force, l'énergie, la gaieté. Habitués au
son d'une voix amie , les chevaux, toujours dispos ,
obéissent sans peine à ce qu'elle prescrit ; certains d'une
récompense propre à flatter leurs goûts , ils exécutent
avec facilité les travaux qu'ils savent la précéder, et ,
quand vient le moment du danger , leur affection acquise à leur maître se joint à leur docilité pour les
faire s'y précipiter franchement avec lui quand il doit y
trouver la gloire, ou les faire fuir avec rapidité quand il
n'a plus que ce moyen de salut.

Quelque bornées que soient les facultés intellectuelles
des chevaux , leur entier développement comprend ,
comme chez l'homme , celui de l'énergie ; et , toutes
choses égales d'ailleurs , on verra résister plus facilement aux privations , aux causes de maladies , à la fatigue, les chevaux chez lesquels on aura cultivé le sens
moral , que ne pourront le faire ceux qui , abandonnés
à eux-mêmes, n'auront que la ressource de leur instinct,
dont les entraves de la domesticité les empêcheront de
faire usage. Peut-être bien qu'en examinant la chose
de près et en mettant de côté tout sentimentalisme ,
faudrait-il attribuer ce résultat plutôt à la cause qu'à
l'effet, en considérant que les chevaux chez lesquels ce
qu'on appelle intelligence se développe le plus facile-

ment sont ceux qui réunissent le plus les conditions de la force et de la santé, et dont les cavaliers ont le plus grand soin.

Mais ceux qui, partout et dans tous les cas, souffriront le plus sont les malheureux dont la douleur aura faussé l'intelligence ; qui, par suite d'une brutalité coupable, d'une ignorance aussi dangereuse, auront eu leur caractère dénaturé et seront devenus apathiques ou méchants. Il ne naît pas plus de chevaux méchants que de tigres doux et timides ; chez ceux-ci, ce que nous appelons *méchanceté*, *cruauté*, *férocité* dérive de circonstances dépendantes de leur organisation et de leurs besoins ; de pareils motifs n'existent pas chez les chevaux, et la nature ne commet pas d'erreurs de ce genre. En ce qui concerne les chevaux de troupe, on voit naître la méchanceté chez ceux qui ont été élevés presque en liberté et pour lesquels l'approche de l'homme est un motif de crainte ou au moins de méfiance ; ils tâchent de fuir, et l'on ne s'en rend maître qu'en contrariant leurs goûts et en leur appliquant des liens qui les blessent. Cependant, alors, il y a plutôt en eux *timidité*, et ils ne cherchent pas encore à mordre ni à frapper ; ils ne s'y décident que lorsqu'ils y sont forcés pour se défendre de la brusquerie et souvent de la brutalité qu'emploient à leur égard ceux qui sont chargés de les soigner et qu'ils impatientent ou qu'ils blessent dans les mouvements désordonnés auxquels les portent leur ignorance et leurs craintes. Dès lors ils confondent dans la même idée d'êtres nuisibles tous les hommes qui les approchent, et deviennent dangereux par les coups qu'ils lancent, jusqu'à ce qu'un cavalier habile, doux et patient se soit fait connaître d'eux par ses bons procédés, et que, au moyen du jugement qu'ils en portent et de la comparaison qu'ils en font, ils retournent, pour lui seul, à leur caractère inoffensif.

Souvent des chevaux arrivés dans les régiments avec la douceur et l'obéissance qui leur sont naturelles, l'échangent contre de la méchanceté et de la résistance : ce sont ceux d'un tempérament nerveux, d'une sensibilité physique très-développée, et à l'égard desquels on emploie les mêmes procédés que pour tous les autres. Un cheval apathique, ou même d'une sensibilité moyenne, tournera simplement sous le coup de balai du garde d'écurie, tandis que l'autre y verra une menace qui le fera se précipiter avec effroi, ou une agression contre laquelle il se défendra : un combat s'engagera entre l'homme brutal et le cheval irascible, et désormais tous les cavaliers courront le risque d'être victimes du sentiment de méfiance qui en sera resté au cheval.

Si un cheval de ce caractère a un harnachement peu judicieusement ajusté, qui le gêne trop fortement ou le blesse, tant qu'il le portera il battra à la main, se jettera de côté, fera des pointes ou des ruades, refusera d'obéir aux aides; on le considérera comme rétif; on tâchera de le corriger à coups d'éperon ou avec des saccades; et ces nouvelles douleurs, ajoutées à celles qui les ont provoquées, l'exaspéreront au dernier degré. Puis, quand il faudra le seller ou le brider une autre fois, il commencera par tâcher de se soustraire à cette application fâcheuse et finira par user, pour s'en défendre, des armes que la nature lui a données.

De quelque manière que cela arrive, c'est toujours de la faute des hommes quand les chevaux sont méchants; et, si un sentiment de pitié porte à plaindre les cavaliers qui sont victimes de cette méchanceté, on ne peut, en même temps, par un sentiment d'équité, s'empêcher de les blâmer pour l'avoir mérité.

On cite des exemples remarquables de la mémoire des chevaux; mais c'est surtout contre la plupart des choses qui leur ont occasionné de la douleur que cette faculté se montre le plus développée. On les voit donner des signes de colère en apercevant les individus qui leur ont fait du mal, même en les retrouvant quelque temps après les avoir perdus de vue; ils approchent difficilement de la forge quand ils y ont éprouvé quelque mauvais traitement; et cependant le plus grand nombre de ceux auxquels on est obligé de mettre le

torche-nez, pour quelque motif que ce soit, ne font aucune difficulté pour laisser replacer cet instrument de
torture s'il échappe de la partie qu'il comprimait,
quoique la douleur qu'il occasionne soit assez grande
pour faire taire toutes les autres et surmonter la majeure partie des résistances. Il faut croire que, dans ce
cas, ils ne savent pas attribuer l'effet à la cause, et que
la violence de l'action la fait échapper au peu de raisonnement qu'ils ont.

Si les chevaux conservent assez longtemps la mémoire de la douleur, ils perdent vite le souvenir du
plaisir : ce sentiment n'existe pour eux, à l'état où ils
sont, que dans la satisfaction de leurs besoins, et
ceux-ci ne sont autres que la nourriture; car un cheval affectionnera le cavalier qui lui donnera à manger,
non pas par rapport aux caresses qu'il lui fait, mais par
rapport à la nourriture ou aux friandises dont elles
sont accompagnées. Ce ne sera jamais un moyen de
s'attirer son affection que de le conduire dans une
belle écurie, de lui mettre un harnachement magni-
fique, de lui faire placer des fers neufs, etc.; il se
passe très-bien de cela et n'en tient aucun compte ; ce
sont des accessoires de la domesticité et nullement des
nécessités absolues de son existence. Il ne tardera donc
pas à oublier le cavalier qu'il avait pris en affection et
à reporter sur tout autre l'attachement qui n'était dû

qu'à l'empressement avec lequel le premier subvenait à sa nourriture, surtout si son successeur n'apporte pas de négligence dans ce point important et ne met pas de brutalité dans ses rapports avec lui.

Il arrive bien quelquefois que le cheval répond encore à la voix du cavalier qu'il paraissait aimer et se tourne de son côté quand il l'appelle, mais c'est une réminiscence égoïste et nullement affectueuse. En ceci comme en tout, il faut faire la part des exceptions, mais elles sont fort rares.

Les moyens de communication entre l'homme et le cheval sont si bornés et sont tellement restreints au besoin qu'ils ont l'un de l'autre, que l'on ne pourra jamais savoir les motifs des sentiments d'aversion qu'ont certains chevaux pour d'autres, soit par rapport à leur conformation, soit par rapport à leur poil ou à leur sexe. Cette aversion, qui rarement est réciproque, se manifeste par des coups qui vont quelquefois jusqu'à la furie et obligent d'éloigner ceux qui en sont l'objet.

FIN.

TABLE DES MATIÈRES.